Partnerschaft und Ehe

Die schöpffung aller ding.

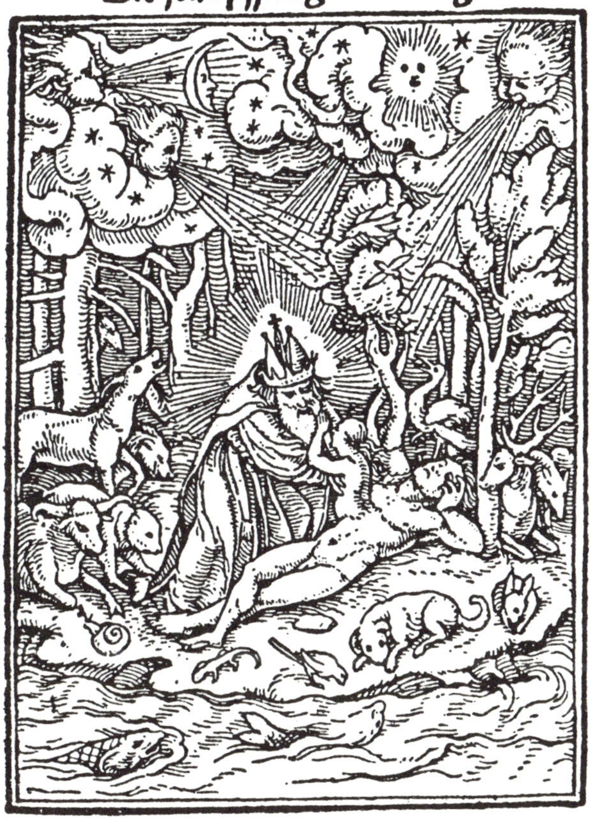

Das Hohelied der Liebe

DER ERSTE BRIEF DES PAULUS AN DIE KORINTHER, KAP.13
In freier Übertragung durch Rudolf Steiner

Doch ich will euch zeigen den Weg, der höher ist denn alles andere:

Wenn ich reden könnte mit Menschen- oder mit Engelszungen aus dem Geiste und ermangelte der Liebe, so ist meine Rede tönend Erz und eine klingende Schelle.

Und wenn ich weissagen könnte und alle Geheimnisse offenbaren und alle Erkenntnisse der Welt mitteilen, und wenn ich allen Glauben hätte, der Berge selbst versetzen könnte und ermangelte der Liebe, es wäre alles nichts.

Und wenn ich alle Geistesgaben austeilte, ja, wenn ich meinen Leib selber hingäbe zum Verbrennen, und ermangelte der Liebe, es wäre alles unnütz.

Die Liebe währet immer. Die Liebe ist gütig, die Liebe kennt nicht den Neid, die Liebe kennt nicht die Prahlerei, kennt nicht den Hochmut, die Liebe verletzt nicht, was wohlanständig ist, sucht nicht ihre Vorteile, läßt sich nicht in Aufreizung bringen, trägt niemandem Böses nach, freut sich nicht über Unrecht, freut sich nur mit der Wahrheit.

Die Liebe umkleidet alles, durchströmt allen Glauben, darf auf alles hoffen, darf allüberall Duldung üben.

Die Liebe kann nie, wenn sie ist, verloren gehen. Was man weissaget, gehet dahin, wenn es erfüllt ist; was man mit Zungen redet, höret auf, wenn es nicht mehr zu Menschenherzen sprechen kann; was erkannt wird, höret auf, wenn der Gegenstand der Erkenntnis erschöpft ist.

Denn Stückwerk ist alles Erkennen, Stückwerk ist alle Weissagung.

Doch wenn das Vollkommene kommt, dann ist es mit dem Stückwerk dahin.

Da ich ein Kind war, sprach ich wie ein Kind, fühlte ich, dachte ich wie ein Kind. Da ich ein Mann ward, war es mit des Kindes Welt vorbei.

Jetzt sehen wir im Spiegel nur dunkle Konturen, dereinst schauen wir den Geist von Angesicht zu Angesicht. Jetzt ist mein Erkennen Stückwerk, dereinst werde ich ganz erkennen, wie ich selber bin.

Nun, bleibend ist Glaube, bleibend ist Hoffnung in Sicherheit, bleibend ist Liebe. Die Liebe aber ist das Größte unter ihnen; daher steht die Liebe obenan.

Der Abdruck erfolgt mit freundlicher Genehmigung der Rudolf-Steiner-Nachlaßverwaltung, Dornach. Aus: Die Bhagavad Gita und die Paulusbriefe. GA 142. 4. Auflage 1982, S.108 f.

Liebe Leserinnen und Leser!

Das Wort *Ehe* gehört zu den wenigen Worten, die man auch rückwärts lesen kann. Zwar wird dies kaum den Tatbestand ausmachen, daß der größere Teil der in den letzten zehn bis zwanzig Jahren geschlossenen Ehen wieder rückgängig gemacht wird, trotzdem ist diese Tendenz beständig steigend. Bundesdeutsche Fachleute prognostizieren bereits, daß die Entwicklung, die der National Council on Family Relations für die USA festgestellt hat, auch bald für Deutschland zutreffen wird: daß über zwei Drittel aller neugeschlossenen Ehen wieder gelöst und daß zwischen 40 und 50 Prozent der zwischen 1970 und 1980 geborenen Kinder die Scheidung ihrer Eltern erleben werden. Keine Frage, das Wunschbild einer harmonischen Ehe, eines glücklichen Ehealltags, das Ideal einer lebenslangen Einehe wankt entschieden. Entpuppt sich die seit 400 Jahren bestehende Institution Ehe als sinnleere Bemühung, oder ist es notwendig, sich die Idee einer lebenslangen Einehe ganz neu zu erarbeiten?

Liegt es vielleicht an der neuen Entschlossenheit der Frauen, daß immer weniger Ehen ein Leben lang halten? 75 Prozent aller Scheidungsklagen werden von Frauen eingereicht; den Umfragen zufolge würde nach sechs Ehejahren nur noch knapp die Hälfte aller Frauen ihren Mann nochmals heiraten. Gibt es verborgene Kräfte innerhalb einer Ehegemeinschaft, die zum Verhängnis für das Freiheitsempfinden der Ehepartner – speziell der Frauen – werden, wenn man sich ihrer nicht bewußt wird? Warum ist es so schwer, den Sinn bzw. die Idee einer lebenslangen Einehe zu erfassen, warum gleitet das Idealbild einer Lebensgemeinschaft, das man einst erstrebte, zur Alltagsroutine, zur Sprachlosigkeit in der Ehe ab, vielleicht sogar bis zum gegenseitigen Vernichtungsschlag?

In dem vorliegenden Band „Partnerschaft und Ehe", den wir wegen ungebrochener Aktualität bereits in der fünften Auflage vorlegen, versuchen wir, auf diese und andere Fragen bzw. Problemkreise zwischen Mann und Frau Antworten zu finden. Als Kern enthält das Heft zwei umfangreiche Interviews mit Wolfgang Gädeke sowie die Abschrift zweier Vorträge von ihm. Diese beiden Vorträge stammen aus einem Eheseminar mit insgesamt fünf Vorträgen, welches Wolfgang Gädeke in Söcking gehalten hat. Die beiden Interviews sind unabhängig und ohne Kenntnis dieser Vorträge in den Jahren 1985 und 1986 geführt worden, entsprechen aber inhaltlich im großen und ganzen den drei fehlenden Vorträgen.

Wenn in den Interviews und den abgedruckten Vorträgen von *Mann* und *Frau* die Rede ist – darauf möchten wir ausdrücklich hinweisen –, so ist damit nicht notwendigerweise jede Individualität gemeint, sondern immer nur das jeweilig Typische von Mann und Frau. Trotzdem ist auch wieder jeder Mensch angesprochen, denn wer hätte nicht etwas typisch

Weibliches oder typisch Männliches, wer wäre nicht in irgendeiner Weise an den immer vehementer auftretenden Problemen im zwischenmenschlichen Bereich, in Partnerschaft und Ehe beteiligt bzw. davon betroffen.

Auch wird es den verehrten Lesern beim Studium der Vorträge und Interviews sicherlich auffallen, daß die Schilderungen des typisch Männlich-Weiblichen, ferner die anthroposophischen Darstellungen oft nur etwas Gesetzmäßiges bzw. Allgemeines verdeutlichen wollen, was zwar tendenziell bei jedem Menschen mehr oder weniger vorhanden ist, aber nicht notwendigerweise auf jede Individualität voll zutreffen muß.

In unserem FLENSBURGER HEFT 20, „Sexualität, AIDS, Prostitution", finden Sie ein weiteres Interview mit Wolfgang Gädeke, in dem der spezielle Aspekt der Sexualität eingehend betrachtet wird und das das hier Gebotene ergänzen kann.

Die Illustrationen und Texte, die in diesem Sonderband an verschiedenen Stellen eingefügt sind, werden im Artikel von Bernd Hansen erläutert.

In der Hoffnung, daß Ihnen dieses Sonderheft eine Fülle von Anregungen bietet, eine Lebensgemeinschaft bzw. Ehe und damit die sozialen Beziehungen überhaupt neu zu verstehen und zu gestalten, grüßt Sie herzlich

Ihre Redaktion der FLENSBURGER HEFTE

Aus dem Inhalt

Mann und Frau – der kleine Unterschied

VORTRAG VON WOLFGANG GÄDEKE

Bevor wir uns dem Problem der Ehe nähern, möchte ich es erst noch ein wenig mit Realität sättigen. Es gibt ja normale und gesunde Verhältnisse. Gesund ist, wenn ein Mensch 32 Zähne im Mund hat und keine Plombe. Das ist gesund, aber normal ist es nicht. Und umgekehrt: Wenn 98 Prozent aller Menschen Karies haben, dann ist das zwar normal, aber nicht gesund. So ähnlich ist es auch mit der Ehe. Denn normal ist heute, daß mindestens 80 Prozent aller Ehen scheitern, d.h. daß eine lebenslange Lebensgemeinschaft eben nicht gelingt, aber gesund ist es nicht.

Wolfgang Gädeke

Heute morgen wollen wir uns zunächst dem Grundproblem zuwenden, das überhaupt erst das Problem Ehe hervorbringt, nämlich die Teilung der Menschheit in weibliche und männliche Wesen.

Was ist das eigentlich? Sind wir nicht alle in erster Linie zunächst einmal Menschen? Wir haben doch, leiblich gesehen, alle einen Kopf und Arme, Rumpf und Beine, und auch die inneren Organe sind zu einem hohen Prozentsatz gleich. So ergibt sich die Frage, warum es berechtigt erscheinen kann, diese Unterschiede zwischen Mann und Frau, zwischen männlichen und weiblichen Menschen überhaupt hervorzukehren. Entsteht nicht gerade dadurch das Problem?

In alten Zeiten war es selbstverständlich, daß man das Männliche und das Weibliche als ganz fundamentale Gegensätze empfand, als die Weltgegensätze überhaupt. Denken Sie an die chinesische Philosophie von Yang und Yin, durch die die ganze Welt, der ganze Kosmos, der ganze Weltprozeß geradezu aus den Polaritäten von männlich und weiblich und ihrem Miteinander-Ringen und Miteinander-Wirken erklärt wird. Oder denken Sie an die verschiedenen Göttersagen der Griechen und Germanen und anderer Völker, wie dort das Männliche und Weibliche miteinander ringen: Hera und Zeus, Athene und Mars und wie sie alle heißen. Es wäre dem alten vorphilosophischen Menschen in seinem mythologischen Bewußtsein überhaupt nicht eingefallen, diesen Unterschied des Männlichen und Weiblichen etwa zu verkleinern oder zu verniedlichen; im Gegenteil: Er wurde als etwas empfunden, was geradezu für die ganze Welt konstitutive Bedeutung hat. Später ging das durch das rationale Bewußtsein ein bißchen verloren. Durch das philosophische Denken, besonders in den letzten 200 Jahren, ist eine Idee aufgekommen, von der wir uns fragen müssen, ob sie eigentlich förderlich und heilsam ist. Ich denke dabei an die Idee der Gleichheit aller Menschen.

Sind alle Menschen einander gleich?

Der Gedanke, daß alle Menschen gleich seien, hat zunächst etwas ganz Bestechendes, insbesondere wenn man sich vor Augen hält, wie früher die Menschen gelebt haben und wie die einen von den anderen unterdrückt und behandelt wurden – nicht nur die Sklaven von den Herren, sondern auch die Frauen von den Männern oder umgekehrt: die Männer von den Frauen. Aber ist die Gleichheit von Mann und Frau nicht doch mehr eine Forderung, ein Postulat als eine Wirklichkeitsbeschreibung? Sind wir wirklich einander gleich?

Nun, wir haben alle die Nase mitten im Gesicht, darunter den Mund und nicht darüber. Das gibt es allerhöchstens bei Picasso, der seine Gesichter verschoben gemalt hat. Wir sind doch im großen und ganzen leiblich gleich. Und doch sind wir alle ganz verschieden. Hat es überhaupt einen Sinn, von dem Unterschied von Frau und Mann, dem Weiblichen und Männlichen zu sprechen? Ist das nicht etwas Untergeordnetes?

Besonders in den letzten zwanzig Jahren sind in der jüngeren Generation immer mehr Stimmen laut geworden, die gesagt haben, daß es völlig verkehrt sei, diese Unterscheidung so prononciert hervorzuheben. Man müsse mehr auf das blicken, was die Menschen gemeinsam hätten. Wir seien doch in erster Linie Menschen und dann erst Mann oder Frau. Und das Bestechende an dieser Idee ist ja, daß sie so eingängig ist, daß jeder dabei das Gefühl hat: „Ja, das ist richtig!" Schließlich wurden auch entsprechende Forderungen daran geknüpft und gewisse Gewohnheiten daran angeschlossen, bis in die Kleidung hinein. Man erinnere sich doch nur an die *Spiegel*-Titelgeschichte „Das dritte Geschlecht". Dort wurden diese merkwürdigen Tendenzen beschrieben, daß das Männliche und Weibliche im Erscheinungsbild verschliffen wird bis zur gleichen Mode und zur gleichen Haartracht. Früher war das alles undenkbar! Da gab es ganz peinliche Vorschriften, z.B. zu Jeanne d'Arcs Zeiten: Ein Mädchen trägt keine Hosen und reitet nicht auf dem Pferd; das durfte eben nicht sein!

Viele solcher Vorschriften sind ja so verstaubt, daß man sich nur freuen kann, wenn sie endlich fallen. Aber ist da nicht doch das Kind mit dem Bade ausgeschüttet worden? Wir haben doch bei aller Gleichheit schon im Leiblichen tiefgreifende Unterschiede. Weil es sich bei der Ehe – ob nun Einehe, Mehrehe, Gruppenehe oder was auch immer – um das Verhältnis der Geschlechter zueinander handelt, muß doch auch von diesen Unterschieden die Rede sein. Aber wo herrscht denn wirklich Gleichheit?

Betrachten wir uns selbst: Jeder sieht doch schon anders aus als sein Nebenmann. Nicht nur zwei Männer und zwei Frauen sehen immer anders aus – abgesehen vielleicht von den wenigen eineiigen Zwillingen, bei denen man nach Jahren noch nicht dahintergekommen ist, auf welche Weise sie eigentlich verschieden sind. Aber normalerweise erkennen wir doch einen Menschen ganz eindeutig. Auch wenn er ein Mann ist, können wir ihn von einem anderen Mann unterscheiden. Bei den Frauen natürlich ebenso. Was berechtigt uns denn überhaupt, von Gleichheit zu sprechen?

Wir wissen zum Beispiel, daß jeder Mensch sein ganz eigenes individuelles Eiweiß im Körper hat. Ich denke dabei z.B. an die Immunreaktionen bei Organtransplantationen. Dort spielt es eine Rolle. Sogar bis in die Stofflichkeit hinein ist das Leibliche des Menschen ganz individuell, und das betrifft nicht nur die Formen der Fingerkuppenzeichnung, sondern alle Einzelheiten. Trotzdem kann man sagen, wir sind leiblich nach einem Bauplan gearbeitet, nach einer Idee. Männer und Frauen sind eben doch nach einer Idee, nach der Idee des männlichen oder des weiblichen Körpers gebildet. Man nennt das dann die primären und sekundären Geschlechtsmerkmale.

Aber dann geht es gleich mit der Frage los: Welche Bedeutung mißt man diesen Unterschieden bei? Daß wir im Leiblichen bestimmte Unterschiede haben, die absolut nicht zu ändern und zu leugnen sind, ist ja deutlich. Ein Mann kann nun einmal kein Kind bekommen und stillen, und eine Frau kann ohne einen Mann kein Kind zeugen. Also derart fundamentale Dinge lassen sich nicht aus der Welt schaffen.

Fundamentaler und relativer Unterschied von Mann und Frau im Leiblichen

In den letzten zwei Jahrzehnten haben die Feministinnen und andere Gruppen ziemlich mit diesem Unterschied von Mann und Frau aufgeräumt. Alice Schwarzer hat sich besonders mit ihrem Buch „Der kleine Unterschied" hervorgetan. Und so verdienstvoll es ist, daß sie gegen die Rollenverteilung, gegen die starre Arbeitsteilung in Partnerschaften gewettert hat, so ist sie doch weit über das Ziel hinausgeschossen, wenn sie behauptet, daß eigentlich fast alle oder überhaupt sämtliche Unterschiede zwischen Mann und Frau gesellschaftlich bedingt und anerzogen seien, daß sie nur aus dem Unterdrückungsmechanismus des Patriarchats, in dem immer die Männer die Herrschaft haben wollten, entstanden seien. Das ist einfach nicht haltbar! Das ist Ideologie und keine Wissenschaft!

Es ist noch nicht lange her, daß entdeckt wurde, daß das Erbmaterial von Mann und Frau sich eindeutig durch ein Chromosomenpaar unterscheidet. Während die Frau zwei X-Chromosomen besitzt, hat der Mann ein X- und ein Y-Chromosom – und zwar in jeder Körperzelle. Man hat also etwas entdeckt, was ganz unleugbar bei Mann und Frau unterschiedlich ist, bis in jede einzelne Körperzellen hinein.

Zusätzlich hat man etwas entdeckt, was beinahe das Gegenteil bedeutet: Es betrifft die Hormone, jene feinen Wirkstoffe, die von den innersekretorischen Drüsen ausgeschieden werden – also von der Hirnanhangdrüse bis zu den Keimdrüsen, den verschiedenen Hormondrüsen. Man hat entdeckt, daß dabei ganz bestimmte Unterschiede zwischen Mann und Frau vorhanden sind, daß sich aber im männlichen Organismus alle Hormone befinden, die auch im weiblichen sind und umgekehrt; allerdings in einem anderen Mengen- und Mischungsverhältnis. Man nennt das spezifische Mengenverhältnis der verschiedenen Hormone im Blut den Hormonspiegel. Davon ist sehr viel gesprochen und geschrieben worden: Östrogene und Androgene und wie sie alle heißen. Man kann aber – ohne das nun im einzelnen zu vertiefen – doch sagen, daß im weiblichen Organismus eine bestimmte Art von Hormonen stärker vertreten ist als im männlichen und umgekehrt, daß im männlichen andere Hormone überwiegen als im weiblichen Organismus.

Also man hat in der Biologie einerseits entdeckt, daß Mann und Frau grundsätzlich verschieden sind – durch die unterschiedlichen Chromosomen – und daß andererseits durch die unterschiedlichen Hormone Mann und Frau nur relativ voneinander verschieden sind; eben dadurch, daß die Hormone in einem anderen Verhältnis zueinander im Organismus vorkommen. Man kann also beinahe sagen: fundamentaler Unterschied und relativer Unterschied sind beide zutreffend. Es wäre also falsch zu sagen, Mann und Frau seien absolut und grundsätzlich verschieden, wie es falsch wäre zu sagen, sie seien absolut gleich. Wenn sie aber gleich wären, und wenn das, was wir als Menschliches in uns trügen, wirklich das Stärkste wäre, das wirkte, dann dürfte es eigentlich nicht so viele Probleme zwischen Mann und Frau geben, wie es sie tatsächlich gibt.

Die Menschenkunde der Geschlechter

Ich möchte ein wenig die Menschenkunde der Geschlechter vertiefen, welche von ganz einfachen Grundtatsachen ausgeht. Wir haben alle einen physischen Körper, sowohl der Mann als auch die Frau. *(An dieser Stelle beginnt der Vortragende eine Zeichnung an der Tafel und ergänzt sie im weiteren Verlauf des Vortrages hin und wieder.)*

Wenn man auf den physischen Körper schaut, so ist er bei Mann und Frau im Durchschnitt gesehen in charakteristischer Weise verschieden. Er ist nämlich beim Manne deutlich schwerer und größer, man kann sagen irdischer, als bei der Frau. Das geht bis in viele Einzelheiten hinein, zum Beispiel, daß bei gleichem Muskelgewicht die Kraft, die dieser Muskel freisetzen kann, beim Manne um 30 Prozent höher liegt als bei der Frau. Die gleiche Muskelmasse erzeugt beim Mann 30 Prozent mehr Kraft. Es ist also eindeutig, bis in viele Erscheinungen hinein, daß die Männer einen Leib haben, der kräftiger ist, stärker, schwerer. Also schreibe ich einmal hier

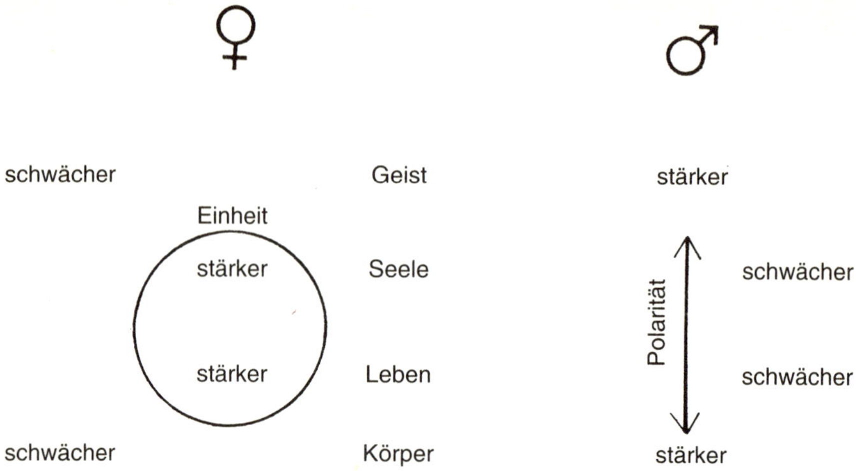

bei *Körper* einfach *stärker* und *schwächer* hin. Das ist keine Bewertung, sondern einfach eine Tatsache.

Menschenkunde im Bereich des Lebens

Nun haben wir aber nicht nur einen physischen Körper, sondern es sind innerhalb dieses Körpers auch die Kräfte des Lebens wirksam. Bei den Lebenskräften stellt sich gleich ein ganz anderes Bild dar. Ein Beispiel: Von allen Embryonen, die im Mutterleibe durch Befruchtung einer reifen Eizelle entstehen, kommen auf 100 weibliche Embryonen 130 männliche. Geboren werden auf 100 weibliche Kinder 106 männliche. Im Erwachsenenalter von etwa 21 Jahren kommen auf 100 weibliche Menschen ungefähr auch 100 männliche. Was heißt das? Das heißt, daß schon in der Zeit der stärksten Lebensentfaltung des Organismus der männliche Organismus sehr viel störanfälliger ist, sehr viel toter. Er hat eine weit höhere Sterberate – die sogenannte perinatale Sterblichkeit – um die Geburt herum. Die Sterblichkeit ist bei Knaben etwa ein Drittel höher als bei Mädchen. In sämtlichen Problemgruppen der Kinder – bei psychiatrischen Störungen, bei Verhaltensauffälligkeiten, bei Legasthenie und Autismus – sind die Knaben zwischen 30 Prozent und 40 Prozent stärker betroffen als die Mädchen, ebenso bei Schwierigkeiten während der Pubertät usw. Es ist alles schwieriger in der Entwicklung des männlichen Lebens – es scheint, daß das männliche Leben sehr viel komplizierter ist oder sehr viel leichter vom Tod überwältigt wird.

Hinzukommt daß die Lebenserwartung in der Bundesrepublik bei Frauen um rund 10 Prozent höher liegt als bei Männern. Bei denen liegt sie –

das wird jährlich von der Versicherungswirtschaft bekanntgegeben – bei 70 Jahren, die der Frauen bei 77 Jahre. Das schwankt immer etwas. Trotzdem kann man sagen, daß die Lebenserwartung der Frau rund 10 Prozent höher ist. Wenn sie dann in Altersheime schauen ...

Zuhörerin: Da sind doch nur Frauen. Auf der Pflegestation ist ja fast kein Mann mehr!

Eben: Die Männer sterben schneller. Die Frauen dagegen siechen über Jahre dahin, nicht wahr? Wenn Sie ein Altersheim und eine Pflegestation mit z.B. 90 Betten betrachten, dann haben sie vielleicht vier Männer darunter. Also: Die Männer sterben früher. Was heißt das?

Es bedeutet, daß die Lebenskraft der Frau eindeutig stärker als die des Mannes ist. Das drückt sich auch darin aus, daß die Frau in der Lage ist – dem Organismus nach, den Lebenskräften nach – ein neues Leben aus sich hervorzubringen, einen Organismus zu gestalten, der so lebendig ist, daß er neues Leben schaffen kann. Das ist ja ein Prozeß, der über viele Monate – und dann auch noch über die Stillzeit hinaus – bis zu 1 1/2 Jahren währt. Der weibliche Organismus kann diese ungeheure Lebensleistung hervorbringen. Demgegenüber ist das, was der Mann hinzufügt, verschwindend wenig, sowohl der Zeit als auch der Kraft und auch der Menge nach. Eindeutig können wir also festhalten: Auf dem Lebensgebiet kehrt sich das Verhältnis von *stark* und *schwach* bei Mann und Frau um.

Haben Männer überhaupt eine Seele?

Ein weiteres Gebiet möchte ich nur kurz anrühren, über das wir dann vielleicht auch noch sprechen können, nämlich: Wie sieht es denn auf dem Felde der Seelenkräfte aus? Die Frauen werden ja sicherlich sehr schnell zustimmen, wenn ich sage: Manchmal hat man Zweifel, ob Männer überhaupt eine Seele haben. *(Gelächter unter den Zuhörern)* Jedenfalls das, was Frauen unter Seele verstehen, das suchen sie meistens vergeblich unter ihren Männern. Ist doch merkwürdig, nicht wahr? Oder gibt es eine Frau, die mir nicht zustimmt? *(Erneutes Gelächter)*

Zuhörerin: Ich finde schon, daß der Mann sensibler ist als die Frau.

Sensibler sogar? Oder ist er vielleicht nur empfindlicher? *(Mehrfache Zustimmung von Zuhörern, Gelächter)* Sollte das vielleicht etwas Unterschiedliches sein? Hat der Mann genauso viel seelischen Reichtum und seelische Fülle wie die Frau?

Zuhörerin: Ich meine, daß der Mann verwundbarer ist ...

Ich glaube, wir müssen noch genauer unterscheiden, was für eine Verwundbarkeit das ist. Ist das wirklich die seelische Verwundbarkeit? Wenn wir die Seelenkräfte nehmen, den Reichtum an Empfindungen, den Reichtum der Vorstellungen und Phantasie, den Reichtum der Erinnerung usw.

Zuhörerin erwähnt die Dichter und Musiker.

Richtig. Es gibt natürlich viele Männer, die als Künstler auch durchaus auf dem seelischen Felde reich sind, aber im menschlichen, sozialen Miteinander, was zwischen Mensch und Mensch, zwischen Seele und Seele webt, da hat die Frau doch oftmals die Empfindung: Da könnte mehr sein. Da fühlen sich doch die Frauen oftmals wie unterernährt, so als wenn sie gar kein richtiges Echo finden.

Also ich schreibe erst einmal probeweise hin: Das Seelenleben des Mannes ist einfach *schwächer* und das der Frau ist *stärker;* in dem Sinne, daß die Frau zum Beispiel auch viel eher in der Lage ist, einen Fehler zuzugeben. *(Zustimmendes Gelächter)* Und auch viel eher in der Lage ist, sich an andere zu wenden und zu sagen: „Hilf mir doch mal!“

Zuhörerin: Das machen Männer nicht! (Gelächter)

Oder: Einfach Kontakte knüpfen bzw. überhaupt das auszusprechen, was in der eigenen Seele, in der eigenen Empfindung liegt, das fällt den Männern ungeheuer schwer. Es wird bei ihnen dann immer verobjektiviert und von ihnen selber abgelöst. Also das Seelische ist beim Mann zunächst schwächer, aber er verobjektiviert es und spricht dann von den objektiven Problemen. Denn er hat immer die Tendenz, alles vom Persönlichen zu lösen und zu sagen: „So ist das an und für sich.“ Dagegen: „Was ist das für mich?“ oder „Wie ist das in bezug auf mich?“ – diese Fragen blockt er gerne ab.

Die unterschiedliche Haltung zur Welt

Die ganze Naturwissenschaft ist so entstanden, daß man sich gesagt hat: Was die Dinge für den Menschen, was sie für mich bedeuten, ob ich sie gut und schön finde, oder ob ich sie mag oder nicht, das ist gar nicht von Belang. Die Sache an sich muß betrachtet werden. Das ist nämlich genau die Fragestellung, die Rudolf Steiner die geistige nennt.

Wenn Sie das grundlegende Werk Rudolf Steiners, die „Theosophie“, aufschlagen, finden Sie gleich im ersten Kapitel die Unterscheidung, die er zwischen Leib, Seele und Geist macht. Der Unterschied zwischen Seele und Geist besteht eben gerade in dieser andersartigen Fragestellung. Indem ich nämlich zur Welt nicht so stehe: „Finde ich dieses Grün, diese Blumen schön? Nützt mir das etwas? Habe ich etwas davon?“, sondern indem ich frage: „Warum blühen denn ausgerechnet die Dahlien im Herbst und nicht im Frühjahr?“ Ob ich die Blumen mag oder nicht, ist ganz egal. Ich kann mich damit so beschäftigen, daß ich frage: „Was ist das eigentlich für eine innere Gesetzmäßigkeit, die bewirkt, daß im Frühjahr die Korbblütler noch nicht so blühen – jedenfalls noch nicht in großer Menge, sondern daß da eher die Monokotylen, die Einkeimblättrigen, wie die Schneeglöckchen, die

Krokusse, Tulpen und die Narzissen blühen? Warum blühen die im Frühjahr und nicht im Herbst?" Das hat mit meinem Empfinden der einzelnen Blume gegenüber gar nichts zu tun.

Diese Art von Fragestellung liegt dem Manne eben sehr viel näher als der Frau. Die Frau neigt eher dazu zu sagen: „Die finde ich schön, diese Blumen. Ich finde sie schön." Darin liegt ein unterschiedlicher Gesichtspunkt, eine unterschiedliche Haltung zur Welt, und es fällt einer Frau sehr viel schwerer, davon abzusehen, was ihr selbst dieser Gegenstand und jener Eindruck bedeutet. – Wir können also sagen, daß es dem Manne leichter fällt, den objektiven geistigen Gesichtspunkt einzunehmen, während die Frau eben mehr den seelisch-persönlichen betont.

Rudolf Steiner hat das aus seiner Geistesforschung folgendermaßen ausgedrückt: Die Frau lebt vorwiegend aus der Einheit ihrer Seelen- und Lebenskräfte, in der Einheit von Ätherleib und Astralleib, wenn Sie diese Ausdrücke gebrauchen wollen. Der Mann dagegen lebt in erster Linie in der Polarität von Ich und physischem Leib.

Nun, das ist so eine erste Orientierung, ein erstes Raster sozusagen, durch das man schon manches erkennen kann. Denken Sie nur einmal an den Mythos von der Rippe. Wenn Sie sich vorstellen, daß der Urmensch männlich-weiblich, beides ineinander, gewesen ist, dann sind sozusagen alle Glieder gleich stark. Später wird aus der Mitte, aus dem Brustbereich etwas herausgenommen, und daraus wird ein eigener Mensch. Der eine wird nach oben und unten ergänzt (die Frau), beim anderen wird die Lücke geschlossen (beim Mann). Damit haben Sie im Bilde genau das, was Sie vorhin erwähnten: Dem Mann fehlt eine gewisse Mitte, bzw. er ist dort schwächer. Er hat eben eine Rippe weniger, im mythologischen Bilde gesprochen. Nur sollte man das nicht als etwas besseres oder schlechteres ansehen. Von besser und schlechter kann zunächst gar nicht die Rede sein, sondern einfach nur von dem, was zunächst Tatsache ist; ganz *männlich* angeschaut, ganz distanziert; nicht *weiblich* betrachtet: „Was bedeutet das für mich?"

Weibliche und männliche Keimzellen – Einheit und Vielheit

Ich möchte noch ein weiteres Bild vor Sie hinstellen. Schauen wir einmal auf die Bereiche, in denen der Mensch eindeutig nur männlich oder nur weiblich ist. Dann kommt man zu der kleinsten Einheit, die es überhaupt gibt, nämlich zu den Keimzellen, und die sind charakteristisch unterschiedlich. Das möchte ich an der weiblichen Eizelle und der männlichen Spermazelle darstellen *(zeichnet)*.

Die Eizelle ist verhältnismäßig groß, an der Grenze der Sichtbarkeit, ist rund und ziemlich ruhig. Sie hat keine Eigenbewegung, tropft sozusagen

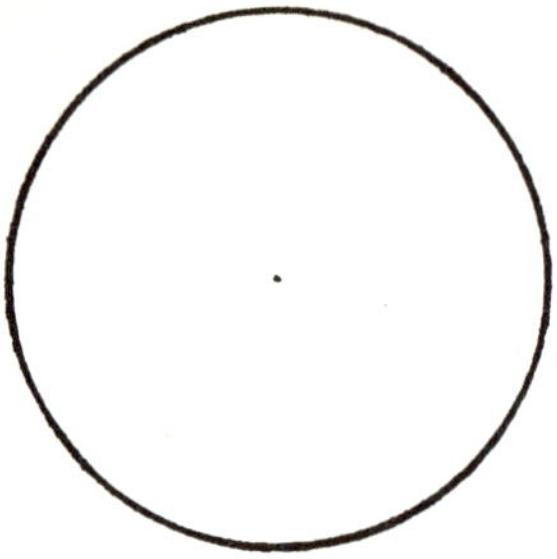 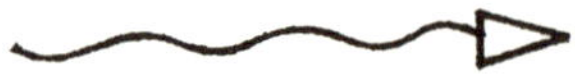

rund	gerade
Ruhe	Bewegung
zentripetal	zentrifugal
(Aufnahme)	(Eindringen)
Einheit	Vielheit

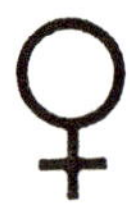 

Eizelle	Spermazelle

aus den Keimdrüsen, durch Flimmerhärchen mühsam in Bewegung gesetzt, den Eileiter hinunter in die Gebärmutter und wird dann entweder befruchtet oder unbefruchtet irgendwann ausgeschieden. – Dagegen ist die männliche Keimzelle sehr viel kleiner. Ich kann sie gar nicht entsprechend zeichnen. Sie hat einen etwa kegelförmigen Kopf und einen langen geißelförmigen Schwanz, ist deutlich zweigliedrig, während die Eizelle deutlich ein Bild der Einheit darstellt. Die männliche Keimzelle ist sehr klein, bewegt sich selber fort und macht im Organismus nach der Begattung eine eigenständige Aufwärtsbewegung hinauf zur Keimzelle der Frau, zur Eizelle.

Wir haben da im Formalen zunächst die Polarität von Rund und Gerade. Wer von Ihnen Waldorfschüler war oder Kinder auf der Waldorfschule hat, weiß, was die Kinder in der ersten Waldorfschulstunde lernen: die Krumme und die Gerade als die Weltprinzipien von Yin und Yang, könnte man auch sagen. – Dann haben wir zweitens die Elemente der Ruhe und der Bewegung.

Drittens schauen wir auf ihre Funktionen, auf ihr Ziel: Bei der Eizelle ist es Aufnahme und Empfängnis; eigentlich ist sie zentripetal orientiert. Es soll etwas auf sie zukommen. – Beim Männlichen haben wir die umgekehrte Tendenz: Die vielen Samenzellen haben die zentrifugale Tendenz. Sie bewegen sich von sich aus fort. Daran sehen Sie schon: Es gibt kleinste Elemente des menschlichen Organismus, die eindeutig polar orientiert, polar organisiert sind. Deswegen können wir jetzt noch unter unsere Zeichnung schreiben, was ich vorhin schon sagte: *Einheit* (Frau) und *Zweiheit* (Mann) oder auch *Einheit* und *Vielheit*. Eine einzelne Samenzelle ist ein Unding, die gibt es gar nicht. Samenzellen treten immer in Scharen auf, und zwar nicht zu Hunderten und Tausenden, sondern zu Millionen. Die Eizellen dagegen treten immer einzeln auf, höchstens zu zweit.

Ruhe und Bewegung – Kopf und Gliedmaßen

Ein drittes Bild möchte ich mehr am Organismus selber darstellen. Wenn diese Prinzipien die Grundprinzipien des Männlichen und Weiblichen sind, können wir feststellen, daß wir alle in unserem oberen Menschen, im Kopf, weiblich gebaut sind, sphärisch und rund. Dort herrscht Ruhe! Denn der Kopf ist gerade dadurch Kopf und Träger des Bewußtseins, des Nerven-Sinnessystems im wesentlichen, weil er organisch in Ruhestellung gebracht ist. Die Aufrichtung vom Tier zum Menschen ist gerade der Vorgang, durch den der Kopf von der Eigenbewegung befreit wird, nämlich von der Greifbewegung der Unterkiefer, die bei den Tieren noch eine wesentliche Rolle spielt. Weil die Füße die alleinige Fortbewegung übernehmen, werden die Hände frei von der Fortbewegungsfunktion und übernehmen die Greiffunktion. Und weil die Hände die Greiffunktion übernehmen, braucht der Unterkiefer sie nicht mehr zu vollziehen. Deswegen kann der Unterkiefer der Sprache dienen, einer menschlichen Fähigkeit! Zusätzlich aber kann auch der Kopf aus der hängenden und ständig mit Bewegung verbundenen Lage in die zentral unterstützte Ruhelage kommen, wodurch sich das Gehirn ausbilden kann usw. Also, die Ruhe ist das Wesentliche für das Denken und Wahrnehmen.

Sie können das auch selber einmal probieren, indem Sie Ihren Kopf so wie ein Elefant immer hin- und herbewegen und gleichzeitig zu denken versuchen. (Gelächter) Versuchen Sie das mal! Sie brauchen es nur eine halbe Minute zu machen, dann werden Sie merken: Sie können nicht mehr denken! Und dann rechnen Sie 7 x 17! Oder versuchen Sie bei dieser Bewegung auf den Vogelgesang zu horchen, also eine exakte Wahrneh-

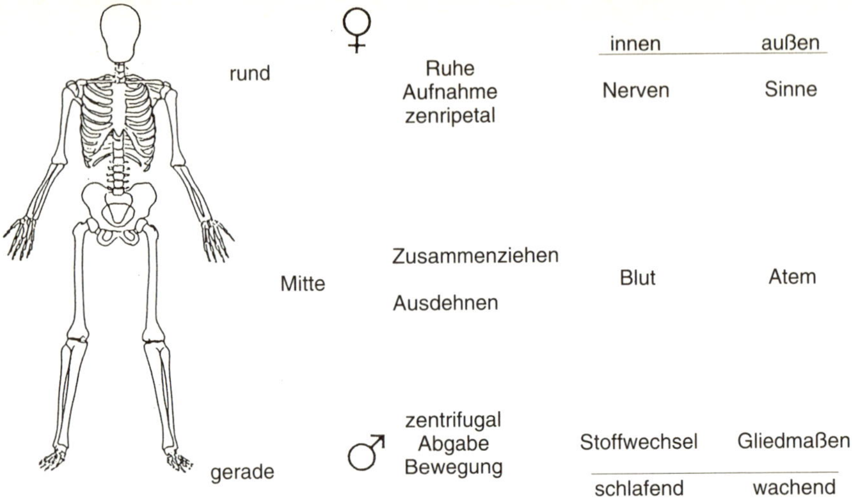

mung zu machen. Sie werden merken, daß die Ruhe dieses Bereiches die Voraussetzung dafür ist, daß die Nerven-Sinnesprozesse, die Vorstellungs- und Gedankenprozesse überhaupt in menschlicher Art vor sich gehen können.

Im Kopfbereich ist der Mensch überall aufnehmend. Die Gedanken werden aufgenommen, die Wahrnehmungen, die durch Ohren, Nase, Mund gehen, die Ernährung, die Atmung. Die einzigen Ausnahmen sind Ausatmung und Sprache, und zwar die einzigen gesunden Ausnahmen, denn wenn da noch etwas anderes herauskommt, ist der Mensch krank. Auf der anderen Seite des menschlichen Organismus haben wir genau das Umgekehrte. Wir finden nicht die Einheit des Kopfes, sondern die Zweiheit bis Vielheit der Gliedmaßen.

Dort geht alles von dem Menschen aus in die Welt. Ich gehe in die Welt, *ich greife* in die Welt ein. Das ist auch die Richtung der seelischen Kräfte, auf die wir dann gleich noch eingehen werden. Aber zunächst einmal ist die *leibliche* Form und Gestalt eben so, daß sie zentrifugal nach außen gerichtet ist, daß die Gliedmaßen und Knochen in dem Gliedmaßensystem gerade sind.

Im Stoffwechsel besteht die Eigentendenz dann eher darin, daß das Aufgenommene nicht etwa so belassen wird – wie in der Wahrnehmung oder im Gedanken, der dann objektiv wird –, sondern daß die aufgenommene Nahrung völlig zerstört, völlig ihrer Eigenheit entkleidet und dann Eigenes daraus aufgebaut, eigene Körpersubstanz gebildet wird. Der Mensch prägt also im Stoffwechsel- und Gliedmaßensystem sein Eigensein dem Stoffe und der Welt ein. Das ist Bewegung, das ist Willensbewegung, die dann besonders in den Gliedmaßen ihre Ausprägung erfährt.

Zusammenfassend können wir sagen: Wir sind eigentlich alle im Kopfe weiblich und in den Gliedmaßen männlich organisiert, wenn man das eben Dargestellte als die Grundphänomene des männlichen und weiblichen Organismus betrachtet.

Der mittlere Mensch

Dazwischen befindet sich der Bereich des mittleren Menschen: Brust, Atmung, Blutkreislauf. Da haben wir genau das Dazwischenliegende, nicht nur Zusammenziehung und Ausdehnung, sondern Einatmung – Ausatmung, Systole und Diastole des Herzens, Zusammenziehung – Ausdehnung, Blutkreislauf. Wir haben in Atmung und Puls genau diese beiden Bewegungsfunktionen im rhythmischen Wechsel.

Dasselbe gilt für die Formgestalt, zum Beispiel die der Rippen. Mit den Rippen haben wir keine geschlossene Schädelkapsel mehr, keine runde, sphärische Form, die fest und ruhig ist, sondern einen Brustkorb, der als Ganzes annähernd eine Sphäre ist, sich aber nach unten schon wieder öffnet. Die Rippen werden immer gerader, je tiefer sie liegen, oben sind sie rund und gebogen, nach unten hin werden sie immer gliedmaßenähnlicher. Einzeln sind sie nicht mehr rund und sphärisch, aber in sich doch gebogen, und sie bilden zusammen eine Sphäre. Sich immer wiederholend, sind sie unten beweglicher als oben, oben fest und knöchern, nach unten etwas weicher und knorpeliger. Auch da zeigt sich – bis in die Rippengestalt – die deutliche Mitteilung des mittleren Menschen. – Sie können das alles wunderbar dargestellt finden, bis in viele Einzelheiten hinein, in dem schönen Buch von Lothar Vogel: „Der dreigliedrige Mensch". Das mag erst einmal so weit genügen.

Außen und innen im dreigliedrigen Menschen

In bezug auf das Männlich-Weibliche wird es nun spannend, wenn wir den Bereich ansehen, in dem im großen und ganzen Mann und Frau verschieden sind, nämlich im Fortpflanzungsbereich. Zunächst einmal kann man sagen, daß der Mann deutlich gliedmaßenorientiert ist – schon vom normalen Anblick her – stärker im Rumpfbereich, in der Mitte organisiert ist. Die Frau hat in der Gesamtheit mehr runde Formen, der Mann mehr gerade und eckige.

Wenn man über das Seelische hinausgeht – das im Kopf eher das Denken und Wahrnehmen betrifft, im Stoffwechsel- und Gliedmaßensystem den Willen und in der Mitte das Fühlen – und sich die Bewußtseinsprozesse, die damit verbunden sind, vergegenwärtigt, so können wir feststellen, daß alle drei Systeme – das Nerven-Sinnessystem, das rhythmische System und das Stoffwechsel-Gliedmaßensystem – jeweils zweigliedrig sind: das rhythmische System gliedert sich in Atmung und Blutkreislauf, das Nerven-Sinnessystem, wie es schon heißt, in Nerven und Sinnen und schließlich das Stoffwechsel-Gliedmaßensystem in Stoffwechsel einerseits und Gliedmaßen andererseits. Jeweils einer der beiden Bereiche ist nach außen orientiert: im Kopf das Sinnessystem, in der Mitte das Atmungssystem und das Gliedmaßensystem im unteren Bereich.

Die jeweils andere Seite dieser Systeme ist nach innen orientiert. Das Nervensystem ist nach innen gerichtet – nicht nur räumlich, sondern auch der Funktion nach, als Organ des Organismus selber. Es dient nicht dazu, Verbindung zur Welt herzustellen. Ebenso ist es mit dem Blutkreislauf – gesund ist er nur, solange er innerhalb des Organismus geschlossen bleibt. Auch der Stoffwechsel ist bis in die Lage, bis in den Rumpf hinein, ein in sich geschlossener Organismus. Das heißt nicht, daß er gar keine Verbindungen nach außen hat. Das gibt es schon, aber nur in Form von Ausscheidungen.

Bezüglich des Bewußtseins ist es entscheidend, daß jeweils das nach außen Gehende das Bewußtere ist: Sinne, Atmung, Gliedmaßen. Im Sinnessystem sind wir voll wach. Wir können unsere Sinne bewußt betätigen, wir können die Augen schließen, genau hinschauen, horchen, abschalten. – Vielleicht haben Sie einmal gesehen, wie es bei der Weinprobe zugeht, wenn die Weinprüfer schnüffeln und halb träumend die Augen schließen, oder wenn sie den ersten Schluck nehmen ... Wenn man das von außen betrachtet, so sieht es ungeheuer komisch aus. – Also, man kann die Sinne bewußt betätigen. Von den Nervenvorgängen dagegen weiß man nichts, solange sie gesund sind.

Im rhythmischen Bereich kann ich meinen Atem anhalten. Ich kann ihn willkürlich beschleunigen. Ich habe von meiner Atmung ein deutliches Bewußtsein, wann immer ich will. Beim Blutkreislauf ist es wiederum ganz anders.

Und im Stoffwechsel- und Gliedmaßensystem ist es auch ganz klar, ich kann die Bewegungen meiner Gliedmaßen deutlich wahrnehmen und steuern. Aber bei meinem Stoffwechsel ist es am besten, wenn ich gar nichts wahrnehme, denn wenn ich dort etwas bemerke, so ist es auch schon wieder verkehrt; und von einem aktiven Steuern des Stoffwechsels kann schon gar nicht die Rede sein. Das wache Ich-Bewußtsein kann sich eigentlich nur in diesen drei Bereichen, die in ihrer Tendenz nach außen gerichtet sind, betätigen.

Das weibliche und männliche Fortpflanzungssystem

Für den Unterschied von Mann und Frau folgt daraus etwas ganz Wesentliches: der Fortpflanzungsorganismus, der sich zwischen Stoffwechsel-

und Gliedmaßensystem eingliedert, ist bei der Frau fast ganz in die Leibeshülle hineingehoben, nämlich in den Bereich, in welchem der Mensch schläft und träumt. Beim Manne dagegen sind die Fortpflanzungsorgane aus dem Stoffwechselbereich fast vollständig nach außen gestülpt, wie gliedmaßenhaft geworden in dem Bereich, in dem der Mensch wacht und ein deutliches Bewußtsein hat. Das heißt, wir haben durch die Betrachtung der Organe von Mann und Frau schon einen ersten Hinweis darauf, daß in bezug auf den Geschlechtsorganismus, den Fortpflanzungsorganismus Mann und Frau seelisch und dem Bewußtsein nach vollständig verschieden, geradezu polar verschieden sind. Und diese Feststellung möchte ich noch ein wenig durch ein weiteres Bild erweitern.

Wenn man etwas schematisch den Unterschied des weiblichen und männlichen Fortpflanzungssystems betrachtet, dann ist das der Frau das ursprünglichere, denn bei ihr befinden sich die Keimdrüsen in der Bauchhöhle. Dort liegen die Ovarien, die annähernd Kugelgestalt haben, ein bißchen länglich zwar, aber im großen und ganzen haben sie eine runde Gestalt, wie es vom Weiblichen her auch gar nicht anders zu erwarten ist. Sie haben eine kopfartige Gestalt. Der Kopf ist ja der Bereich, in dem unsere Lebensprozesse weitgehend zurückgenommen sind, in dem gerade deren Gegenteil, nämlich der Abbau von Lebensprozessen stattfindet, damit Bewußtsein entstehen kann. Diese Abbauprozesse im Kopf drücken sich auch darin aus, daß die Nervensubstanz die empfindlichste ist, die es gibt, und am schnellsten abstirbt.

Diese relative Totheit des Organismus im Kopf spiegelt sich auch in den weiblichen Keimzellen, und zwar darin, daß alle Keimzellen einer Frau schon bei der Geburt als Mädchen veranlagt sind, einige hunderttausend. Sie bleiben alle über Jahrzehnte erhalten, es gibt nicht mehr und nicht weniger im Laufe der Jahre. Es findet keine weitere Zellteilung statt, kein Lebensvorgang. Lediglich von der Pubertät an werden sie dann im Vier-Wochen-Abstand nacheinander reif und fallen über die Tuben, die Eileiter, herunter in die Gebärmutter. Es ist also ein Bereich, der relativ tot, rund, ruhig und unlebendig ist.

Die Gebärmutter ihrerseits ist ein Organ, das bis in viele Einzelheiten hinein dem Herzen ähnlich ist. Es ist nämlich ein Hohlmuskel, der dazu bestimmt ist, sich auszudehnen und sich zusammenzuziehen, etwas aufzunehmen und wieder abzugeben. Bis in die Muskelstruktur hinein, bis in die faserig-spiralige Struktur, ja bis in die Struktur der einzelnen Muskelfaser geht die Verwandtschaft von Gebärmutter und Herz: ein Mitte-Hohlorgan. In einer radiären geraden Bildung schließt sich die Scheide als eine Art „Negativ-Gliedmaße" an. – Wir haben somit von oben nach unten einen Kopf-Menschen, einen mittleren Menschen und einen Gliedmaßen-Menschen als Metamorphose, als Umbildung. Aber eigentlich ist es ein vollständiger Menschen.

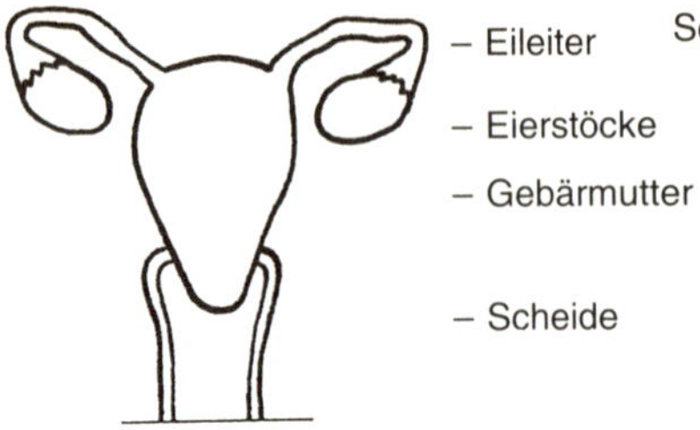

von vorn gesehen

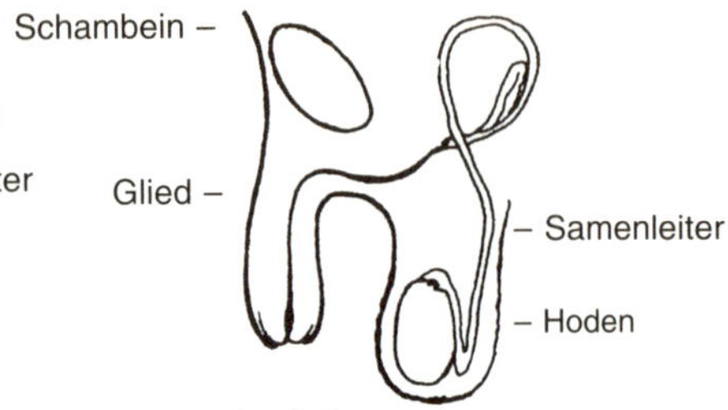

von der Seite gesehen

Beim Mann ist das nun ganz anders, bedingt durch das Y-Chromosom und die entsprechenden Hormone, die im Embryo des werdenden Knaben produziert werden. Es bildet sich nämlich die Anlage des Uterus zurück, und es stülpt sich sozusagen dieser ganze Organismus nach außen. Was dabei herauskommt, ist, daß die Keimdrüsen – manchmal erst kurz vor der Geburt oder gar erst nach der Geburt – aus der Bauchhöhle herunterwandern.

Die Hoden wachsen ganz aus dem Organismus heraus, und was da geschieht, ist polar entgegengesetzt zum weiblichen Organismus. Während sich die Ovarien eigentlich immer in Ruhe befinden, sind die Hoden in ständiger Eigenbewegung. Während in den Ovarien keine Zellteilung mehr stattfindet, finden in den Hoden ständig Zellteilungen statt. Während bei der Frau nur vier-, fünf-, sechshunderttausend Eizellen vorhanden sind, von denen einige hundert im Laufe des Lebens überhaupt nur reifen, entstehen beim Mann pro Tag etwa 120 Millionen Samenzellen, 120 Millionen! Diese nehmen dann ihren Weg über die Samenleiter in den Organismus hinein, und zwar durch den Samenleiter hinaus in das Glied. – Sie haben eine Gliedmaße, die aber oberhalb der kopfartigen Gebilde in Erscheinung tritt, also ein Mensch, der sozusagen umgekehrt ist. Das Obere ist zuunterst gekehrt und das Unterste ist nach oben gekehrt.

Der ganze Fortpflanzungsorganismus der Frau hat Stoffwechselcharakter und ist seelisch im Traum- und Schlafbewußtsein; der Fortpflanzungsorganismus des Mannes hat Gliedmaßencharakter mit deutlichem Eigenleben und Wachbewußtsein. Das aber, was bei der Frau das Mitte-Organ ist, der Uterus, das ist beim Mann völlig verschwunden, bis auf einen kleinen Zellhaufen, der keine Bedeutung mehr hat. Der Mann hat im Fortpflanzungsorganismus keine Mitte, und da, wo die Mitte wäre, ist ein Knochen, das Schambein.

Das ist ein Bild, das auch wiederum für sich selber eine deutliche Sprache spricht. In alledem ist natürlich keine Wertung enthalten, sondern es ist nur eine Beschreibung dessen, was bei Mann und Frau verschieden ist. Der weibliche Fortpflanzungsorganismus liegt im schlafenden Stoffwechselbereich, der des Mannes im wachen Gliedmaßenbereich. Der erstere erscheint in sich selber und mit dem ganzen Organismus mehr als Einheit, der letztere in sich selber und zum Gesamtorganismus mehr als Polarität.

Zusammenfassung

Gehen wir noch einen Schritt weiter und schauen uns das Ganze an: Der Mann ist oben im Kopf von Natur aus eine weibliche Bildung, die Frau auch. Im Gliedmaßenbereich sind Mann und Frau zunächst beide männlich, gemäß dieser Formprinzipien. Der Geschlechtsorganismus aber bewirkt, daß der Mann hier etwas Gliedmaßenähnliches, Männliches sozusagen, zusätzlich bekommt. Die Frau aber hat hier eine eindeutig weibliche Bildung, bis zu diesem Mitte-Organ. Man kann auch sagen: Das Männliche im unteren Bereich ist bei der Frau durch ein Weibliches wie gemildert. Beim Mann ist das Männliche des Gliedmaßensystems durch den Geschlechtsorganismus verstärkt, er ist sozusagen doppelt gliedmaßenartig.

Der Ätherleib von Frau und Mann

Nun kommt eine Vorstellung, die manchem von Ihnen vielleicht schon bekannt ist. Rudolf Steiner hat des öfteren ausgeführt, daß der Mann in seinen Lebenskräften weiblich ist und die Frau in ihren Lebenskräften männlich, also in jenen Kräften, die überhaupt unseren Körper aufbauen, beleben, zu Wachstum und Reproduktion befähigen. Etwas abgekürzt gesagt: Der Mann hat einen weiblichen und die Frau einen männlichen Ätherleib. Wie kommt er denn darauf? Wie kann man denn das für sich realisieren?

Wenn man sich den menschlichen Organismus anschaut, so kann man grundsätzlich sagen, daß die Ätherkräfte, die Lebenskräfte des Menschen, einen männlichen oder weiblichen Leib hervorbringen können, das heißt, diese Bildekräfte müssen zu beidem grundsätzlich fähig sein. Aber sie werden eben in dem einen Fall daran gehindert, bestimmte Organe auszubilden und im anderen Fall zur Ausbildung der entsprechenden Organe angeregt. Das heißt aber auch, daß bestimmte Bildekräfte beim Mann gar nicht organbildend wirksam werden. Der Mann hat also ursprünglich als Embryo, seinen Lebenskräften nach, die Möglichkeit, männliche oder weibliche Organe zu schaffen. Aber etwa mit der siebenten Schwangerschaftswoche geht es eindeutig in eine Richtung. Dann, so kann man sagen, betätigen sich die männlichen Bildekräfte und bilden einen männlichen Fortpflanzungsorganismus. Die weiblichen Bildekräfte aber können sich dann gar nicht leibbildend in diesem Bereich betätigen.

Was aber geschieht mit den Bildekräften, die sich nicht leiblich betätigen? Das wissen sicher viele von Ihnen aus der Pädagogik. Wenn man in der Waldorfschule die Kinder erst mit 7 Jahren in die Schule schickt, dann geschieht dies deswegen, weil zu dieser Zeit bestimmte Bildekräfte eben nicht mehr leibbildend tätig sein müssen. Das drückt sich dadurch aus, daß die ersten bleibenden Zähne hervorgekommen sind und die Kräfte, die zahnbildend tätig waren, nun nicht mehr tätig sein müssen, wenigstens an den Stellen nicht, an denen die neuen Zähne schon vorhanden sind. Jene Kräfte werden dann für ein bewußtes Seelenleben benutzt, für die Kultur des Lernens. – Diesen Grundgedanken können wir auf unsere Frage anwenden. Wir können nämlich sagen: Was hier an weiblichen Ätherkräften gespart wird, weil keine leiblichen Organe ausgebildet werden, das steht dem bewußten Seelenleben zur Verfügung. Und umgekehrt: Die männlichen leibbildenden Kräfte der Frau betätigen sich nicht, werden an der leibbildenden Betätigung gehindert und stehen dem bewußten Seelenleben zur Verfügung; im Vorstellungs- und Gedankenbereich zunächst.

„Das Ideal des Mannes ist die Maschine"

Das kann man an folgendem sehen: Dieser Sachverhalt ist die Ursache dafür, daß das männliche Denk- und Vorstellungsleben diese weibliche Tendenz des Kopfes verdoppelt hat, nämlich die Objektivitätstendenz: *nur* gelten lassen, was außen ist; *nur hereinlassen,* aber möglichst gar nichts selber hinzufügen, Weltrepräsentanz im Gegensatz zur weiblichen Selbstrepräsentanz. Das männliche Vorstellungsleben ist so, daß der Mann zum Objektivitätsfanatiker wird. – „Aber es ist doch *so* und nicht anders, nun begreif das doch! Guck doch dahin, das ist *nur* so!" Typisch männliche Sätze. Frauen finden die gar nicht schön. Denn wenn der Mann – das haben sicher viele von Ihnen schon erlebt – einer Frau etwas erklärt, ganz objektiv etwas erklärt, sagt sie zu allem meist „Ja" und nochmals „Ja". Er ist dann mit seiner Erklärung fertig, freut sich auch schon, daß er sie überzeugt hat, aber dann heißt es von ihr plötzlich: „Ja, aber trotzdem ...!" *(Gelächter)* Das kann jeden Mann auf die höchste Palme bringen! „Jetzt habe ich es Dir doch gerade erklärt, was ist denn nun wieder los?"

Das liegt daran, daß das Vorstellungsleben der Frau ganz anders abläuft, denn es wirkt ein männlicher Bildekräfteanteil mit, also Selbstrepräsentanz, Eigenbewegung spielt mit in die Vorstellung hinein. Frauen mögen es keineswegs, Vorstellungen so zu belassen, wie sie sind, sondern sie bilden sie um, sie verändern sie. Überhaupt ist das Seelenleben so, daß die Frauen eigentlich immer darauf aus sind, etwas zu verändern. Bis dahin, daß sie sich sehr viel lieber und leichter umziehen, die Frisur ändern, die Möbel umrücken und dergleichen Veränderungen vornehmen, weil sie in ihrem bewußten Seelenleben nicht gerne alles so lassen, wie es ist. Vielleicht spielt das auch eine Rolle bei der männlichen Bequemlichkeit: Alles soll am liebsten so weiterlaufen, wie es einmal eingerichtet ist; alles soll funktionieren. Männer haben nämlich die Tendenz, daß alles auch ohne ihr Zutun da draußen zu funktionieren habe: die Frauen, die Kinder, alles soll funktionieren! Bei den Frauen ist es umgekehrt. Sie wissen ganz genau, daß sie in alles immer wieder Willen, immer wieder Eigeninitiative und Pflege hineinstecken müssen.

Das Ideal des Mannes ist die Maschine. *(Gelächter)* Deshalb ist er auch so fasziniert davon und kann bis zu Tränen gerührt sein, wenn die Maschine funktioniert. Als die V2 in Penemünde zum ersten Mal abhob und flog, da lagen sich Wernher von Braun und die anderen in den Armen und haben geweint vor Freude. – Das kann eine Frau überhaupt nicht nachvollziehen, das ist völlig uneinfühlbar für sie; so etwas kann nur ein Mann nachfühlen. Und andere Gelegenheiten, bei denen sich die Frauen weinend in den Armen liegen, da stehen die Männer da ... und die Frauen sagen: „Ja, merkt ihr denn gar nichts, fühlt ihr denn gar nichts?“ – Also das Vorstellungsleben der Frau hat immer einen gewissen Anteil von Eigendynamik, einen Phantasieanteil. Es ist ihr gar nicht angenehm, wenn etwas so bleibt, wie es ist, denn sie hat keine Freude an dieser Objektivität.

Mann und Frau lieben verschieden

Es geht bis in die Gefühle hinein. Wir kommen jetzt an den Übergang zum Seelenleben. Rudolf Steiner hat einmal gesagt, daß Mann und Frau sogar verschieden lieben. Die Frau liebt mit einer Beimischung von Wunsch- und Idealvorstellung. Sie liebt eigentlich nie den Mann so wie er ist, sondern wie sie ihn haben und verändern will; bis dahin, daß, wenn er ein Trinker ist, sie tatsächlich glaubt, ihm auch das noch abgewöhnen zu können. Oder wenn sie religiöse Bedürfnisse hat und er nicht, daß sie dann vielleicht denkt: „Na ja, das kommt schon noch“ – Eine der großen Illusionen der Frauen, daß da noch etwas kommt, in der Religion! *(Gelächter)* Die Männer dagegen lieben mit einem Wunsch- und Begehrensanteil.

Wieder sehen wir aus dem Gesamtbild: der Mann lebt in der Spannung von oben und unten. Er ist sozusagen unten ganz männlich und oben ganz weiblich. Die Frau lebt in der Einheit, da nämlich das Männliche im unteren Menschen schon durch das Weibliche gleichsam ausgeglichen ist und das Weibliche durch das Männliche im oberen Menschen. Die Grundkonstitution von Mann und Frau ist total gegensätzlich. Auch da haben wir im ganzen wieder die Einheit und die Polarität, die Gerade und die Krumme. Wir könnten das noch weiter vertiefen. Es bleibt aber die Frage: Warum ist das so um alles in der Welt? Warum sind wir so verschieden?

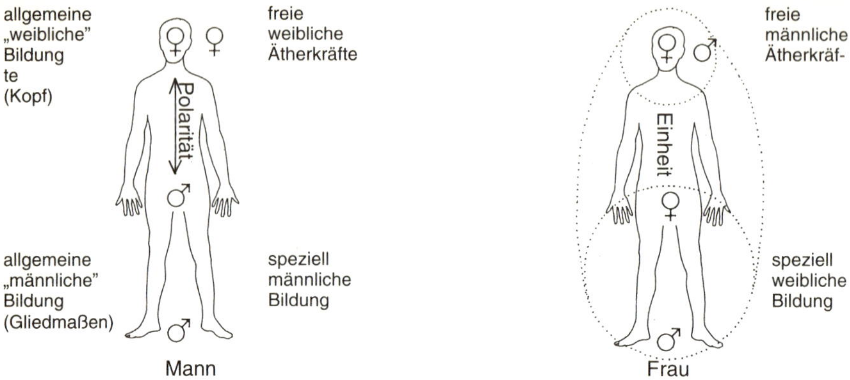

Warum sind wir so verschieden?

Wir könnten jetzt viele Stunden darauf verwenden, bis ins einzelne hinein zu verfolgen, wie die Tendenz des Männlichen und Weiblichen ist; aber darüber ist vieles in dem Buch „Typisch weiblich? – Typisch männlich?" von Ekkehard Kloehn (Hamburg 1982) ausgesagt. Die Frauen haben es zum Beispiel leichter, zweidimensionale Bildvorstellungen zu erinnern, während es Männern sehr viel leichter fällt, sich dreidimensionale Bildvorstellungen zu bilden und diese zu erinnern. Es gibt auch sehr viel mehr Männer, die sich leichter im Raum und in der Landschaft orientieren oder mit Karten umgehen können, also sich das, was sie zweidimensional vor sich sehen, dreidimensional um sich herum vorstellen können. Das fällt Frauen im allgemeinen sehr viel schwerer. Ich glaube, das hängt damit zusammen – das ist meine persönliche Meinung –, daß das männliche Gehirn und der ganze männliche Leib einfach irdischer, materieller, schwerer, toter und deswegen für die dreidimensionale Welt besser geeignet ist, die Frau dagegen lebendiger ist und die Welt der Imagination, der Bildhaftigkeit ihrer starken Lebenskraft entspricht.

Von der Geschlechtertrennung zur Individualisierung

Aber warum ist denn diese Verschiedenheit überhaupt vorhanden? Man könnte vordergründig sagen, nun ja, damit es Fortpflanzung gibt. Aber es gibt die Fortpflanzung im Bereich des Lebendigen auch ohne die Trennung in weibliche und männliche Organismen. Sie kennen das von Wilhelm Busch: „Selig sind die Auserwählten, die Verliebten und Vermählten ...", und dann kommen die anderen: „... aber diese Junggesellen, Jungfern ohne Ehestellen, die ganz ohne Leibeserben, so als Blattgewächse sterben, pflanzen sich durch Knollen fort". Das gibt es nun beim Menschen nicht mehr. Bei allen Pflanzen und einigen Tieren gibt es das. Aus allen Pflanzen, nicht nur denen, die durch Befruchtung Samen erzeugen, kann man aus Blättern, Stengeln oder Wurzeln Ableger machen, die sich durch Knospen, durch Sprossung einfach vermehren können. Bei niederen Tieren gibt es das auch noch, bei den Polypen, bei den Korallen usw. Die wachsen einfach immer weiter und teilen sich. Ebenso die Einzeller, die teilen sich einfach weiter. Sie sind potentiell unsterblich. Das wäre auch wieder eine ganze biologische Betrachtung wert, wie durch die Geschlechtertrennung auch im Tierreich zum ersten Mal Sterblichkeit eintritt, indem nämlich nicht jede Zelle für sich die Fähigkeit hat, sich wieder zu einem ganzen Organismus auszuwachsen, sondern manche Zellen sterben müssen. Bei Menschen ist davon nur übriggeblieben, daß Keimzellen potentiell unsterblich sind, indem sie in einem neuen Organismus weiterleben können. In den primitiven Organismen ist diese Fähigkeit jeder Körperzelle eigen.

Das, was Rudolf Steiner als die Folge der Geschlechtertrennung beschrieben hat, nämlich den Tod, kann man im Biologischen schon ablesen: Wenn lebendige Organismen auf einer Entwicklungsstufe stehen, auf der sie die Fähigkeit verloren haben, sich ungeschlechtlich fortzupflanzen, sich selbst in identischer Form zu vermehren, dann vergehen sie mit dem Tod in ihrer Einmaligkeit – sie werden als Individuen sterblich. Damit parallel geht eine verminderte Regenerationsfähigkeit. Einen Schwamm kann man durch ein Sieb pressen, völlig zermatschen und zermusen, und auf der anderen Seite fügt sich alles wieder zusammen. Bei den Eidechsen, das sind schon hochentwickelte Wirbeltiere, können nur noch bestimmte Schwanzenden, an einer Sollbruchstelle abgebrochen, wieder nachwachsen. Die haben da sozusagen noch eine Knospe. Wir Menschen können gerade eben noch Wunden mit Narben heilen, aber wenn irgendwo etwas abgeschnitten ist, so ist da kein Knospenpunkt, aus dem es wieder nachwachsen könnte. Das Ganze entsteht dadurch, daß die Lebenskraft, die nicht mehr der Regeneration und der Fortpflanzung dient, benutzt wird, um das Nervensystem aufzubauen.

Sie können das auch in der Tierreihe sehen: Wenn sie bei primitiven Tieren ein Nervensystem im Rückenmark haben, dann sind die Fortpflanzungsorgane irgendwo in der Mitte des Körpers. Je höher das Tier entwikkelt ist, desto mehr verlagert sich der Schwerpunkt des Nervensystems in Richtung Kopf, und die Fortpflanzungsorgane rücken immer weiter an den Gliedmaßenpol, bis sie in die Polarität kommen. Es gibt eine direkte Beziehung zwischen der Entwicklung des Nervensystems einerseits und dem Verlust der Regenerationsfähigkeit und dem Verlagern der Reproduktionsorgane an den einen Organismuspol andererseits. Mit der Geschlechtertrennung ist also das Sterblich-Werden des Organismus verbunden, ist zusätzlich die Entwicklung eines auf den Menschen hingeordneten zentralen Nervensystems verbunden, also das Bewußtsein. Und dadurch ist schließlich Ich-Bewußtsein ermöglicht worden.

Das Ich-Bewußtsein des Menschen ist durch die Tatsache der Geschlechtertrennung erkauft worden. Es ist seine Denkfähigkeit dadurch erkauft worden, daß in seinem Organismus die Reproduktionskraft nur zur Hälfte genutzt wird. Deshalb kann der eine Teil dem bewußten Seelenleben, dem Vorstellen und Denken dienen, und der andere Teil muß durch ein anderes Individuum ergänzt werden. Es ist durch die Geschlechtertrennung auch der Irrtum, die Krankheit und der Tod möglich geworden, aber auf der anderen Seite auch die Individualisierung, die Möglichkeit, daß ein Ich-Bewußtsein entsteht. Das bereitet sich schon in der Tierreihe vor. Alle Tiere nämlich, die nur durch Sprossung entstehen und nicht durch geschlechtliche Fortpflanzung, sind einander immer gleich. Dagegen ermöglicht die geschlechtliche Fortpflanzung überhaupt erst die Verschiedenheit der Organismen, die individuelle Verschiedenheit und schließlich beim Menschen sogar die durch Individualität bewirkte Verschiedenheit, was noch etwas anderes ist. Das schildert Rudolf Steiner auch in der „Theosophie" ganz deutlich. Wir verdanken also der Geschlechtertrennung, daß wir Individuen werden. Rudolf Steiner hat das noch konkretisiert, indem er sagt: „Der männliche Anteil der Fortpflanzung bewirkt das Individualisieren und der weibliche Anteil bewirkt das Generelle, das Gattungsmäßige." (GA 312, 10. Vortrag, S.205 ff.). Die Individualisierung ist also genau wie die Fähigkeit des Denkens und wie die Fähigkeit des Ich-Bewußtseins eine Frucht und Folge der Geschlechtertrennung, aber Krankheit und Tod sind es ebenfalls.

Der Abgrund zwischen Mann und Frau

Damit haben wir also ein Grundphänomen der menschlichen Existenz im Griff, das durchaus doppeldeutig, doppelwertig ist: Einerseits verdanken wir nicht nur die Freiheit des Individuums der Geschlechtertrennung, sondern auch die erste primitivste Form dessen, was wir Liebe nennen. Liebe entsteht als Spannung und Anziehung zwischen den Geschlechtern durch die Geschlechtertrennung. Die höchsten Werte des Menschseins: Liebe, Freiheit, Individualität, Denken – all das ist nur durch die Geschlechtertrennung möglich geworden. Die höchsten Werte sind dadurch ermöglicht, aber gleichzeitig auch die größten Probleme gegeben.

Die Geschlechtlichkeit ist ein Problem in sich. Krankheit und Tod, die Einseitigkeit, der Abgrund entstehen durch die Verschiedenheit von Mann und Frau. Dieser Abgrund ist größer als die Verschiedenheit zwischen Völkern und Rassen. Wir können eben nicht nachfühlen als Mann, was es heißt, in einem weiblichen Leibe zu leben. Und eine Frau kann nicht nachfühlen, was es heißt, in einem männlichen Leibe zu leben. Es ist

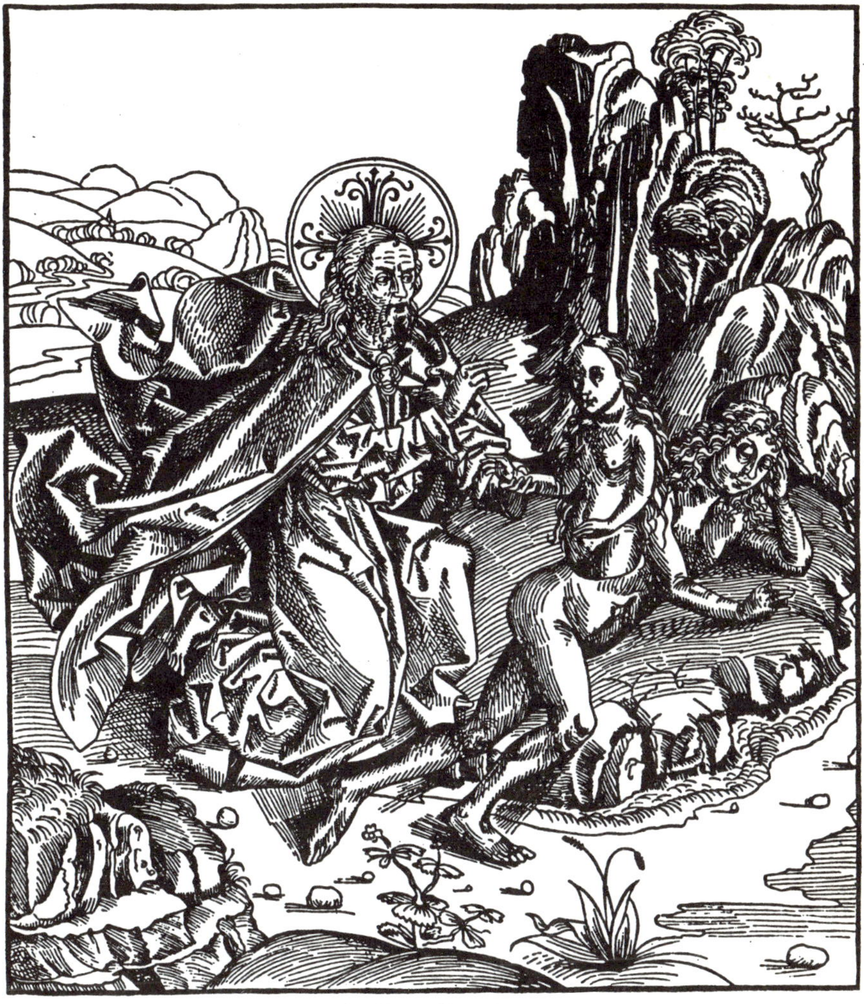

Die Erschaffung Evas
Weltchronik (1493)

uneinfühlbar! Und Verliebtheit und dergleichen täuschen nur für kurze Zeit darüber hinweg, so daß man meint, man könne einander verstehen. Die Vereinzelung, und damit die Einsamkeit des Menschen, ist auch eine Folge der Geschlechtertrennung, sogar die Vereinzelung als Mensch gegenüber der geistigen Welt. Es ist in den alten Mythen sehr deutlich dargestellt, daß auf die Geschlechtertrennung und den damit verbundenen Sündenfall die

Austreibung aus dem Paradies folgt, daß der Mensch in Folge der Geschlechtertrennung sogar seine Einheit mit der göttlichen Welt verliert. Das heißt: Das Problematischste, aber auch das Größte und Höchste des Menschseins sind Folgen der Geschlechtertrennung.

Hinzu kommt noch, daß die Geschlechtertrennung früher als alle anderen Trennungen zwischen den Menschen vollzogen wurde. Die Rassentrennung mit der Sintflut, die Völkertrennung mit dem Turmbau zu Babel folgen nach der Geschlechtertrennung. Ja, die Geschlechtertrennung ist vor dem Sündenfall und ermöglicht ihn erst. Das Problem ist nur, daß wir heute in einem Zustand leben, in dem zunächst jeder Mensch ganz tief davon ausgeht: „So wie ich denke, wie ich fühle, so fühlt er oder sie auch." Und dann kommt das schreckliche Erwachen, wenn man feststellen muß, daß alles ganz anders ist – totaliter aliter – beim anderen Geschlecht. Es ist eine Quelle von Mißverständnissen, wenn man diese grundsätzlich andere Organisation des männlichen und weiblichen Organismus – lange vor der Frage der individuellen Verschiedenheit des Ich – nicht berücksichtigt. Denn im Physischen sind wir unabänderlich Mann oder Frau, abgesehen von möglichen natürlichen transsexuellen Zwischenformen und künstlichen Veränderungen, die heute mit Hilfe von Operationen und Hormongaben möglich sind. In den Lebenskräften ist dies ebenso. Die Seele ist auch von dieser Verschiedenheit betroffen, weil wir mit unserer Seele im Leibe inkarniert sind.

Erst auf dem Felde des Ich, der Person, sind wir wirklich gleich, potentiell gleich, nicht gleichartig, aber gleichwertig. Aber das, was das Ich des Menschen ausmacht, ist doch etwas sehr kleines. Rudolf Steiner spricht immer von diesem „Baby im Menschen", dem jüngsten Glied unserer Gesamtwesenheit, dem schwächsten und unterentwickeltsten. Ja, wenn man genau hinschaut, so weiß man eigentlich gar nicht genau, wo es ist. Es ist sehr schwer, eine Ich-Erfahrung zu beschreiben. Und da erst sind wir gleich. 95 Prozent unseres Wesens sind eben nicht Ich, aber in diesen 95 Prozent sind wir geschlechtsspezifisch verschieden. Natürlich entsteht hier die Frage: Wenn wir so verschieden sind, bis in die Organisation unseres Fortpflanzungsorganismus hinein, wozu sollten wir dann eine lebenslange Gemeinschaft anstreben?

„Das fundamentale Mißverständnis am Beginn der ersten geschlechtlichen Begegnung"

Ich will Ihnen zum Schluß noch zwei Ergebnisse aus der Sexualkunde mitteilen, die das noch deutlicher machen. Man hat 18- bis 45jährige Frauen über ihre Motive für den ersten geschlechtlichen Kontakt mit einem Mann befragt. Es waren vier verschiedene Antworten vorgegeben, also multiple choice. Die vier Möglichkeiten waren: Neugierde; Angst, den Partner sonst zu verlieren; eigener Trieb, also eigene Libido; nicht als altmodisch gelten zu wollen. Zusätzlich wurde eine entsprechende Gruppe von Männern befragt, was wohl das entsprechende Motiv bei den Frauen wäre. – Die Männer sagten zu ungefähr 73 Prozent: eigener Trieb der Frauen; zu 5 Prozent: Angst, den Partner zu verlieren; zu etwa 10 Prozent: Neugierde und der Rest: Angst, als altmodisch zu gelten. Das war die Antwort der Männer auf die Frage, was ihrer Ansicht nach bei den Frauen das Motiv für den ersten Verkehr gewesen sei. – Bei den Frauen antworteten 76 Prozent Angst, den Partner zu verlieren und 6 Prozent eigener Trieb – die beiden anderen (Neugierde, altmodisch) können wir vernachlässigen, weil sie sich bei beiden Gruppen zwischen 10 und 5 Prozent gehalten haben. Was Sie daran sehen, ist das fundamentale Mißverständnis am Beginn einer intensiven Beziehung!

Nun kann man sich ja fragen: Was machen denn die Frauen? Spielen sie den Männern etwas vor? Warum sagen sie denn nicht, wie ihnen zumute ist? *(Nun äußern Zuhörer verschiedene Gedanken darüber)* Aber wenn Angst, den Partner zu verlieren, der Grund ist, warum sagt sie ihm das nicht?

Zuhörerin: Das ist ja wieder die Angst!

Eben, das ist die Angst! Dann wird sie ihn verlieren, genau. Das wesentliche Motiv in der Seele der Frau – das ist inzwischen psychologisch bekannt – ist die menschliche Beziehung, das „Dazwischen". Menschliche Beziehungen sind sozusagen das Interessensgebiet Nr. 1 für die weibliche Seele.

Das ist bei den Männern durchaus nicht so. Die Männer sind mit ihrem Beruf verheiratet, mit der Objektivität. Die ist viel wichtiger, und sei sie noch so komisch, sei es das Fußballspiel, die Autos oder die Politik. Denn das ist etwas außer ihnen und oft gerade das, wozu sie gar keine Beziehung haben. Was können Männer politisieren über etwas, auf das sie überhaupt keine Einflußmöglichkeiten besitzen! Oder wie können sie sich beim Fußballspiel engagieren, obwohl sie gar nicht beteiligt sind – und plötzlich Seele zeigen!

Hat die Frau einen Trieb?

Also, ganz zu Beginn einer Beziehung ist schon ein großes Fragezeichen: Männer benutzen das dann oft mehr oder weniger auch als Druckmittel: „Wenn Du das nicht willst, dann liebst Du mich nicht." Als wenn Sexualität dasselbe wäre wie Liebe. Darüber müssen wir noch sprechen. Wenn das so wenig zusammenstimmt, auch von der Natur her so wenig zusammenstimmt, hat denn die Frau überhaupt einen Trieb? Wie sieht denn der Trieb der Frau aus?

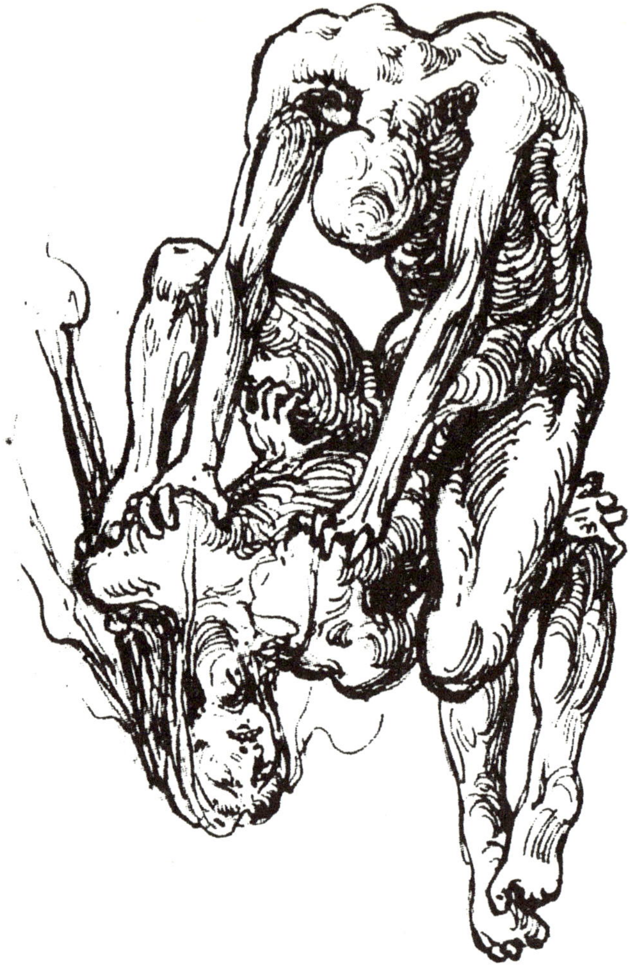

Der Sturz in den Abgrund
Aus: Alberto Martini: Der Liebeskampf (1904)

Wenn wir das einmal nach der Unterscheidung betrachten, die Rudolf Steiner in der „Allgemeinen Menschenkunde" vorgenommen hat, dann gibt es im Körper einen Willensanteil. Den nennt er *Instinkt*. Das ist das, was bei den Tieren organgebunden als Wille auftritt und sich sozusagen automatisch auslebt. Auf dem Felde der Lebenskräfte gibt es diesen Willen als *Trieb*, und in den Seelenkräften, im Astralleib, gibt es ihn als *Begierde*. – Einen Instinkt zum Zusammenleben der Geschlechter hat der Mensch nicht.

Es gibt keine verbindliche Form des Zusammenlebens der Geschlechter wie bei den Tieren, aber es gibt einen Trieb.

Was heißt denn Trieb? Als reiner Lebensvorgang heißt es, daß etwas treibt. Bei der Pflanze zum Beispiel wächst innerlich etwas und treibt nach außen. 120 Millionen Samen pro Tag – beim Manne –, es wächst und treibt nach außen, ganz unabhängig von der seelischen Beteiligung. Was entspricht denn dem bei der Frau? Treibt da überhaupt etwas im biologischen, ätherischen Sinne? – Also hat die Frau gar keinen Trieb? – Oder ist das eine vorschnelle Behauptung? *(Die Zuhörer schweigen)* – Es ist doch ganz eindeutig, daß beim Manne dieses Treiben mit den körperlichen Vorgängen zusammenhängt, da treibt wirklich etwas. Dieses monatliche Herunterfallen einer Eizelle dagegen, ist das ein Treiben wie beim Mann? *(Gelächter)* Die Männer wären nicht verlegen darum zu schildern, woran sie merken, daß sie einen Trieb haben; aber die Frauen?

Zuhörerin: Es ist dann vielleicht doch mehr eine Begierde nach den zwischenmenschlichen Beziehungen.

Das heißt, es ist vielmehr etwas Seelisches, und das hat manchmal auch einen sehr intensiven Triebcharakter. Hat es nicht manchmal auch einen saugenden Charakter?

Zuhörerin: Ja, etwas aufnehmen zu wollen.

Aber das ist doch seelisch! Denn von der biologischen Aufnahmebedürftigkeit der Eizelle merkt doch die Frau gar nichts. Das wäre ja eventuell das entsprechende. Aber die Eizelle ist ganz passiv. Die meldet sich sozusagen gar nicht.

Längere Pause, dann Zuhörerin: Also ich weiß von mir noch ganz genau, daß mir das Wichtigste war, Kinder zu bekommen und sie aufzuziehen. Darüber hinaus habe ich den Beruf vergessen, es war alles nichts. Erst einmal Kinder aufziehen!

Also ist der Trieb der Frau der Trieb nach dem Kind? Können Sie dem zustimmen? *(Zuhörerin bestätigt für sich selbst)* Es könnte dies etwas Cha-

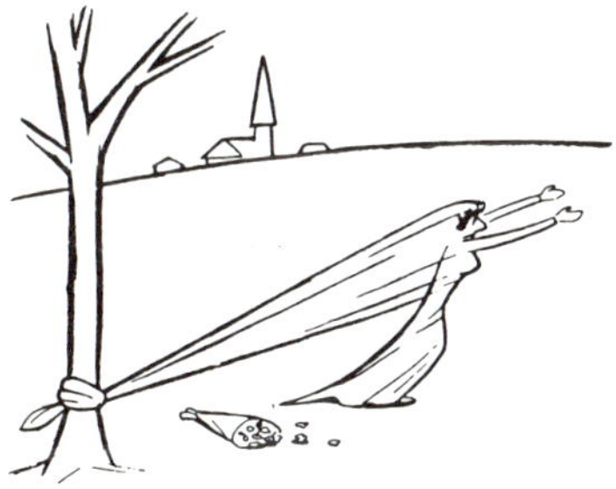

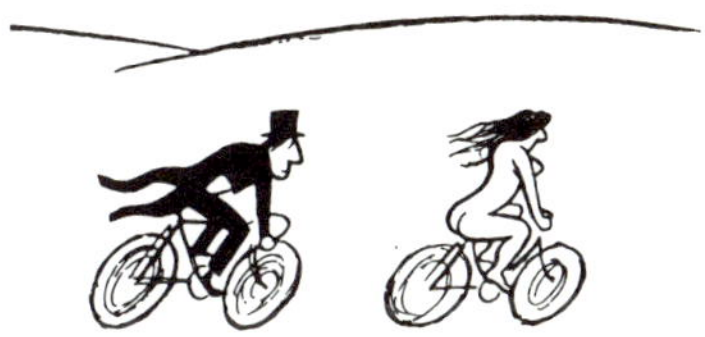

Caval (1969)

rakteristisches sein. Christa Mewes jedenfalls behauptet, daß das Gebären des Kindes die eigentliche Triebbefriedigung für die Frau bedeute. Bei unkomplizierten Geburten wird ja auch oft von Frauen beschrieben, daß der Vorgang auch von einem starken Lusterleben begleitet sein kann. – Christa Mewes sagt ferner, daß der sogenannte weibliche Orgasmus eine recht künstliche Angelegenheit sei, daß er – schon vom Organ her – eher ein männlicher Vorgang sei, sozusagen etwas Kopiertes und nicht originell Weibliches. – Aber allein die Tatsache, daß sich der geschlechtliche Trieb der Frau und seine Befriedigung nicht so leicht, direkt und eindeutig charakterisieren lassen, zeigt schon die Unterschiedlichkeit von Mann und Frau auf diesem Felde.

Entweder – oder; sowohl – als auch

Eines möchte ich noch als Beispiel für die seelischen Unterschiede zwischen Mann und Frau anschließen. Sie haben es wahrscheinlich auch schon bemerkt: Wie denkt ein Mann, und wie denkt eine Frau? Ein Mann denkt eigentlich immer in der Kategorie „entweder – oder", und das nennt er logisch! *(Gelächter)* Und wenn sie nicht so denkt, dann sagt er: „Du denkst ja nie logisch, Du kannst gar nicht logisch denken." Dieses Muster des „Entweder-oder-Denkens" hat unsere ganze technische Zivilisation hervorgebracht; zuletzt den Computer. Der funktioniert auch nur nach „entweder – oder", binär sagt man dann: Strom aus gleich Nein, Strom an gleich Ja. Das ist das Grundprinzip des Computers. Es wäre einmal interessant, sich zu fragen, warum so wenig Mädchen die entsprechenden Schulungskurse für Computer überhaupt annehmen. Ich glaube, daß ein ganz wesentlicher Grund darin liegt, daß sie diese Art von Denken, die immanent in dem Apparat darinnen ist, instinktiv ablehnen, weil das nicht ihre Art zu denken ist. Denn wie denkt eine Frau? Wenn der Mann „entweder – oder" denkt, wie denkt die Frau?

Zuhörerin: Sowohl – als auch.

„Sowohl – als auch", genau! Anders ausgedrückt: Der Mann denkt immer exklusive, und sie denkt inklusive. Das ist so eine Art Faustregel, die man sich einmal merken sollte, und mit der man im Leben beobachten kann, wie verschieden von Mann und Frau gedacht wird.

Oder wenn Sie sich vorstellen, wie sich Mann und Frau entschließen. Wie kommt es zu Entschlüssen? Wie oft hört man von Männern: „Sie kann sich immer nicht entschließen." Warum eigentlich nicht? Warum dauert das bei Frauen im allgemeinen so lange mit dem Entschließen? Sagen wir, sie geht einkaufen und will sich Schuhe kaufen. Dann hat sie eine Ahnung, was sie vielleicht möchte, aber so ganz genau weiß sie das nicht. Sie muß es aus der Wahrnehmung dessen, was ihr entgegenkommt, finden: Sie läßt sich viele Paare zeigen und geht von einem Geschäft zum anderen; schließlich geht sie ins vierte Geschäft und dann doch wieder ins erste, und da kauft sie dann das erste Paar oder das zweite, das sie angeschaut hat – und nach drei Tagen bringt sie es wieder zurück und tauscht es um. *(Gelächter)* Das ist keine Karikatur; schauen Sie sich einmal die Umtauschgeschäfte nach Weihnachten an! Wer läuft und tauscht die Sachen um? Zeit hätten die Männer auch, aber denen ist das viel zu aufwendig. Die sagen: „Ich brauche ein Paar Schuhe, die dürfen nicht mehr als soundsoviel kosten, sie müssen die und die Funktion erfüllen und müssen praktisch sein – fertig." Eins, zwei, drei Kriterien, danach wird geurteilt, und ob die nun ein bißchen brauner sind oder roter, oder ob sie ein bißchen höher oder niedriger sind, das ist alles gar nicht so wichtig.

Der Mann entscheidet sich mehr nach Beurteilungskriterien, nach begrifflichen Kriterien, und davon gibt es weniger als von der sinnlichen Vielfalt der Erscheinungen. Für die Frau ist die sinnliche Vielfalt dessen, was wahrgenommen wird, in all ihren Lebensäußerungen sehr viel wichtiger als für den Mann. Das gibt dann auch Anlaß zu Vorwürfen: „Du merkst es gar nicht, daß ich ein neues Kleid anhabe!" Vor einiger Zeit hat sich meine Frau die Haare abgeschnitten. Wer hat sie bestürmt: „Ach, haben Sie sich die Haare abgeschnitten?" Kein Mann, immer nur die Frauen. Warum ist das so interessant, daß nur *Frauen* darauf ansprechen? Es muß doch irgendwie eine Begründung dafür geben. Auch das ist wieder ganz wertfrei gesagt: Das Seelenleben der Frau ist viel mehr wahrnehmungsorientiert, das des Mannes sehr viel mehr begriffsorientiert. Man könnte noch viele solcher Dinge bis ins Seelische hinein aufzeigen; was aber natürlich nie heißt, daß der Mann nicht auch Freude an der sinnlichen Vielfalt haben und die Frau nicht auch die begrifflichen Einheiten suchen kann. Aber das ist nicht von Natur aus der primäre Schwerpunkt der einzelnen Seele.

Liebe und Sexualität haben nichts miteinander zu tun

Noch etwas anderes, was auch die Frage nach der Ehe erheblich erschwert, ist die Sache mit der Liebe. Von ihr meint man oft, man kenne sie, und man habe sie. Das, was man hat, ist die Verliebtheit, die über einen kommt wie ein Naturereignis, die für eine gewisse Zeit eine Einheit vorgespielt, welche in Wirklichkeit gar nicht vorhanden ist, und die den Abgrund zudeckt und überbrückt, der normalerweise zwischen Mann und Frau klafft. Und welch beseeligendes Gefühl, wenn man diese Einheit miteinander empfindet! Und was liegt näher, diese Einheit auch entsprechend durch körperliche Annäherung zu verdichten, zu bekräftigen?

Da ist nun aber ein Problem, das gar nicht so einfach zu durchschauen ist, aber da es zwei so erlauchte Geister wie Erich Fromm und Rudolf

Steiner behaupten, will ich es hier auch einmal behaupten, nämlich daß Liebe und Sexualität gar nichts miteinander zu tun haben. Das klingt zunächst merkwürdig, aber das muß man durchschauen, weil sonst auf diesem Felde die größten Mißverständnisse entstehen.

Man kann die Liebe als ein Gefühl beschreiben, als einen Zustand, in dem die eine Seele der anderen gegenüber eigentlich immer eine öffnende, eine zuwendende, warme Geste macht – so wie die Wärme auch physische Körper ausdehnt, die seelische Wärme der Verliebtheit und der Liebe den Menschen ausdehnt und ausweitet, zunächst im Interesse gegenüber Dingen und Gegenständen, dann aber besonders gegenüber Wesen und Menschen.

In dieser Liebe ist etwas Zusätzliches enthalten, wie wir vorhin schon gesehen haben: Bei der Frau ist von Natur aus der Wunsch mit enthalten, der Mann möge doch noch etwas anderes sein als er jetzt ist. Also dieser pädagogische Eros der Frauen gegenüber den Männern, daß sie immer ein bißchen erziehen wollen. So als wenn die Männer ein Rohstein wären und die Frauen die Edelsteinschleifer, die erst den letzten Schliff geben. Seit der „Philosophie der Freiheit" sollte man allerdings wissen, daß jeder Mensch sich den letzten Schliff nur selber geben kann. Aber das versuchen die Frauen doch mehr, als umgekehrt die Männer bei den Frauen. Die Männer wollen die Frauen am liebsten so halten, wie sie sind. Man hört z.B. oft den Vorwurf: „Als ich Dich geheiratet habe, warst Du ganz anders. Wie kommst Du jetzt plötzlich darauf? Laß uns doch alles so lassen, wie es war!" Also wir sehen, einerseits dieser pädagogische Eros in der Liebe der Frau gegenüber einem Mann, ihn eigentlich ihrem Idealbild von Mann ähnlich zu machen, dieser Phantasie- und Wunschcharakter in der Liebe der Frau. Auf der anderen Seite finden wir den begehrenden, besitzergreifenden Charakter in der Liebe des Mannes zur Frau. – Aber in der leiblichen Begegnung, die sich zwangsweise aus diesem seelischen Gefühl entwickelt, entsteht leicht Entfremdung. Warum eigentlich?

Wenn wir die einfachste Form der leiblichen Kommunikation der Menschen miteinander betrachten, dann kann man sagen: Das erste ist die sinnliche Wahrnehmung durch Auge und Ohr. Wohin sehen die Männer, wenn sie Frauen angucken? Wohin schauen die Frauen, wenn sie Männer angucken? Wissen Sie das? *(Zurufe von Zuhörern)* Die Frau guckt dem Mann in die Augen, wohin noch? Was ist für die Frau noch besonders interessant? *(Weitere Äußerungen von Zuhörern)* Auf die Hände, das Antlitz, den Mund. – Und wo gucken die Männer hin? *(Gelächter)* Gut, dann lassen wir das unter den Tisch fallen; wenn Sie das sowieso schon wissen, brauchen wir es gar nicht zu sagen. Es gibt also spezifische Blickpunkte. Dabei wird deutlich: Der Mann guckt eigentlich mehr auf das, was gattungsmäßig ist an der Frau; und die Frau guckt mehr auf das, was seelischer und leiblicher Ausdruck eines Seelisch-Charakterlichen ist, was Physiognomie ist. Schon im Anschauen guckt man verschieden. Was mit in den Blick hineinkommt, ist ja – wenn es sich um Verliebtheit handelt – eine gewisse Form von Haben-Wollen; beim Mann mehr ergreifend, bei der Frau mehr saugend, mehr anziehend, ja, überlegen Sie mal: Diese merkwürdige Polarität in dem Wesen der Frau, die einerseits sich selber immer so behandelt, daß sie angeschaut werden will, und wenn sie dann angeschaut wird, dann mag sie das eigentlich gar nicht.

Das Anschauen, das hat in sich schon die Tendenz, zu ergreifen. Das ist Begierde! Begierde heißt nämlich, daß in dieser sich öffnenden Sympathiegeste ein Anteil von Antipathie ist. Antipathie ist das, was seelisch abschließt, was seelisch ausschließt, eine Grenze schafft. Rudolf Steiner sagt in der „Theosophie", die „Begierdeglut" sei dasjenige seelische Gebiet, in dem die Antipathie als Kraft die Sympathie noch überwiege. Die Begierde will einen Innenraum für sich. Und diese Begierde kann sich schon in die Art und Weise, in der wir uns als Menschen anschauen, hineinmischen. Es gibt einen besitzergreifenden Blick: mehr greifend als saugend – mehr männlich und mehr weiblich. Aber das Saugen ist nicht weniger besitzergreifend, nicht, daß Sie meinen, daß Frauen gar keine Begierde hätten, die ist nur ein wenig anders. Das heißt aber, daß sich in den Bereich, in dem wir von Mensch zu Mensch kommunizieren, in dem wir uns als seelisch-geistiges Wesen begegnen können – über die sinnliche, leibliche Wahrnehmung –, sofort ein Element hineinmischt, das die objektive Wahrnehmung, die wirkliche Wesensbegegnung wieder unterbricht.

Nun kann man das – mit etwas Mühe vielleicht – bei sich selber wahrnehmen und allmählich vielleicht auch in den Griff bekommen: Wie schaue ich und wie höre ich einem Menschen zu? Beim Hören ist es sogar noch einfacher. Daß sich in das Hören Begierde einmischt, ist nicht in dem Maße von Natur aus gegeben wie beim Sehen. „Wer eine Frau anblickt, ihrer zu begehren, der bricht mit ihr die Ehe in seinem Herzen." Warum eigentlich? Darauf kommen wir dann noch, wenn wir von der Ehe gesprochen haben.

Wenn man nun aber einen Schritt weitergeht und sich, wie es bei den verliebten Leuten dann in irgendeiner Form geschieht, die Hand gibt, dann kann das auch noch eine Geste sein, die eine Brücke von Seele zu Seele bildet, wo etwas – wie man heute modern sagt – rüberkommt. Aber es kann auch sein, daß dann nichts mehr rüberkommt, sondern daß das eigentlich schon die Vorstufe ist, den anderen festzuhalten.

Ein Lehrer sollte das Handgeben mit seinen Schülern zum Wahrnehmungsorgan entwickeln für den seelisch-geistigen und leiblichen Zustand seiner Kinder. Aber das ist ein Schulungsweg. Wenn es nun noch ein bißchen weitergeht und die Liebenden sich umarmen, dann setzt sich das fort, was schon mit dem Händegeben angefangen hat, nämlich der Tastsinn.

Der Tastsinn

Der Tastsinn ist dadurch charakterisiert, daß wir eigentlich gar nichts – wie noch beim Ohr besonders, aber auch noch beim Auge – von dem Wahrgenommenen in uns hineinnehmen. Beim Geruch und Geschmack ist das besonders stark. Da muß etwas von dem Wesen der Dinge wirklich in uns hinein. Beim Ohr, da tönt eigentlich nur noch das Wesen der Dinge selber und gibt eine Botschaft, die wir auffangen. Beim Geruch und Geschmack verleiben wir uns schon die Sache selber wenigstens teilweise ein. Und beim Tastsinn ist es so, daß wir eigentlich gar nicht die Gegenstände selber wahrnehmen, sondern nur die Veränderung, die diese Gegenstände an unserem Leibe selber bewirken. Der Tastsinn ist gerade dadurch charakterisiert, daß wir uns selber damit wahrnehmen. – Wenn das nun in Form von Zärtlichkeit zwischen Mann und Frau hin- und hergeht, dann kann das durchaus auch eine Brücke zur Begegnung von Seele zu Seele sein. Aber der Tastsinn ist in sich selber so organisiert, daß es ganz schnell und ganz leicht dazu kommt, daß man nur noch die eigenen Körperzustände wahrnimmt. Der Tastsinn ist also ein Bereich, in dem der Mensch eigentlich mehr auf sich selber geworfen wird.

Wenn das Ganze dann ins Geschlechtliche geht, dann endet es sowieso in einer mehr oder weniger absoluten Selbstwahrnehmung, in einer Isolation, und es kommt gar nichts mehr von Natur aus rüber, sondern es erlebt sich jeder nur in seinem eigenen Leibeszustand. Das heißt, genau das Entgegengesetzte von dem, was die seelische Grundgeste der Liebe ist, entsteht durch die Geschlechtlichkeit. Und das Fatale ist, daß man heute dafür sogar dasselbe Wort benutzt und das alles Liebe nennt. Es ist im Grunde in bezug auf die Geschlechtlichkeit völlig egal, welches Individuum das andere Wesen ist. – In einem Jugend-Ehekurs hat das einmal ein junger Mann gesagt: „Also wenn ich ganz ehrlich bin, im entscheidenden Moment ist das völlig egal, welcher Mensch das ist." Das ist natürlich auch wieder typisch männlich gedacht, denn für die Frau ist das mit der Einheit ja immer noch gültig, was für den Mann auf diesem Felde gar nicht unbedingt gültig sein muß. Das Persönliche kann für ihn vielmehr aus diesem Bereich herausfallen. – Aber Sie sehen, daß sich in dieses, was über den Leib von Mensch zu Mensch geht, was als Grundgeste die Liebe ausmacht, eigentlich etwas hineinmischt, was die Liebe selber wieder zerstört.

Das war nicht immer so. Der Vorgang der geschlechtlichen Vereinigung hieß einmal: „und er erkannte sein Weib". Offensichtlich hat es Zustände der Menschheit gegeben, in denen dieser Vorgang dazu führte, daß die Menschen sich in einem höheren Sinne geistig begegneten. Das hat Rudolf Steiner auch so beschrieben, aber das war im wesentlichen vor der Sintflut. Da ist offensichtlich eine Möglichkeit der Wesensbegegnung verlorengegangen, die einmal mit diesem Vorgang verbunden war.

So kann man sagen: In dem Vorgang, der nach gängiger Meinung der größte Ausdruck der Liebe ist, liegt ein Element, das diese Liebe in ihr Gegenteil verkehrt. Sie sehen da diese merkwürdige Ambivalenz, diese merkwürdige Paradoxie, die in dem Vorgang selber liegt. Nur, das sagt einem so schnell keiner. Und Erich Fromm und Rudolf Steiner sind eben nur zwei, die davon sprechen, daß Liebe und Sexualität zwei völlig verschiedene Dinge sind. Wenn das aber so ist, dann liegt sozusagen der Keim der Zerstörung einer menschlichen Beziehung schon in dem Vorgang, wie sie natürlicherweise entsteht, nämlich durch die Anziehung der Geschlechter.

Warum dann lebenslange Einehe?

Vortrag, gehalten in Söcking im Oktober 1985

Hat die lebenslange Einehe einen Sinn?

INTERVIEW MIT WOLFGANG GÄDEKE

von Wolfgang Weirauch

Wolfgang Weirauch: Angesichts der Tatsache, daß weit über 50 Prozent der in den letzten zehn Jahren geschlossenen Ehen wieder geschieden worden sind, stellt sich die Frage, ob die lebenslange Einehe überhaupt eine sinnvolle Institution ist.

Wolfgang Gädeke: Wenn ein Lehrer eine Klassenarbeit schreiben läßt, dann ist man davon überzeugt, daß, wenn über 50 Prozent der Schüler eine Fünf oder Sechs schreiben, nicht die Schüler daran Schuld sind, sondern der Lehrer die Arbeit schlecht vorbereitet hat. Er hat sie überfordert und nicht genügend vorbereitet, diese Prüfung abzulegen. – Wenn die Mißerfolgsquote der Ehen bei 50 Prozent liegt, – wahrscheinlich ist sie noch viel höher, es gibt Schätzungen, daß sie bis zu 80 Prozent beträgt, je nach Kultur- und Bevölkerungsschicht –, dann muß man sich einfach fragen, ob die Anforderung einer lebenslangen Einehe überhaupt sinnvoll ist. Wer zum Beispiel stellt überhaupt diese Anforderung auf?

W.W.: Setzen wir die Idee einer Ehe folgendermaßen: eine lebenslange Einehe mit einem Partner auf geistigem, seelischem und physischem Felde. Kann sich diese Idee der Ehe, wie sie doch prinzipiell heutzutage verstanden wird, auf eine gleichermaßen in der Vergangenheit geforderten Ehe-Idee stützen?

W. Gädeke: Es ist vielleicht für manchen erstaunlich zu hören, daß diese Idee der Ehe nicht immer so war und daß die lebenslange Einehe nicht immer so selbstverständlich gewesen ist. Ja, man muß diese alte unreflektierte Ehe-Idee zunächst radikal in Frage stellen. Obwohl das heute viele Menschen existentiell tun, sollte man das viel klarer auch auf der Erkenntnisebene vollbringen. Denn viele Menschen sehen es einfach noch als natürlich an zu heiraten, d.h. bei uns: mit einem Partner anderen Geschlechts auf engem Raum ständig zusammenzuleben.

Eheformen im Tierreich

W.W.: Gibt es eheähnliche Formen im Tierreich? Welche Formen treten auf?

W. Gädeke: Im Tierreich ist es ja so, daß jede Tierart ihre bestimmte Form hat, in der die Geschlechter miteinander leben. Hier finden wir nahezu jede mögliche Form, zum Beispiel den in Einehe lebenden Storch sowie den in Zweiehe lebenden Pavian. Ferner gibt es den Hirsch, welcher mit einer ganzen Herde von Hirschkühen lebt. Manche Spinnen fressen ihre

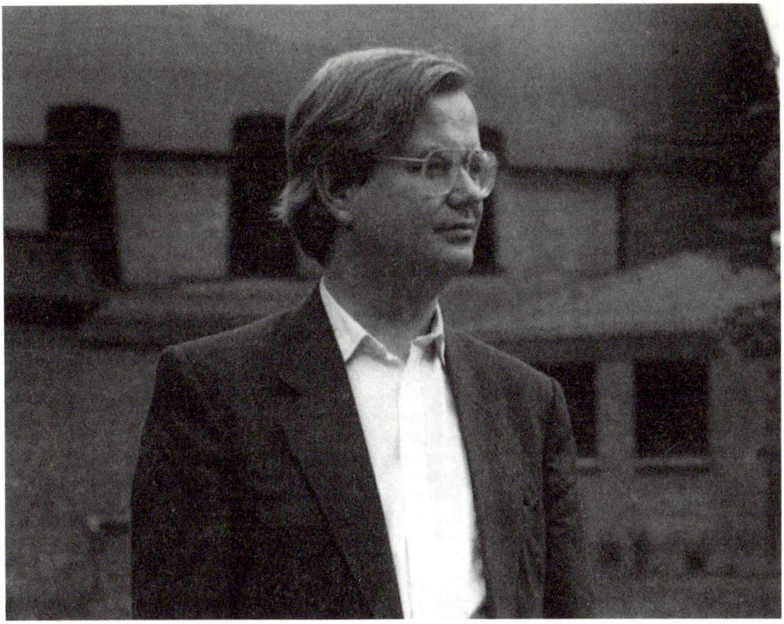

Wolfgang C. Gädeke, geboren 1943 in Bremen, Studium am Priesterseminar der Christengemeinschaft, Stuttgart, und Studium der evangelischen und katholischen Theologie, Geschichte und Psychologie in Marburg und Tübingen. 1968 Priesterweihe. Pfarrer der Christengemeinschaft in Ulm, Kiel, Hamburg und seit 1982 wieder in Kiel. Dozent am Priesterseminar der Christengemeinschaft in Stuttgart. Tätigkeit als Eheberater. Kurse über Ehe für Jugendliche und Erwachsene. Mitglied der Anthroposophischen Gesellschaft seit 1968 und der Freien Hochschule für Geisteswissenschaft seit 1970. Seit 1990 Lenker der Christengemeinschaft in Norddeutschland.

Veröffentlichungen
„Anthroposophie und die Fortbildung der Religion", Flensburg (zusammen mit Rudolf und Wilhelm Gädeke).
Beiträge und Interviews in verschiedenen FLENSBURGER HEFTEN, insbesondere FH 35, „Die Christengemeinschaft heute – Anspruch und Wirklichkeit", und Sonderheft 9, „Zehn Jahre real-existierendes freies Geistesleben. Zur Geschichte der Gädeke-Studie. Hintergründe, Fakten".

Männchen nach der Hochzeit auf. Bei den Bienen ist ein Weibchen das Zentrum des ganzen Staates, die Drohnen werden nach der Hochzeit vertrieben und gehen ein. Man könnte die Beispiele fortsetzen. Alle möglichen Formen sind denkbar und erscheinen auch im Tierreich, aber sie sind je nach der Art festgelegt.

Eheformen in alten Kulturen

W.W.: Hat es die Idee der lebenslangen Einehe bislang bei keinem einzigen Volk gegeben?

W. Gädeke: Zunächst muß festgehalten werden, daß es bei Menschen von der Natur her keine Festlegung auf diese Form der lebenslangen Einehe gibt. Seine Naturinstinkte zwingen ihn nicht zu dieser Form des Zusammenlebens der Geschlechter, und so ist Ehe seit jeher keine Naturtatsache, sondern eine Frage der Kulturform. In allen Kulturen hat es Eheformen gegeben, die aber ganz unterschiedlich waren: Mehrehe, Vielehe, Gruppenehe, Einehe. Es hat Ehen gegeben, in welchen eine Frau mehrere Männer hatte oder ein Mann mehrere Frauen. In bestimmten Kulturen gibt es die noch heute. Auch die Einehe hat es auf sehr frühen Kulturstufen schon gegeben, aber eben als eine unter vielen Formen.

Die sogenannte Promiskuität aber, also die völlige Formlosigkeit auf diesem Gebiet, die man früheren Zeiten zuschrieb, hat man bei alten steinzeitlichen Kulturen, die in unserem Jahrhundert noch entdeckt worden sind, nicht gefunden. Zwar gab es damals Formen von Gruppenehen, die so aussahen, als hätte es Promiskuität geherrscht, aber eine vollständige Formlosigkeit auf diesem Gebiet hat es nicht gegeben.

Das zeigt, daß es in allen menschlichen Kulturen immer eine Eheform gegeben hat, die auch mit allen Sanktionen durchgesetzt worden ist, aber es war eben keine einheitliche. Es gibt auch keine Entwicklung von der Promiskuität über die Gruppen- und Mehrehe zur Einehe. Aus der Kulturgeschichte kann man dies nicht ablesen.

Ehe im Alten und Neuen Testament

W.W.: Wie steht es denn mit der Bibel? Gibt es im Alten Testament und Neuen Testament keine Aussagen für die von uns gesetzte lebenslange Einehe, zum Beispiel bei Paulus?

W. Gädeke: Das mag für manchen vielleicht schockierend klingen, aber im Alten Testament gibt es eben kein Gebot zur Einehe. Im Gegenteil, es gibt viele große Menschen und Führer, die selbstverständlich mehrere Ehefrauen hatten. Nun war ja die hebräische Kultur eine patriarchalische, und da war es selbstverständlich, daß zum Beispiel Abraham außer seiner

Frau noch eine Magd hatte. Auch Jakob, Israel, der dem ganzen Volk seinen Namen gegeben hat, besaß sowohl zwei Frauen als auch zwei Mägde, und ganz selbstverständlich wurden die Kinder der Mägde genauso gleichberechtigt und erbberechtigt betrachtet wie die anderen. – David hatte mehrere Frauen, Salomo sogar einen ganzen Harem. Also im Alten Testament wird die Einehe nicht vorausgesetzt.

Auch im Neuen Testament wird zunächst immer nur von Ehe gesprochen, nicht aber von Einehe. Es gibt nur eine einzige Ausnahme, und zwar im Timotheus-Brief des Neuen Testamentes, in welchem Paulus vom Bischof verlangt, daß er nur einer Frau Mann sein solle. Man muß sich also wirklich fragen, was Ehe im Sinne der Bibel heißt.

W.W.: Ist diese Stelle bei Paulus derart gemeint, daß der Bischof eine Frau für alle geistigen, seelischen und physischen Belange habe, oder kann damit auch gemeint sein, daß der Bischof eine Ehefrau zur geistigen Auseinandersetzung habe, auf geschlechtlicher Ebene aber zusätzliche?

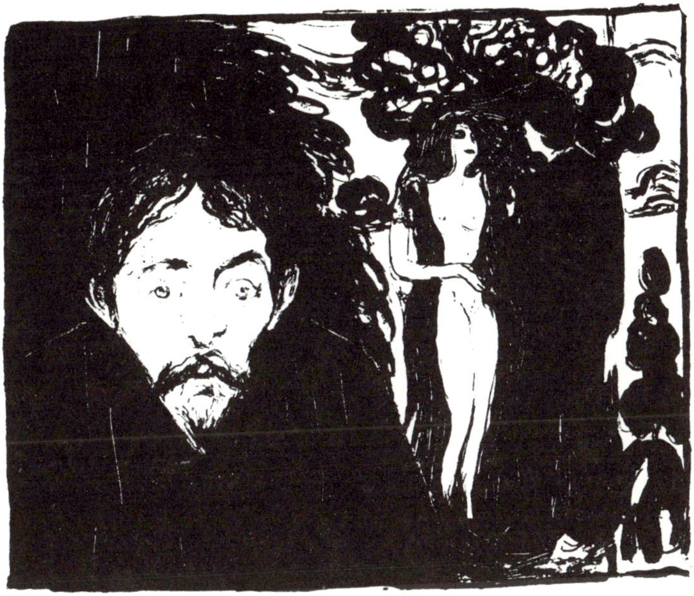

Eifersucht
Edvard Munch (1896)

W. Gädeke: Das ist wahrscheinlich in diesem Fall ausgeschlossen. Allerdings hat es in der ganzen Zeit des christlichen Abendlandes – bis ins 16. Jahrhundert hinein – das Konkubinat als selbstverständliche Rechtsform gegeben. Erst im 16. Jahrhundert wurde die Einehe rechtlich als die alleingültige Form festgelegt. Aber im Sinne des Paulus muß man wohl sagen, daß an dieser Stelle nur eine Frau gemeint ist: Aber diese Einehe wird nur vom Bischof verlangt.

W.W.: Von christlich-theologischer Sicht wird die Ehe als von Gott selbst gestiftet betrachtet, dadurch nämlich, daß Eva aus der Rippe des Adams diesem zum Weibe geschaffen wurde. Kann man das so sehen?

W. Gädeke: Es ist ein Problem, diese Worte, die der Jahve-Gott nach der Geschlechtertrennung, wie sie im Alten Testament dargestellt wird, spricht, als Stiftung der Ehe anzusehen. Es heißt dort nur, es werde der Mann Vater und Mutter verlassen, an seinem Weibe hangen und sie würden ein Fleisch sein.

Sehr viel besser versteht man diesen Satz, wenn man ihn auf die natürliche triebhafte Anziehung der Geschlechter zueinander bezieht, die dadurch entsteht, daß zwei verschiedene Menschenleiber und Menschenwesen aus dem Urmenschen entstanden sind. – Ich würde diesen Satz mehr als eine Prophezeiung deuten, als eine Aussage über den Trieb, der zwischen den Geschlechtern durch die Geschlechtertrennung entstanden ist, aber nicht als Befehl oder gar als Stiftung einer kulturellen Form, sondern als Beschreibung eines Naturtriebes. Insofern scheidet das für den heutigen Menschen als Sinngebung der Ehe aus, denn darüber, daß zwischen Mann und Frau eine triebhafte Anziehung besteht, kann ja kein Zweifel sein.

Kinder als Sinngebung einer Ehe?

W.W.: Wenn wir uns weiter auf die Suche nach dem Sinn einer lebenslangen Einehe machen, kommt man notwendigerweise auch zu den Kindern. Sind Kinder, Geburt und Erziehung ein Sinn für eine lebenslange Einehe?

W. Gädeke: Es ist in der Praxis häufig so, daß zusammenlebende Paare dann heiraten, wenn ein Kind unterwegs ist. Meist sind die Argumente die, daß die Kinder in einer ordentlichen Familie aufwachsen sollen. Aber darin liegt ein großes Problem, denn die Soziologen wissen heute schon sehr genau, daß eine Familienehe – also Frau und Mann einschließlich Kinder – im Grunde nur dann gesund und richtig geführt werden kann, wenn sie auf einer intakten Partnerehe beruht. Wenn also die Partnerehe zweier Menschen verschiedenen Geschlechts nicht ihren Sinn in sich hat, dann kann sie auch für Kinder nicht tragfähig sein, und man belastet und mißbraucht Kinder geradezu, wenn man sie zum alleinigen Ehesinn macht. Kinder müssen eine intakte Ehegemeinschaft vorfinden, die ihren Sinn in sich selber hat. Nur dann können sie darin gedeihlich aufwachsen, aber nicht umgekehrt.

Kinder können höchstens Anlaß sein, über die Weiterführung der Lebensgemeinschaft nachzudenken, aber sie sind nicht Grund und Sinn einer lebenslangen Einehe.

W.W.: Wären Kinder der alleinige Sinn einer Ehe, so wäre die Ehe spätestens dann sinnleer, wenn die Kinder aus dem Haus gehen!?

W. Gädeke: In diesem Fall wäre die Ehe eine Zeitehe, zum Beispiel bis zur Mündigkeit der Kinder, und hätte damit ihren Sinn erfüllt.

Liebe oder Verliebtheit?

W.W.: Wie steht es mit der Liebe? Man liebt einen wie keinen anderen, und das soll Anlaß für eine Ehe sein. Reicht dies aus?

W. Gädeke: Nun, da muß man zunächst einmal fragen, was man unter Liebe versteht. Was zuerst im menschlichen Leben auf natürliche Weise auftritt und Liebe genannt wird, sollte man lieber mit dem Wort Verliebtheit bezeichnen. Verliebtheit tritt ganz von alleine auf; kein Mensch kann sie vorhersehen, kein Mensch kann es steuern. Daß man sich verliebt, ist wie ein Naturereignis. Die Engländer sagen „to fall in love".

Da Verlieben ein Naturereignis ist, kann es kein Kulturereignis sein. Von der Verliebtheit weiß man heute auch, daß sie genauso, wie sie gekommen ist, wieder verschwindet. Der Zustand der Verliebtheit dauert maximal zwei Jahre. Das ist inzwischen auch schon empirisch festgestellt worden. Darauf läßt sich keine lebenslange Gemeinschaft bauen. Also wenn ein Paar behauptet: „Wir gründen unsere Lebensgemeinschaft auf Liebe", dann kann man nur sagen: „Ja, das macht nichts, das geht vorbei!" Aber ein Grund zur Ehe ist Verliebtheit auf gar keinen Fall.

W.W.: Wenn es nichts in der Vergangenheit gibt, auf das man die konventionelle Ehe-Idee stützen kann, und wenn man auch sonstwie keine weitere Sinnerfüllung hinzufügen kann, so heißt dies doch, daß alle heute Verheirateten ohne jeden Sinn eine Ehe eingegangen sind und mit dem gleichen Sinngehalt – um es drastisch zu sagen – auch mehrere Partner gleichzeitig heiraten könnten. Könnte man dies so sagen?

W. Gädeke: Ja, man kann dies an der Lebenspraxis heute deutlich machen. Dies ist der wesentliche Grund, daß wir so viele Scheidungen und Probleme auf diesem Felde haben. Die Menschen streben etwas an, nämlich dauernd mit einem Partner anderen Geschlechtes zusammenzuleben, ohne zu wissen, warum sie es eigentlich sollen oder wollen. Man kann nicht etwas gestalten, was keine Naturtatsache ist und Kulturtat sein muß, wenn man nicht weiß, wohin es führen und warum es gelebt werden soll.

Ich werde auch niemals eine Maschine bauen oder konstruieren, wenn ich noch nicht weiß, ob ich damit zu Wasser, zu Lande oder in der Luft fahren will. Ich muß vorher wissen, was aus meinen Plänen werden soll. Was wir kulturell leisten und erarbeiten wollen, kann nicht ohne Sinn und Zweck sein. Und wenn Sinn und Zweck einer lebenslangen Einehe nicht einmal denkbar sind, wie soll man diese dann leben können?

W.W.: Also ist die Institution Ehe eine völlig sinnentleerte, von der Gesellschaft aufrechterhaltene Angelegenheit?

W. Gädeke: Heute ist die Ehe sinnentleert. Früher hatte sie ihren Sinn. Aber die Ehe-Idee vergangener Zeiten lebte nicht als individuelle Idee in den einzelnen Menschen, sondern sie wurde von außen als gesellschaftliche Form vorgegeben, in welche sich der Mensch hineinzustellen hatte. Es funktionierte dann einigermaßen, aber auf diese Weise können Menschen heute nicht mehr zusammenleben. Heute kann man nur noch so leben, daß man weiß, was man tut und warum man es tut. – Die Ehen scheitern heute unter anderem deswegen, weil das Streben nach Freiheit und Selbstbestimmung der Menschen so stark ist, daß man sich durch keine Institution – Staat oder Kirche – mehr vorschreiben läßt, wie und warum man mit Angehörigen des anderen Geschlechts zusammenleben soll.

Der biologische und seelische Unterschied von Mann und Frau

W.W.: Die männlich dominierte Gesellschaft hat Mann und Frau eine ziemlich verschiedene Rolle in der Ehe zugeschrieben, in etwa nach dem Primitivraster: Der Mann sei für den Beruf zuständig, er sei stark, klar und nüchtern, sachlich orientiert. Die Frau dagegen sei die geborene Mutter und Gebärmaschine, die hinter dem Kochtopf zu stehen habe und ansonsten schwach, sensibel und gefühlvoll. Ist diese Schematisierung aufrechtzuerhalten?

W. Gädeke: Natürlich wehren sich besonders die Frauen mit Recht gegen dieses Schema, denn was mit seiner Hilfe an Unterdrückung, Ungleichheit und an Privilegierung des Mannes in der Vergangenheit bewirkt worden ist, das kann und darf so natürlich nicht weitergehen. Aber das heißt ja nicht, daß der Unterschied von Mann und Frau nicht vorhanden wäre. Es ist nur in der Auflehnung gegen dieses alte Rollenschema zunächst einmal das Kind mit dem Bade ausgeschüttet worden, und man hat alle Emanzipation darin gesehen, daß alle Frauen auch alles tun müßten, was Männer tun. Aber zum Glück ist auch in der Frauenbewegung hier eine Besinnung eingekehrt, so daß es nicht mehr als Ziel angesehen wird, unbedingt genauso zu werden, wie die Männer sind. Es ist auch nicht so, daß Gleichheit bedeuten muß, genau dasselbe zu sein und zu tun, sondern

Gleichberechtigung ist eben etwas anderes als Gleichartigkeit – und von einer Gleichartigkeit von Mann und Frau kann überhaupt nicht die Rede sein. Aber die Gleichberechtigung muß angestrebt werden.

W.W.: Wenn man davon ausgeht, daß man Frau und Mann nicht beliebig auswechseln kann, so ergeben sich doch sicherlich bestimmte, nicht nur für das jeweilige Geschlecht typische Eigenschaften. Was wären die typischen Merkmale des Männlichen und Weiblichen?

W. Gädeke: Eine der einfachsten Beschreibungen der Biologie ist zum Beispiel, daß der Mann leiblich größer und schwerer ist. Das heißt, wenn man das etwas deutet, daß er stärker mit der Erde verbunden ist. Er ist stärker mit dem Erdelement durchsetzt. Das bedingt, daß er in seiner Konstitution toter ist als die Frau. Nicht nur, daß er keine Kinder hervorbringen kann, sondern seine Lebenserwartung ist um ca. 10 Prozent niedriger. Schon im Mutterleib kommen auf 100 weibliche Embryonen 130 männliche. Aber auf 100 weibliche Geburten kommen 106 männliche Geburten.

W.W.: Das heißt, die Männlichkeitssterblichkeit im Mutterleib ist größer?

W. Gädeke: Die Männlichkeitssterblichkeit schon im Mutterleib ist soviel höher, daß im Schnitt die männlichen Embryonen sich schon während der Schwangerschaft um 24, bezogen auf 100 weibliche Embryonen, verringern. Fernerhin ist die Quote der sogenannten perinatalen Säuglingssterblichkeit, der Sterblichkeit der Kinder um die Geburt herum, bei Knaben höher als bei Mädchen. – Ein weiteres ist, was auch die Soziologen und Psychologen schon wissen, daß alle Entwicklungsschritte des Knaben schwieriger als die des Mädchens verlaufen, nicht nur die Pubertät, sondern auch alle anderen krisenhaften Umbrüche in der Entwicklung, und daß in allen Problemgruppen, zum Beispiel bei Legasthenikern und verhaltensgestörten Kindern, die Jungen eindeutig überrepräsentiert sind. Also man kann sagen, daß der Mann von der Natur, vom natürlichen Leben weiter entfernt ist; er ist toter, in seiner ganzen Entwicklung problematischer.

W.W.: Und wenn wir dem das Typische der Frau gegenüberstellen?

W. Gädeke: Sie ist organisch in der Lage, ein neues Menschenwesen aus sich hervorgehen zu lassen; zwar nicht alleine, aber der zeitlich-räumliche Anteil des Mannes an dem biologischen Vorgang – die Befruchtung – ist ja verschwindend gering gegenüber dem, was Schwangerschaft und Stillzeit bedeuten. Auch ist mit der Schwangerschaft eine seelische Beziehung verbunden, die natürlich bei der Frau sehr viel tiefer in die gesamte Existenz eingreift als beim Mann die seelische Beziehung zur Zeugung.

Die Frau ist – wie es in der Bibel über Eva heißt – die Mutter alles Lebendigen. Sie ist mit dem Leben stärker verbunden – soweit, daß die Rhythmen des Mondes eben den Monatsrhythmus der Frau bestimmen, wenn er noch gesund verläuft. Damit ist auch eine Beziehung zum Kosmos vorhanden, die der Mann nicht hat.

W.W.: Kann man von den männlichen und weiblichen physischen Organen, speziell den Geschlechtsorganen, Hinweise auf den typischen Charakter, auf die typischen seelischen Eigenschaften von Mann und Frau bekommen?

W. Gädeke: Die männlichen und weiblichen Leiber sind relativ verschieden. Zwar haben wir alle eine Nase mitten im Gesicht, Kopf und Glieder, aber durch die unterschiedlichen hormonellen Vorgänge bildet sich eine ganz unterschiedliche Gestalt aus. Besonders deutlich wird das natürlich im Fortpflanzungsorganismus. Auch an dieser Stelle muß man sagen: Die Frau hat den ursprünglichen Organismus, weil die Keimdrüsen – wie bei allen Embryonen – zunächst oben in der Bauchhöhle sind, dann aber beim Knaben erst kurz vor oder kurz nach der Geburt herunter in den Hodensack wandern, während sie beim Mädchen in der oberen Bauchhöhle verbleiben.

Die ganze Geschlechtsorganisation des Mannes ist nach außen verlegt und hat Gliedmaßencharakter. Fast die ganze Geschlechtsorganisation der Frau dagegen ist nach innen verlegt und hat Stoffwechselcharakter. Natürlich ist beides bewußtseinsbestimmend. Wenn wir gesund sind, schlafen wir im Stoffwechselleben und haben kein Bewußtsein davon, was dort vorgeht, und bekommen erst dann ein Bewußtsein von den Stoffwechselvorgängen, wenn sie krank werden. – Andererseits haben wir als Mann und Frau ein waches Bewußtsein von den Bewegungen unserer Gliedmaßen. Wenn also der Geschlechtsorganismus des Mannes Gliedmaßencharakter annimmt, dann bedeutet das, daß beim Mann ein viel wacheres Bewußtsein mit dem Geschlechtsorganismus verbunden ist als bei der Frau.

Ebenfalls ist der Unterschied der männlichen und weiblichen Keimzellen in ihrer Gestalt und Funktion sehr sprechend. Die weiblichen Eizellen sind alle bei der Geburt des Mädchens vorhanden und reifen dann im Laufe der Jahre nach der Pubertät einzeln aus, aber es gibt überhaupt keine Zellteilung mehr in den Eierstöcken. Die Eierstöcke sind auch ziemlich ruhig, und die Eier haben keine Eigenbewegung. – Genau das Umgekehrte ist beim Mann der Fall; die Hoden sind in ständiger Eigenbewegung, produzieren Millionen von Keimzellen pro Tag. Diese Keimzellen selber sind nicht rund, kugelförmig und ruhig, sondern sind langgestreckt und haben eine ausgeprägte Eigenbewegung.

W.W.: Sie haben auch Gliedmaßencharakter!

W. Gädeke: Ja, genau. Und so kann man von der Gestalt-Biologie her sagen, daß alles, was sphärisch und rund ist, weibliche Bildung, Kopfbildung ist. Alles, was linear und geradlinig ist, ist männliche Bildung.

Außerdem muß noch erwähnt werden, daß bei der Frau der Geschlechtsorganismus mehr zum mittleren Menschen hin orientiert ist. Dies kommt nicht nur in dem Ausspruch zur Geltung: „Sie trägt ein Kind unter dem Herzen", sondern auch der Lage nach liegt ihr Geschlechtsorganismus höher als der des Mannes. Stoffwechselvorgänge, die mit dem Geschlechtlichen zusammenhängen, gehen bis in den Brustbereich hinein, zum Beispiel bei der Ernährung durch die Milchdrüsen. – Beim Mann dagegen geht alles Geschlechtliche von der Mitte weg nach unten ins Gliedmaßenhafte.

Man kann sogar sagen, wenn man die Gliederung der Geschlechtsorganismen von Mann und Frau gegenüberstellt, daß die Eierstöcke den Hoden entsprechen, die Vagina dem Glied – aber dem mittleren Organ des weiblichen Geschlechtsorganismus, der Gebärmutter, entspricht beim Manne gar nichts. Diesem Organ, welches als Hohlmuskel sehr stark dem Herzen ähnelt, bis hinein in die Muskelfaserstruktur, entspricht beim Mann in der Mitte seines Geschlechtsorganismus nichts.

Das alles muß seine Auswirkungen auf das Seelische haben. Es ist gegenseitig einfach nicht einfühlbar, was es bedeutet, in einem männlichen oder einem weiblichen Leibe zu stecken.

W.W.: Welche seelisch typischen Merkmale kann man nun anhand dieser physischen Gegensätzlichkeit von Mann und Frau herauskristallisieren?

W. Gädeke: Also da gibt es ein sehr gutes Buch von Ekkehard Kloehn: „Typisch weiblich? Typisch männlich?“ (Hamburg 1984, rororo Sachbuch Nr.7484). In diesem Buch wird der Versuch gemacht, alle heutigen Erkenntnisse der Biologie, Psychologie und Soziologie über den Unterschied von Mann und Frau zusammenzufassen, und zwar wird auch deutlich unterschieden zwischen dem, was von Natur aus unterschiedlich ist und dem, was erst durch gesellschaftliche Verhältnisse, Rollenverständnis usw. dem Menschen anerzogen worden ist.

Als überholt kann der Standpunkt bezeichnet werden, daß alle seelischen Eigenschaften des Mannes und der Frau bloß anerzogen seien. Zwar ist die Menschennatur bildsam, aber man kann nicht etwas so Gegensätzliches anerziehen. Ein Beispiel ist, daß die Jungen eindeutig eine stärkere Orientierung in ihrem Vorstellungsleben auf das Raumbewußtsein haben; bei den Mädchen stehen mehr die Bildvorstellungen und die Sprachfähigkeit im Vordergrund. Bei den Jungen ist es mehr die Fixierung und Orientierung über das Auge, die optische Wahrnehmung; bei den Mädchen mehr die Tastwahrnehmung, die taktilen Wahrnehmungen.

So werden auch in diesem Buch eine ganze Menge von Dingen aufgeführt, die einfach in der biologischen Struktur so verankert sind, daß sie durch keine Erziehung direkt verschwinden oder gar hervorgebracht werden können. Als ein Beispiel sei noch angeführt, daß Jungen sehr viel mehr zu Risiko- und Kampfspielen neigen als Mädchen, daß sie sehr viel mehr dazu tendieren, in Gruppen zu spielen und dort Wettkampfspiele auszutragen. Die Mädchen sind dagegen viel mehr darauf fixiert, die eine Freundin zu haben. Auch neigen sie mehr dazu, Verabredungen zu treffen, Rollen zu verteilen – also eine Art Rechtsleben zu entwickeln.

Man muß einfach zu dem Schluß kommen: Bedingt durch die biologische Verschiedenheit gibt es gewisse Grundmuster in der seelischen Verschiedenheit, wenn sie auch nicht so absolut wie die biologischen zur Erscheinung kommen.

Der Unterschied von Mann und Frau – anthroposophisch betrachtet

W.W.: Wie ist der Unterschied von Mann und Frau anthroposophisch zu betrachten? Welche Wesensglieder des Menschen sind geschlechtsspezifisch?

W. Gädeke: Die anthroposophische Menschenkunde macht über den Unterschied von Mann und Frau einige grundsätzliche und wichtige Anmerkungen. Der Geistesmensch, seine Person, sein Ich, sind selbstverständlich weder männlich noch weiblich. Demgegenüber haben wir gesehen, daß der Leib eindeutig männlich oder weiblich ist. Alles, was zwischen dem Geist, zwischen seiner Individualität und seinem Körper noch vorhanden ist – also seine Lebenskräfte, die seinen physisch-materiellen Leib aufbauen und am Leben erhalten, und die Seelenkräften, die zwischen dem belebten Leib und dem Geist vermittelnd wirken –, das ist eben eine schwierig zu beschreibende Abstufung. – Der Geist ist völlig ungeschlechtlich, der Begriff des Geschlechtlichen hat in bezug auf den menschlichen Geist keinen Sinn. Er hat dagegen einen absoluten Sinn in bezug auf seinen Körper. Dazwischen – im Lebens- und Seelenbereich – geht es ineinander über.

Rudolf Steiner sagt, daß die Lebenskräfte des Mannes weiblich und die der Frau männlich seien. Vielleicht kann man sich das dadurch verdeutlichen, daß man sich klarmacht, daß es die Lebenskräfte sind, die den physischen Leib aufbauen. Wenn diese Lebenskräfte ursprünglich in ihrer Totalität männlich und weiblich – sowohl beim Manne als auch bei der Frau – sind, so ist vielleicht verständlich, daß die männlichen Lebenskräfte sich in der Bildung eines männlichen Leibes, in dieser Überbetonung des Gliedmaßenartigen, männlich verausgaben, und die weiblichen Lebenskräfte, die in der Lage wären, weibliche physische Organe zu gestalten, beim Manne nicht organbildend wirken. – Bei der Frau ist es umgekehrt: Die weiblichen Lebenskräfte schaffen die weiblichen Organe, die männlichen Lebenskräfte brauchen sich nicht auszuwirken.

Wir müssen noch einen wichtigen Tatbestand aus der Anthroposophie mit hinzunehmen, nämlich daß die Lebenskräfte, die nie oder nicht mehr leibbildend tätig zu sein brauchen, dem bewußten Seelenleben, dem Lernen usw. zur Verfügung stehen. Das heißt, daß der Frau für das bewußte Seelenleben männliche Lebenskräfte und dem Mann weibliche Lebenskräfte zur Verfügung stehen.

W.W.: Was sind die Merkmale eines weiblichen bzw. männlichen Ätherleibes?

W. Gädeke: Die Ätherkräfte, die im Fortpflanzungsbereich nicht organbildend tätig sein müssen, also die weiblichen Lebenskräfte des Mannes zum Beispiel, stehen seinem bewußten Seelenleben zur Verfügung, vorwiegend seinem Vorstellungs- und Denkleben, das heißt, daß dort, wo wir sowieso weiblich und sphärisch gebaut sind – im Kopf – dort, wo wir aufnehmend sind für Gedanken und Wahrnehmungen, kommt für den Mann eine zusätzliche weibliche Qualität hinzu – eine aufnehmende. Dadurch ist der Mann biologisch dazu prädestiniert, ein Objektivitätsfanatiker zu werden, indem er wirklich nur aufnimmt und das Aufgenommene beläßt wie es ist. Er entwickelt eine Wissenschaft, die ganz auf Objektivität aus ist. Er möchte nur die Welt sprechen lassen und nicht sich selber, weder die eigene Phantasie noch das Gefühl, sondern nur das, was von außen kommt.

Daraus ergibt sich auch, daß Männer sich so oft über die Frauen aufregen, weil sie ganz anders denken, weil sie in dem bewußten Seelenteil des Denkens und Vorstellens immer einen Anteil von Eigenleben haben, gleich ob sich das nun als Wunsch- oder als Phantasiecharakter äußert. Frauen sind nie so sehr darauf aus zu fragen, wie die Welt an sich ist, sondern sie fragen, wie die Welt für sie selber ist und wie sie sie verändern können. Darin spricht sich ein Willenselement aus, ein männliches Element, welches aus dem Anteil der männlichen Lebenskräfte stammt, die bei der Frau nicht organbildend eingegriffen haben und somit für das bewußte Seelenleben frei sind.

W.W.: Was liegt bei homosexuellen Männern oder lesbischen Frauen konstitutionell vor? Haben sie andere geschlechtsspezifische Wesensglieder?

W. Gädeke: Wenn Menschen den Drang in sich verspüren, mit Menschen ihres Geschlechtes zusammenzuleben, so gibt es da ja verschiedene Spielarten. Es gibt solche, die leiblich nicht eindeutig männlich oder weiblich sind. Weiterhin gibt es solche, die in ihrer sozialen Prägung, in ihrer frühen Kindheit, nicht eindeutig dem biologischen Geschlecht entsprechend geprägt worden sind.

Es ist gut, daß man heute das Problem der Homophilie, wie man besser sagen sollte, unemotional und außerhalb der Moralfrage betrachten kann, denn so kann man zum Beispiel das Phänomen erkennen, daß männliche Homophile sehr viel weniger zur Bindung fähig sind und sehr viel mehr Partner haben. Das spielte jetzt in der Diskussion um AIDS eine große Rolle. – Bei Frauen zeigt sich das Phänomen, daß lesbische Frauen sehr viel partnerkonstanter sind, sehr viel länger die gleiche Partnerin haben als homophile Männer und auch sehr viel mehr den Beziehungsreichtum über das Leibliche hinaus zwischenmenschlich pflegen, während die Männer doch sehr leicht in den Zustand geraten, wenn sie homophil sind, daß sie ständig auf der Jagd sind, sich ständig auf der Suche nach neuen und anderen Partnern befinden. Auch hier spricht schon für sich selber, daß die Erscheinung der Homophilie bei Männern und Frauen unterschiedlich ist.

W.W.: Kann man daraus schließen, daß der homophile Mann auch einen männlichen Ätherleib und die lesbische Frau einen weiblichen Ätherleib hat?

W. Gädeke: Man kann das einmal denken und es als eine fruchtbare Frage hinstellen, behaupten würde ich das nicht. Ich kenne auch keine Äußerung Rudolf Steiners, die dies nahelegt, aber vielleicht ist das eine Lösung dieser Frage.

Geschlechtertrennung

W.W.: Was ist laut Steiners Angaben die Geschlechtertrennung? Was ist in früheren Zeiten geschehen?

W. Gädeke: Wenn man auf die biologische Naturentwicklung schaut, zeigt sich ganz deutlich, daß die ursprünglichen Formen des Lebens alle – im Pflanzen- und im Tierreich – ungeschlechtlich sind, und zwar in dem Sinne, daß die Fortpflanzung von solchen pflanzlichen und tierischen Individuen geleistet wird, die nicht in männliche oder weibliche geschieden sind. Der Unterschied des Männlichen und Weiblichen ist nicht notwendigerweise mit der Fortpflanzung des Lebens verbunden. Daß dies auch bei Menschen der Fall gewesen sein könnte, legt der Tatbestand nahe, daß in der Keimesentwicklung des Menschen deutlich ein frühes Stadium zu erkennen ist, in welchem in den Gestaltungen und Funktionen des befruchteten Eies und des wachsenden Embryos eine Unterscheidung des Weiblichen und des Männlichen nicht feststellbar ist; abgesehen von dem Unterschied der Chromosomen. Erst später wirkt sich das gestaltbildend aus, so daß ein männlicher oder weiblicher Embryo entsteht.

Entsprechend kann man sich fragen, ob es nicht Urzustände des menschlichen Daseins gegeben haben könnte, in welchem das Männliche und das Weibliche noch ungetrennt voneinander waren. Nun kann man das äußerlich wissenschaftlich nicht nachweisen, aber alle Religionen und Mythen deuten darauf hin. Berühmt ist ja Platons Kugelmensch im Dialog „Symposion“. Auch im Alten Testament wird so von dem Menschen gesprochen, daß er als Ebenbild Gottes männlich-weiblich geschaffen wird. Adam im Paradies darf man sich nicht als Mann vorgestellen, sondern er heißt nur „der Irdene“, der aus Erde Gemachte. Die Geschlechtertrennung wird im Alten Testament dadurch geschildert, daß Jahve dem Adam eine Rippe entnimmt und daraus einen zweiten Menschen, eine Frau, schafft, wodurch Adam selber erst zum Manne wird.

Also es gibt eigentlich in allen Religionen und Mythen Hinweise, daß der Mensch ursprünglich nicht ein Mann oder eine Frau gewesen ist, sondern eine höhere Einheit von beiden. Dieser Gedanke erweist sich auch als außerordentlich fruchtbar, und er steht mit den biologisch erkennbaren Tatsachen nicht im Widerspruch. Rudolf Steiner spricht aus seiner Geisteswissenschaft ganz eindeutig von dem Vorgang der Geschlechtertrennung, der zu einem bestimmten Zeitpunkt der frühen Erdenentwicklung stattgefunden hat, wodurch die Fortpflanzung, die bis dahin durch ein Individuum allein geschehen konnte, auf zwei verschiedene Individuen verteilt worden ist.

W.W.: Die Folgen der Geschlechtertrennung sind, daß das Böse seinen Ansatzpunkt finden konnte. Luzifer wird in den „Oberuferer Weihnachtsspielen" ja auch als der „Ehe-Teufel" bezeichnet.

W. Gädeke: Die Folgen der Geschlechtertrennung sind sehr differenziert. Wenn man es positiv nimmt, so ist dadurch ermöglicht worden, daß ein Teil der Lebenskraft des einzelnen Individuums nicht mehr der Fortpflanzung dienen muß, sondern den höheren und bewußten Seelenkräften als Grundlage dient. So kann man verstehen, wenn Rudolf Steiner davon spricht, daß die Geschlechtertrennung die Voraussetzung dafür war, daß sich das Gehirn zu einem Organ des bewußten Denklebens entwickeln konnte. Das kann man auf andere Weise sonst schlecht verstehen. Woher kommt denn plötzlich die Möglichkeit, daß ein so stark ausgeprägtes zentrales Nervensystem gebildet wird?

Eine andere Folge ist zum Beispiel, daß auf der Stufe des Triebes die Grundvoraussetzung dessen gelegt ist, was sich bis in die höchsten Formen hinein bei den Menschen als Liebe zeigen kann, was seine natürliche Grundlage in der Anziehung der Geschlechter und in dem daraus folgenden seelisch-leiblichen Vorgang zwischen den Geschlechtern hat. Negativ könnte man sagen: Die Folge der Geschlechtertrennung ist, daß der Mensch ein ihm Fremdartiges gegenüber hat, das ihm gleich, aber doch nicht gleich ist. An diesem Gegensatz von Mann und Frau leiden ja viele Menschen heute ganz besonders, die Frauen noch mehr als die Männer. Aber es ist verständlich, daß die Sehnsucht auftritt, sich leichter und besser zu verstehen, und nicht Kampf und Krieg zwischen den Geschlechtern aufkommen zu lassen.

Zwischenmenschliche Probleme und Ehekrisen

W.W.: Durch die Einseitigkeit der beiden Geschlechter ergeben sich viele zwischenmenschliche Probleme; in Freundschaften, Beziehungen und in der Ehe. Gibt es typische zwischenmenschliche Probleme zwischen Mann und Frau?

W. Gädeke: Zunächst haben wir wohl alle den naiven Glauben, daß der andere Mensch auch so denkt und fühlt wie ich denke und fühle. Aber es gehört zu den schmerzlichen Erfahrungen, die Eheleute machen, daß das eben absolut nicht der Fall ist. Man lernt die Gründe besser verstehen, wenn man sich mit der Geschlechtertrennung und ihren Folgen beschäftigt, sei es mit der anthroposophischen Geisteswissenschaft oder sei es auch anhand des Buches von Ekkehard Kloehn. Auf jeden Fall lernt man zunächst den Status verstehen, wie er eben ist. Das ist eine Grundvoraussetzung, wenn man überhaupt danach fragen will, wie Mann und Frau miteinander leben können. Wenn man sie nicht als typisch verschiedene Menschenwesen erkennt, kann man auch keine Wege finden, wie sie miteinander gedeihlich leben können.

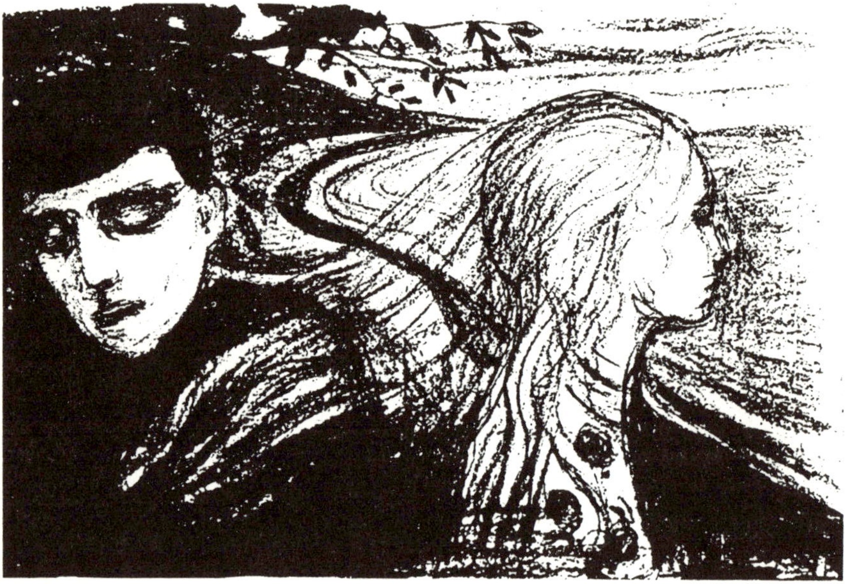

Loslösung
Edvard Munch (1896)

W.W.: Sind die Probleme zwischen Mann und Frau inner- und außerhalb der Ehe individuelle, oder gibt es auch hier gewisse wiederkehrende Problemkomplexe, Typen?

W. Gädeke: Die allermeisten Probleme zwischen Mann und Frau inner- und außerhalb der Ehe sind typisch, d.h. sie sind nicht individuell, denn als Individuum sind wir nicht Mann und Frau. Sondern gerade dort, wo wir gattungsbestimmt sind – eben männlich oder weiblich – treten durch die Verschiedenheiten der Geschlechter die Probleme erst auf.

Im Geistigen, zum Beispiel in der Mathematik, kann es keine männlich-weiblichen Unterschiede geben. Drei mal drei ist neun, weder zehn noch acht. Von geschlechtsspezifischer Mathematik zu sprechen, hat überhaupt keinen Sinn, selbst wenn sich herausstellt, daß Mathematik als solche für ein männliches Gehirn im Durchschnitt etwas leichter zu fassen ist als für ein weibliches. Trotzdem ist der Inhalt der Mathematik nicht männlich oder weiblich, sondern nur das Gehirn kann mehr oder weniger geeignet sein, diese Inhalte zu erfassen.

W.W.: Welche weiteren typischen Eheprobleme gibt es?

W. Gädeke: Das erste Grundproblem, das wir schon angesprochen haben, ist, daß Eheleute etwas tun sollten, von dem sie meist nicht einmal theoretisch wissen, was es ist: Eheführung.

Das zweite Problem ist, daß die meisten Menschen nicht zwischen dem unterscheiden können, was naturgegebene Verschiedenheit der Geschlechter ist und dem, was sie sich an Überwindung dieser Verschiedenheit wünschen. Denn oft herrscht die Ansicht, es müßte doch eigentlich längst geleistet sein, daß wir uns als Mann und Frau verstehen können.

Ein weiteres Problem ist, daß wir gar nicht auf die Ehe vorbereitet werden, es keine Ausbildung zur Ehefähigkeit gibt, obwohl alle Kulturarbeiten des Menschen Ausbildungen verlangen. Eigentlich müßte man eine drei- bis vierjährige Ehevorbereitung und -lehre einrichten, um dem Gewicht der Tatsache, daß Mann und Frau zusammenleben, Rechnung zu tragen. – So wie man vor einigen Jahrhunderten meinte, Erziehung nicht lernen zu müssen, es heute aber ganze Wissenschaften und Ausbildungsgänge darüber gibt, so wird es nach meiner Überzeugung gar nicht lange dauern, bis es notwendig wird, daß Mann und Frau sich einer Ausbildung unterziehen, bevor sie heiraten – und da das nicht geschieht, müssen Probleme entstehen.

Zur Idee der Ehe

W.W.: Wer hat zum ersten Mal die Idee der lebenslangen Einehe auf physischem, seelischen und geistigen Gebiet aufgestellt?

W. Gädeke: In der Vergangenheit war es in den meisten Kulturen so, daß sich die Gemeinsamkeit zwischen Mann und Frau nur auf bestimmte Lebensbereiche bezog. Die römische Domina, die Hausherrin, war zum Beispiel selbstverständlich die Herrscherin im Inneren des Hauses, die Gebieterin der Sklaven und die Mutter der erbberechtigten Kinder, aber sie brauchte nicht die Geliebte zu sein, ja sie brauchte nicht einmal diejenige zu sein, mit welcher der Mann geistig anregende Gespräche führte oder kulturelle Inhalte austauschte. Die Japaner hatten die Geishas, die mehr waren als einfache Prostituierte, denn sie waren besonders gut in Künsten und Wissenschaften ausgebildet; bei den Griechen waren es die Hetären. Man beanspruchte für das geistig-seelisch anregende Miteinander der Individualitäten nicht die eigene Ehefrau.

Die Gemeinsamkeit der Geschlechter auf leiblichem, seelischem und geistigem Gebiet fiel auseinander – und die Idee, mit einem Partner auf allen Gebieten des menschlichen Daseins anregend miteinander zu leben, dieses Ideal ist erst in der deutschen Romantik aufgetreten. Die Romantiker – Schlegel, Tieck, Brentano usw. – hatten dieses Ideal. Sie hatten auch großartige Frauengestalten, mit denen sie versucht haben, dieses Ideal zu leben; zum Beispiel Karoline Schelling. Allerdings sind sie alle mehr oder weniger an diesem Ideal gescheitert, nur sollte man ihnen das nicht zum Vorwurf machen. Sie haben diese Idee als erste gefaßt – und es ist nicht erstaunlich, daß nach jahrtausendelanger Praxis anderer Eheformen, die Vertreter der neuen Ehe-Idee diese nicht gleich voll ins Leben übertragen konnten. – Aber wichtig ist festzuhalten, daß diese umfassende Ehe-Idee noch keine zweihundert Jahre alt ist.

W.W.: Wenn keine sinnvolle Begründung einer lebenslangen Einehe in der Vergangenheit zu finden ist, so muß – um die Ehe mit Sinn zu füllen – die Ehe-Idee neu geschaffen werden. Welche Komponenten gehören zu dieser neuen, sinnvollen Ehe-Idee?

W. Gädeke: Die Ehe-Idee ist etwas, was ganz neu gefaßt werden muß und nicht mit einem Satz dargestellt werden kann. Dazu gehört ganz gewiß, daß man lebenslange Einehe als etwas ansieht, was durch Menschenarbeit und Menschenanstrengung geschaffen werden muß.

Ein Bestandteil dieses Etwas, das wir Ehe nennen, ist die Aufgabe, im Leben wirkliche Liebe zu lernen. Nun ist aber nicht Liebe in dem vorhin genannten Sinne der Verliebtheit als Naturtatsache gemeint, sondern Liebe im Sinne von Fähigkeit. Grundlegend hierzu ist das Buch von Erich Fromm: „Die Kunst des Liebens“. Wer nicht in dem Sinne, wie es dort beschrieben ist, Liebe als Fähigkeit erlernen will, und zwar ein ganzes Leben lang, der braucht heute gar nicht erst anzufangen, Ehe als dauernde Lebensgemeinschaft führen zu wollen. Das kann nicht gehen. Diese Idee der Liebe muß zum persönlichen Ideal werden. Es muß zum Ideal werden, diese Kunst erlernen zu wollen, etwas erlernen zu wollen, was der Mensch nicht von der Natur aus kann. Die Natur macht es nur möglich, sich zu verlieben oder in die Liebe hineinzufallen. Die Liebe als bewußt erkannte und geübte Fähigkeit dagegen, wie sie bei Fromm beschrieben ist, mit allen Komponenten und Voraussetzungen in Theorie und Praxis, muß man selber als Ideal in sich tragen, und zwar so stark, daß, wenn man dieses Ideal verläßt, man sich selber verläßt. Dieses Ideal muß Bestandteil des eigenen Ich werden; bei mir selber und bei meinem Partner auch. Das ist ein Bestandteil der Ehe-Idee.

W.W.: Gibt es weitere?

W. Gädeke: Ein weiterer ergibt sich aus der vorhin dargestellten Unterschiedlichkeit von Mann und Frau. Wenn man einmal erkannt hat, wie männlich oder wie weiblich man eigentlich ist, wie festgelegt und determiniert – bis ins Seelische hinein – bestimmte Verhaltens- und Empfindungsweisen sind, dann kann daraus die Sehnsucht entspringen, diese Einseitigkeit zu überwinden, indem man einen anderen Menschen wegen seiner Andersartigkeit schätzt und liebt. Falsch wäre es, ihn so zu lieben, daß er meine Einseitigkeiten ergänzt, denn das schafft nur Abhängigkeiten. Sondern man sollte versuchen, ihn so zu lieben, daß man sich sagt: Ich will das, was der andere von Natur und Schicksal als Mann oder Frau hat, als Andersgeschlechtlicher bewußt auch lernen und üben; jedenfalls will ich versuchen, mich auf den Weg zu machen.

Wer genau beobachtet, wird sehen, daß bestimmte Fähigkeiten der Frau ganz gewiß in bestimmten Situationen sehr viel hilfreicher sind als die Fähigkeiten, die der Mann von Natur aus hat. Ekkehard Kloehn schildert hervorragend, wie Mann und Frau voneinander lernen können, zum Beispiel wie es dann auch andere Bereiche gibt, wo das, was der Mann von Natur aus hat, einfach förderlicher und richtiger ist. – Wenn man so seine eigene Einseitigkeit einmal durchschaut hat, die Gebundenheit in das Gattungsschicksal Mann oder Frau, dann kann auch das Ideal – nicht nur die Sehnsucht – entstehen, sich auf den Weg zu machen, sich zu bemühen, mit Hilfe seines Partners die Unterschiede, die durch die Geschlechtertrennung in die Welt gekommen sind, soweit es nur irgend geht, in ihrer Einseitigkeit zu überwinden und auch das zu lernen, was der andere hat.

Dies darf aber nicht nur im bewußten Bereich des Seelenlebens geschehen, sondern muß bis in den Bereich der Lebenskräfte hineingehen. Zwar kann ich dieses Ideal natürlich auch mit einem Freund oder einer Freundin, die ich hin und wieder sehe, anstreben, aber die wirklich tieferen Unterschiede – bis in den Bereich von Gewohnheiten, Charakter, Temperament, Gedächtnis, Erinnerung usw. – lerne ich nur bei einem Partner kennen, wenn ich auf Dauer mit ihm zusammenlebe. Daher rührt es auch, daß man früher die Ehe immer als Gemeinschaft von Tisch und Bett verstanden hat, von Essen und Schlafen, den Grundlebenstatsachen. Darin Gemeinschaft zu halten, nicht nur im Seelisch-Geistigen, sondern auch gerade im Bereich der Lebenskräfte – das ist Ehe.

Ehe als Kulturtat

W.W.: Hat die Ehe als Urzelle menschlicher Gemeinschaft auch eine Bedeutung für die gesamtmenschliche Kultur?

W. Gädeke: Auch das gehört zur Ehe-Idee! In der Vergangenheit ist die Geschichte immer so verlaufen, daß Menschen und Menschengruppen ihre

Konflikte dadurch ausgetragen haben, daß sie sich entweder bekriegt, befeindet oder totgeschlagen haben bzw.daß sie auseinandergegangen sind. Ganz gleich, ob das nun die Sträflingskolonie Englands, Australien, war oder ob die mißratenen Bürgersöhne Mitteleuropas nach Amerika abgeschoben wurden. Immer wurden die Probleme dadurch gelöst, daß man woanders hinging. Problemlösung durch Weggehen oder Kampf!

Die Probleme zwischen Mann und Frau führen auch zu diesen Haltungen: Entweder es gibt Krieg, und man bekämpft sich, oder man geht auseinander. Es ist dasselbe Grundmuster. Alle Probleme zwischen Menschen entstehen dadurch, daß man verschieden oder uneins ist – ob das nun das Apartheidsproblem in Südafrika ist, oder ob es die Verschiedenheiten der Religionen, der Weltanschauungen, des politischen Systems sind, immer entstehen Probleme durch Unterschiede. Unsere Kultur zeigt uns allerdings, daß diese alten Problemlösungen – Auseinandergehen oder Sich-Bekämpfen – heute zu nichts mehr führen. Der Krieg ist kein Mittel zur Problemlösung. Auseinandergehen können wir auch nicht mehr, denn dazu ist unser Planet zu eng geworden. Die uralten Problemlösungsstrategien funktionieren nicht mehr.

Eines der tiefsten Probleme und Verschiedenheiten zwischen den Menschen – tiefer als Rasse, Volksprobleme, Sprachbarrieren – ist der Unterschied zwischen Mann und Frau. Ich kann diese Verschiedenheit zu meinem persönlichen Problem machen. Aber ich will diesen Unterschied von Mann und Frau nicht durch die alten Strategien zu lösen versuchen – nicht durch Kampf und Auseinandergehen –, sondern ich will dieses Grundproblem der Menschheit, an dem wir heute alle leiden, weil wir noch keine neue Strategie zur Konfliktbewältigung haben, durch meinen persönlichen Willenseinsatz zu lösen versuchen. Ich will im engsten Umkreis damit anfangen, mit dem ganz anderen Menschen Gemeinschaft zu halten. Dieser Unausweichlichkeit will ich nicht erliegen und sie nur passiv erleiden, sondern ich will sie bewußt auf mich nehmen; deswegen entschließe ich mich zur lebenslangen Einehe. Damit übe ich meinerseits im allerkleinsten Kreise etwas, was die Menschheit im großen überlebensnotwendig braucht. Insofern kann man sagen, daß der Entschluß zur lebenslangen Einehe ein Beitrag zur Lösung eines Problems sein kann, welches weltweit und menschheitlich ist.

W.W.: Ich kann durch diese Art von Eheführung auch zu lernen versuchen, mich mit einer Gruppe von Menschen an einen Tisch zu setzen, weil man ein und dieselbe Idee anstrebt, obwohl man ansonsten durchaus verschieden oder gar feindlich zueinander eingestellt ist.

W. Gädeke: Das Problem und die Illusion der letzten zwanzig Jahre in vielen Schichten war, daß man die Problematik der bürgerlichen Einehe und kleinen Familie bemerkte und statt dessen Kommunen, Wohngemeinschaften und größere Gemeinschaften anstrebte. Aber die Illusion liegt gerade darin, daß man meint, dadurch würde es leichter, über die Unterschiede hinwegzukommen. Die Praxis zeigt deutlich, daß es nicht leichter, sondern schwerer wird, je mehr einzelne Individuen beteiligt sind, je komplizierter das Beziehungsgeflecht wird.

W.W.: Ich meine jetzt aber nicht Kommunen und Wohngemeinschaften, sondern Menschen, die die Anthroposophie als eine höhere Idee haben und wegen der Unterschiedlichkeit ihrer sonstigen Meinungen nicht in der Lage sind, sich trotz dieser Gegensätze an einen Tisch zu setzen. Liegt das daran, daß sie diese Idee noch nicht bewußt gefaßt haben?

W. Gädeke: Ja, daß sie auf der einen Seite noch nicht wirklich erkannt haben, was sie trennt und auf der anderen Seite noch nicht erfaßt haben, welches ihre gemeinsame Idee ist, welches ihre gemeinsame Willensrichtung ist. Aber wenn man das im Kleinen nicht erübt hat – weder in der Idee noch im Leben –, dann kann man nicht erwarten, daß es auch in größeren Kreisen, auch bei Anthroposophen nicht, von alleine geschieht; das geht nicht!

„Wirkliche Liebe hört nicht auf"

W.W.: Noch einmal zurück zur Liebe. Man hört oft die Ansicht, daß Liebe zeitlich zu begrenzen sei. Kann man die Liebe, welche Sie umschrieben haben, innerhalb eines Menschenlebens zum Beispiel auf zwei Menschen nacheinander beziehen?

W. Gädeke: Wenn man die Idee der Liebe als Kunst, wie sie Fromm entwickelt, wirklich durchdenkt, dann kommt man soweit, sich wie Paulus zu sagen, daß, wenn es wirkliche Liebe sein soll, diese nicht aufhören kann. Denn wenn sie aufhört, dann kann man sicher sein, daß es nicht Liebe war. Liebe ist unteilbar. Ich kann nicht einen Menschen im höheren Sinne lieben, wenn ich ihn wegen bestimmter Eigenschaften liebe: weil er jung, schön oder stark ist, weil er schöne blaue Augen hat, weil er besonders geistreich ist, weil er zärtlich ist oder sonstige körperliche oder seelische Merkmale hat. Wenn ich ihn deswegen liebe, liebe ich ihn nicht wirklich, weil es nicht der ganze Mensch ist, den ich liebe. Liebe ist nur dann vorhanden, wenn ich den ganzen Menschen meine, nach Leib, Seele und Geist.

Das Entscheidende aber ist, daß ich ihn nicht nur so liebe, wie er jetzt ist, sondern auch als Zeitgestalt, als Biographie. Denn wir sind ja nicht vollständig in einem Augenblick: wir sind erst ganz wir selbst unter Einschluß unseres gesamten Lebens. Aus diesem Grunde kann ich überhaupt nur sagen, daß ich einen Menschen wirklich liebe, daß ich diese Kunst erlernt habe, wenn ich ihn ein ganzes Leben geliebt habe. – Insofern folgt mit Notwendigkeit aus dem Begriff der wirklichen Liebe, wie sie Fromm entwickelt, auch die Lebenslänglichkeit. Daß sich diese Art der Liebe dann allmählich auch auf andere Menschen ausdehnen kann, ist etwas anderes.

W.W.: Insofern ist Liebe nicht unteilbar?

W. Gädeke: Insofern ist sie nicht ausschließlich! Die wirkliche Liebe, wenn ich sie einmal gelernt habe, kann ich dann auch anfänglich anderen Menschen gegenüber leben und ihnen entgegenbringen.

„Je freier der Entschluß zur Ehe, desto gesünder ist diese"

W.W.: Ist die Ehe immer eine freie Tat, oder kann es – anthroposophisch betrachtet – karmische Gründe haben, daß man bestimmte Menschen heiraten soll?

W. Gädeke: Vielleicht hat es das in der Vergangenheit gegeben, daß man Ehe aus schicksalsmäßigen Verbindungen ableitete. Aber schon früher wurde in fast allen Kulturen mehr oder weniger deutlich darauf Wert gelegt, daß beide Partner, auch wenn die Eltern oder andere die Ehe bestimmten, aus Freiheit zustimmen mußten. Diese Freiheit war nach unseren Begriffen nicht sehr groß, trotzdem wurde Wert darauf gelegt, daß es freiwillig geschah. Hier zeigt sich schon, daß von alten Zeiten her das Bewußtsein im Menschen wenigstens gefühlsmäßig vorhanden war, daß Ehen nicht aus der Notwendigkeit der Vergangenheit heraus geschlossen werden sollten. Erst recht ist dies in heutigen Zeiten wichtig, wenn man Ehe führen will und diese aus einer Idee ableitet, nach der man leben will, denn die Ehe ist eine Aufgabe für die Zukunft.

Je mehr Menschen sich zur Lebensgemeinschaft entschließen, ohne dabei Gründe aus der Vergangenheit zu suchen, und je mehr sie Ziele für die Zukunft entwickeln und diesen nachstreben, desto gesünder wird ihre Lebensgemeinschaft werden. Je freier der Entschluß zur Ehe, je weniger dabei karmische, schicksalsmäßige Verbindungen aus der Vergangenheit eine Rolle spielen, desto gesünder ist diese Ehe.

In Urzeiten war es so, daß man die Menschen heiratete, welche einem verwandt waren, mit denen man von Natur sowieso verbunden war. Die Geschwisterehe mußte durch die Fernehe abgelöst werden, und Fernehe heißt, daß man sich auch schicksalsmäßig ferner steht. – Aufgrund eines Gesprächshinweises von Rudolf Steiner wird es für die Zukunft sogar nicht einmal günstig sein, wenn man einen Partner heiratet, mit dem man in einem vergangenen Leben eng verbunden war – als Geschwister oder als Ehepartner. Je geringer die Verbundenheit aus der Vergangenheit, je freier der Entschluß zur Ehe ist, desto besser kann diese Gemeinschaft gelingen.

W.W.: Ehen werden also nicht im Himmel geschlossen?

W. Gädeke: Jedenfalls nicht von anderen und auch nicht durch Vorausbestimmung, sondern der Himmel muß auf Erden gefunden werden, indem man sich zur Idee erhebt. Das ist ja auch ein Eheschließen im Himmel, wenn man sich wirklich zu einer Idee erhebt und mehr sucht, als nur das Bedürfnis, freundlich, nett und bequem miteinander zu leben, um sich gegenseitig seine leiblichen und seelischen Bedürfnisse zu befriedigen.

W.W.: Die „große karmische Begegnung", aufgrund der man sich scheiden läßt, um einen neuen Partner zu heiraten, ist also eine ausschließlich eingeredete egoistische Begründung, und dann auch noch anthroposophisch zurechtgelegt?

W. Gädeke: Es kann ja sein, daß eine Begegnung mit einem Menschen anderen Geschlechts wirklich eine großartige Schicksalstatsache ist, die aus der Vergangenheit bestimmt ist, die mit Notwendigkeit eintritt und die in ihrer Qualität auch überwältigend sein kann. Sie ist häufig mit Verliebtheit verbunden, aber das alles ist kein Grund zu einer Ehe. Das muß man einfach unterscheiden, denn die Art und Weise, wie man dieses Schicksal der Begegnung gestaltet und auslebt, ist nicht vorherbestimmt, ist nicht Schicksal, sondern muß aus Freiheit ergriffen werden.

Ehevorbereitung

W.W.: Wie kann man sich auf eine Ehe vorbereiten?

W. Gädeke: Die Vorbereitung ergibt sich aus dem bisher Besprochenen und besteht darin, daß man sich von dem Wesen der Geschlechter sowie

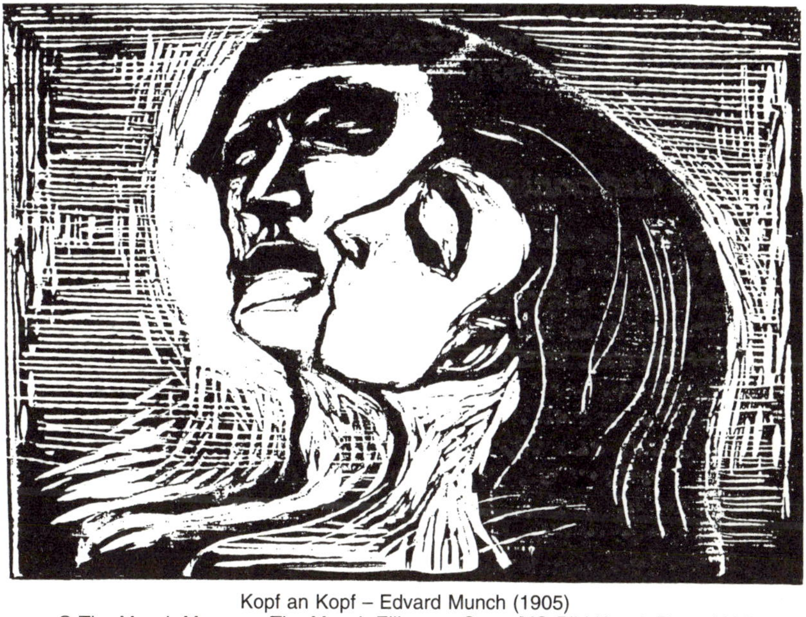

Kopf an Kopf – Edvard Munch (1905)

von dem Unterschied von Mann und Frau ganz deutliche Vorstellungen bildet. So wie man in der Waldorfpädagogik eine ganz differenzierte Menschenkunde hat, zum Beispiel die einzelnen Jahrsiebte von der Geburt des Kindes bis zur Mündigkeit, und wie man sich ständig damit auseinandersetzt, um sie immer besser zu verstehen, so ist es notwendig, daß man auch die menschenkundlichen Tatsachen, die für ein Zusammenleben zweier Partner notwendig sind, immer besser kennenlernt.

Ein anderes ist, daß man sich fragt, warum man überhaupt heiraten will. Als drittes ist es wichtig, daß man eine gewisse Ehereife erlangt, d.h. daß man zum Beispiel alleine leben kann, daß man den Prozeß der Individuation im vierten Jahrsiebt soweit durchlebt hat, daß man sicher ist, auch alleine im Leben stehen zu können. Ich kann mein Geld selber verdienen, kann alleine zurechtkommen und benötige den anderen nicht als Krücke meines Daseins. Denn Ehe ist eben eine zusätzliche Aufgabe im Leben und nicht ein Institut zur Problemlösung. Wenn man sich das klarmacht, dann wird man sehen, daß es optimal ist zu wissen, notfalls auch alleine leben zu können. Etwas überspitzt formuliert ließe sich sagen: Ehereif ist der, der es auch lassen kann!

Standesamtliche Eheschließung

W.W.: Welchen Sinn erfüllt die standesamtliche Eheschließung?

W. Gädeke: Die standesamtliche Eheschließung hat natürlich für den Verlauf der Ehe, ihre Begründung und ihre Sicherheit überhaupt keine Bedeutung, sondern regelt zum Glück nur das, was im Falle des Scheiterns der Ehe – im Scheidungsfalle – rechtlich und wirtschaftlich geregelt werden muß. Unsere bundesdeutsche Ehegesetzgebung ist da auch ganz fortschrittlich, weil sie nicht mehr die Ehe inhaltlich definiert, sondern bloß noch den äußeren Tatbestand einer Ehe beschreibt. Mit der standesamtlichen Trauung unterschreibt man nur, daß dieser Tatbestand vorhanden ist und daß man die rechtlichen Folgen, die im Falle der Auflösung dieser Lebensgemeinschaft eintreten, im Sinne dieses Gemeinwesens, dieses Rechtsstaates geregelt wissen will.

W.W.: Begünstigt der Staat nicht Ehen, die inhaltlich nicht erfüllt sind, die mit der von uns gefaßten Ehe-Idee nichts zu tun haben, zum Beispiel wenn man wegen finanzieller Erleichterungen heiratet oder Ausländer pro forma heiratet, damit diese in die Bundesrepublik kommen können?

W. Gädeke: Nun, das kommt natürlich aus der Vergangenheit, weil Ehe und Familie unter dem Schutz des Grundgesetzes, Art. 6, stehen. Es hat auch seine Berechtigung, daß der Staat eine gesunde Kontinuität voraussetzt oder herbeiführen will, wenn man sieht, wie die Kinder leiden, wenn die Ehen kaputtgehen. Das ist verständlich und auch in Ordnung.

Es wird dadurch dem einzelnen nichts aufgezwungen, der einzelne kann den Inhalt seines Zusammenlebens mit einem Partner ganz autonom regeln. Nur gewisse Folgen, zum Beispiel Unterhaltsanspruch, Rentenanspruch, Fürsorgerecht usw., können eben gerade im Scheiternsfalle einer Ehe nicht mehr dem Individuellen überlassen bleiben, weil sonst das Recht des Stärkeren eintritt. Das Positive unserer Ehegesetzgebung ist das Bemühen um wirkliche Gerechtigkeit. Wie weit die schon erreicht ist, ist etwas anderes. Aber zur inhaltlichen Begründung der Ehe trägt die Ehegesetzgebung natürlich nichts bei.

Ehe als Sakrament

W.W.: Welchen Sinn erfüllt die Ehe als Sakrament? Ist der Akt der Trauung oder die Ehe selbst das Sakrament?

W. Gädeke: Das wird unterschiedlich gesehen. Die Ehe als Sakrament in der Christenheit ist noch gar nicht so alt. Sie ist das letzte der sieben Sakramente und wurde erst im Mittelalter als ein Sakrament angesehen. Vorher gab es nur den kirchlichen Segen für die Brautleute. Die ursprüngliche Auffassung ist, daß die Ehe nicht in der kirchlichen Trauung, im Sakrament, geschlossen wird, auch nicht, daß der Priester die Ehe schließt, sondern die Eheleute selber schließen die Ehe und bekunden das vor der Gottheit, damit die Kirche, die Religionsgemeinschaft ihren Segen dazu gibt. So ist die äußerliche Auffassung von Trauung als Sakrament. Ursprünglich wird die Ehe als etwas angesehen, was die Eheleute vollziehen, dadurch daß sie zusammenleben.

W.W.: Der Begriff Sakrament wird heutzutage kaum noch verstanden. Wie kann das ein Mensch verstehen, der unsere FLENSBURGER HEFTE in einer Buchhandlung oder einem Naturkostladen kauft und dieses Interview mit Interesse liest? Wie würden Sie ihm klarmachen, was ein Sakrament ist? Was kommt als Besonderes zu der Eheschließung hinzu, und zwar bei dem Sakrament in der Christengemeinschaft? Wie kann man das konkretisieren?

W. Gädeke: Ein Mensch kann natürlich ein Sakrament nicht vollziehen, wenn er es nicht gewohnt ist. In der Christengemeinschaft kann eigentlich nur ein Mensch getraut werden, der gewohnt ist, Sakramente auch außerhalb der Eheschließung im religiösen Leben in Gemeinschaft zu vollziehen. Das Besondere in der Christengemeinschaft ist, daß es nicht einfach der Pfarrer alleine vollbringt, sondern der Pfarrer, die Trauzeugen, die Brautleute und die Gemeinde vollziehen gemeinsam das Sakrament. Man kann also nicht sagen: „Ich lasse mich in der Christengemeinschaft trauen."

Um das im Falle einer Trauung zu können, muß man eine gewisse Übung, eine gewisse Fähigkeit zum Vollzug der Sakramente haben. Einen bloßen Empfänger gibt es im religiösen sakramentalen Leben der Christengemeinschaft nicht, sondern man ist immer Mitvollbringer. Das bedeutet für die Trauung, daß man sich erst fähig machen muß, und das geschieht durch eine ganze Reihe von Gesprächen mit dem Priester und durch aktive Teilnahme am sakramentalen Leben der Gemeinschaft.

Das Wesentliche daran ist, daß der Entschluß zur Lebensgemeinschaft durch die Trauung eine religiöse Qualität bekommt, eine höhere Qualität als es diejenige ist, die mit dem Entschluß vor dem Standesamt gegeben ist. Der Entschluß zur Trauung bekommt die Qualität einer ganz bestimmten Wachheit und Bewußtheit; das kommt darin zum Ausdruck, wie die Frage im Trauritual gestellt wird. Es ist nicht die Frage: „Gedenkst Du mit dem und dem die Ehe einzugehen?", sondern: Gedenkst Du Deinem Entschluß, mit diesem anderen Menschen in Lebensgemeinschaft leben zu wollen, auf eine Stufe zu heben, daß man von diesem Entschluß sagen kann, damit wandelst Du in der geistig-göttlichen Welt? Zu klären, was dies bedeutet, ist eine wesentliche Aufgabe der Traugespräche.

W.W.: Aber wie versteht man nun den Begriff Sakrament genauer? Kommt durch das Substantielle eines Sakramentes eine bestimmte Kraft oder ein Schutz hinzu?

W. Gädeke: In dem abschließenden Teil des Trauerituals gibt es auch Formen, die einen Segen ausdrücken. Es wird diese Ehe auch gesegnet, aber nicht allein durch die göttliche Welt, sondern auch schon dadurch, daß die Eheleute die Qualität des Entschlusses in ihre Eheschließung eingebracht haben. Man kann sagen, daß ein Teil dieses Segens ein Selbst-Segen ist. Aber der ist keine Garantie dafür, daß eine derart geschlossene Ehe auf jeden Fall ein Leben lang hält.

W.W.: Also die mögliche Wirkung einer höheren Kraft?

W. Gädeke: Ja, die aber nicht von dem einmaligen Akt des Trauerituals allein ausgeht, sondern die weiter gepflegt werden muß, und zwar in dem religiösen Leben, das zur Eheführung eines so getrauten Paares hinzugehört. Also Trauung ist in dem Sinne kein einmaliger magischer Akt, sondern der Anfang eines gemeinsamen religiös-sakramentalen Lebens der Eheleute.

W.W.: Welches ist die Aufgabe der Trauzeugen in der Christengemeinschaft?

W. Gädeke: Die Trauzeugen sind nicht nur Zeugen in dem Sinne, daß sie etwas Gesehenes oder Gehörtes bezeugen. Zwar ist dies auch wichtig, und es ist auch ihre Aufgabe im Sinne der Christengemeinschaft, die Qualität des Entschlusses während der Trauung wahrzunehmen, im Bewußtsein zu behalten und fortwährend in der Erinnerung neu zu beleben. Aber sie sind auch Zeugen in dem Sinne, daß sie etwas miterzeugen, etwas mithervorbringen. Die Trauzeugen bringen die Ehe mit hervor, und zwar durch innere religiöse Taten, durch Fürbitte, dadurch daß sie für die Brautleute beten. Das ist ein wesentlicher Bestandteil ihres Entschlusses, Trauzeugen zu sein, daß sie diesen Beistand für die Lebensgemeinschaft der Eheleute leisten.

Christengemeinschaft und Anthroposophen

W.W.: Muß man der Christengemeinschaft angehören, wenn man dort die Ehe schließen will?

W. Gädeke: Die Eheschließung findet woanders statt, wie wir gesehen haben, aber die Trauung als Sakrament ist ein integraler Bestandteil des religiösen Lebens in der Christengemeinschaft. Wenn man äußerlich vielleicht noch nicht dazugehört, so geht doch aus dem bisher Gesagten schon hervor, daß man gewohnt sein muß, Sakramente in dieser Form, wie sie in der Christengemeinschaft leben, vollziehen zu können. Ob man nun äußerlich auf dem Papier Mitglied ist oder nicht, ist sekundär. Aber der innere Tatbestand, daß man in der Lage sein muß, ein Sakrament mitzuvollziehen, darauf kann letztlich nicht verzichtet werden. Man kann auf diesem Wege, in bezug auf diese Fähigkeiten, noch am Anfang sein, aber man muß zumindest den Willen haben, diese Fähigkeit weiter zu üben und zu pflegen.

W.W.: Hat die Tatsache, daß man Anthroposoph ist, für Sie als Pfarrer irgendwelche Auswirkungen, daß man den Menschen, weil er Anthroposoph ist, in der Christengemeinschaft traut?

W. Gädeke: Wenn jemand Anthroposoph ist, kann das sehr positive Auswirkungen haben, weil man über viele Dinge, die mit dem Sakrament, mit dem religiösen Leben und der Idee der Ehe zu tun haben, leichter sprechen kann, weil der Anthroposoph andere begriffliche Voraussetzungen mitbringt. Aber die Trauung als sakramentaler Akt ist nicht davon abhängig, daß man Anthroposoph ist. Die Vorbereitung kann erleichtert und gefördert werden. Sie ist aber genauso unerläßlich wie für einen Nicht-Anthroposophen.

W.W.: Gibt es konkrete Aussagen Steiners bezüglich der Ehe im Verhältnis von Anthroposophen und Christengemeinschaft?

W. Gädeke: Der einzige Satz, der ganz konkret überliefert ist – gerade in bezug auf Anthroposophen – lautet: „Sie müssen natürlich von dem, der sich bei Ihnen trauen läßt, erwarten, daß er nicht etwa sonst gar nichts bei Ihnen mitmacht. Er muß zu Ihnen gehören und Ihre Sache in der richtigen Weise tragen helfen."

Dieser Satz ist auch unter Priestern jahrzehntelang unbekannt geblieben und ist erst jetzt wieder voll in das Bewußtsein der Priester der Christengemeinschaft eingezogen. Deswegen ist die Handhabung bisher nicht im Sinne dieses Satzes gewesen oder nur in den seltensten Fällen. Er wird aber ganz sicher in der Zukunft eine immer wesentlichere Rolle bei dieser Frage spielen.

W.W.: Wo steht dieser Satz?

W. Gädeke: Dieser Satz stammt aus einem Gespräch Rudolf Steiners mit den Oberlenkern der Christengemeinschaft vom 18.01.1923.

Ehepflege

W.W.: Angesichts der vielen Ehekrisen und Ehescheidungen wäre es angebracht, noch ein paar Worte zu der Möglichkeit der Pflege einer Ehe zu sagen; sowohl zu der in der Christengemeinschaft sakramental geschlossenen als auch einer sonstigen.

W. Gädeke: Aus dem bereits Gesagten lassen sich auch die Elemente der Eheführung und -pflege ableiten. Besonders wichtig sind folgende Bemühungen in den verschiedenen Bereichen:

1. Eine ständig weitergeführte Arbeit an geistigen Fragen, an der Welt- und Menschenanschauung, an Sinn- und religiösen Fragen. Denn der Sinn der Ehe kann nur als Spezialfall der Frage nach dem Sinn menschlichen Daseins überhaupt gefunden und gelebt werden.
2. Gemeinsame seelische Erlebnisse aufsuchen, besonders in der Kunst und in der Natur. Ohne eine bewußt gepflegte Seelengemeinschaft verdorrt die Ehe. Dazu gehört auch das fortwährende Anteilnehmen am Seeleninhalt des anderen und Anteilnehmenlassen am eigenen.
3. Die Pflege (Kultur) der *Lebens*-Gemeinschaft. Dazu gehört auf der natürlichen Ebene: soviel zeitliche und räumliche Gemeinschaft in den Grundlebensvorgängen von Essen und Schlafen wie möglich. Zärtlichkeit und Geschlechtlichkeit stärker als Lebensvorgang denn als Seelen- und Leibesvorgang erleben lernen. Und auf höherer Ebene: Pflege eines gemeinsamen religiösen Lebens, zu zweit und in größerer Gemeinschaft. Denn das stärkt und verwandelt diesen Bereich der Lebenskräfte.
4. Die leibliche Gemeinsamkeit so wenig wie möglich als Selbstzweck ansehen, sondern als Möglichkeit, um die Lebens-, Seelen- und Geistgemeinschaft zu verwirklichen.

Mir ist bewußt, daß all das für viele Menschen sehr hoch und unerreichbar klingen wird. Aber ich erlebe immer wieder, wie Eheleute ohne solche Ideen und Bemühungen trotz guten Willens in ausweglose Leidenssituationen kommen. Ich bin überzeugt, daß ohne solche Ideen und Bemühungen der Kampf und das Leid auf diesem Felde sich noch sehr steigern werden.

„Die Ehe ist das höchste Geheimnis“

Friedrich von Hardenberg (Novalis)
(Aus dem „Philosophischen Werk“ um 1798)

Das gemeinschaftliche Essen ist eine sinnbildliche Handlung der Vereinigung. Alle Bereinigungen außer der Ehe sind bestimmt gerichtete, durch ein Objekt bestimmte und gegenseitig dasselbe bestimmende Handlungen. Die Ehe hingegen ist eine unabhängige Totalvereinigung. Alles Genießen, Zueignen und Assimilieren ist Essen, oder Essen ist vielmehr nichts als eine Zuneigung. Alles geistige Genießen kann daher durch Essen ausgedrückt werden. In der Freundschaft ißt man in der Tat von seinem Freunde oder lebt von ihm.

Alle geistige Berührung gleicht der Berührung eines Zauberstabs. Alles kann zum Zauberwerkzeug werden. Wem aber die Wirkungen einer solchen Berührung so fabelhaft, wem die Wirkungen eines Zauberspruchs so wunderbar vorkommen, der erinnere sich doch nur an die erste Berührung der Hand seiner Geliebten, an ihren ersten, bedeutenden Blick, wo der Zauberstab der abgebrochene Lichtstrahl ist, an den ersten Kuß, an das erste Wort der Liebe - und frage sich, ob der Bann und Zauber dieser Momente nicht auch fabelhaft und wundersam, unauflöslich und ewig ist.

Es gibt Menschen von eigensinniger und wunderlicher Individualität, die nicht zum Ehestande gemacht sind. Eheleute müssen eine Art von Mischung der Selbständigkeit und Unselbständigkeit haben. Sie müssen festen Charakter als Sachen haben, um ein Besitztum sein zu können - und doch geschmeidig, elastisch und durchaus bestimmt, ohne eigensinnig und ängstlich zu sein.

Die Ehe ist das höchste Geheimnis. Die Ehe ist bei uns ein popularisiertes Geheimnis. Schlimm, daß bei uns nur die Wahl zwischen Ehe und Einsamkeit ist. Die Extreme sind es - aber wie wenig Menschen sind einer eigentlichen Ehe fähig - wie wenig können auch Einsamkeit ertragen.

Ist die Umarmung nicht etwas dem Abendmahl Ähnliches?

Die Holzkohle und der Diamant sind ein Stoff, und doch wie verschieden. Sollte es nicht mit Mann und Weib derselbe Fall sein? Wir sind Tonerde, und die Frauen sind Weltaugen und Saphire, die ebenfalls aus Tonerde bestehn.

Die Liebe ist der Endzweck der Weltgeschichte - das Unum des Universums.

Jeder geliebte Gegenstand ist der Mittelpunkt eines Paradieses.

Was man liebt, findet man überall und sieht überall Ähnlichkeiten. Je größer die Liebe, desto weiter und mannigfaltiger diese ähnliche Welt. Meine Geliebte ist die Abbreviatur des Universums, das Universum die Elongatur (Erweiterung) meiner Geliebten. Dem Freunde der Wissenschaften bieten sie alle, Blumen und Souvenirs, für seine Geliebte.

E h e – es zu spät ist ...

INTERVIEW MIT WOLFGANG GÄDEKE

von Wolfgang Weirauch

Wolfgang Weirauch: Wenn wir die Beziehungen – seien es Ehen oder sonstige Lebensgemeinschaften zu zweit – in bezug auf das vierte Lebensjahrsiebt betrachten, so zeigt sich in zunehmendem Maße, daß diese Beziehungen zerbrechen, oftmals durch die Frauen ausgelöst, wenn sie Ende 20 sind. Welche konstitutionellen Wesensmerkmale der Frau in der heutigen Zeit können diese Verhaltensweise verständlich werden lassen?

Wolfgang Gädeke: Dazu muß man das vierte Lebensjahrsiebt, also das Alter zwischen 21 und 28 Jahren, näher ins Auge fassen, ein Lebensalter, in dem heute die allermeisten Lebensgemeinschaften geschlossen werden. In dieser Zeit liegt zusätzlich das optimale Gebäralter der Frau. – Was ist eigentlich das Wesentliche dieses Jahrsiebts? Was sollte in dieser Zeit biographisch absolviert werden? Was ist das Ziel dieses vierten Lebensjahrsiebts? Daraus ergeben sich die Fragen für die Lebensgemeinschaften und ihre Krisen und Brüche, die in dieser Zeit entstehen.

Naturbedingte Krisensituationen am Ende des vierten Lebensjahrsiebts

W.W.: Wir können ja einmal einen entscheidenden Entwicklungspunkt des Menschen bzw. der Menschheit herausgreifen: Wie läßt sich die Krise im 26./27. Lebensjahr anthroposophisch näher erklären?

W. Gädeke: Rudolf Steiner gibt über diesen Entwicklungspunkt am Ende des vierten Lebensjahrsiebts zwei entscheidende Hinweise. Zum einen macht er darauf aufmerksam, daß die naturbedingte Entwicklung des Menschen durch die Jahrsiebte hindurch – Kindheit, Jugend, frühes Erwachsenenalter – mit dem 26./27. Lebensjahr an ein Ende kommt, weil die Entwicklungskräfte erschöpft sind. Alle weitere Entwicklung – wenn sie denn stattfindet – wird gar nicht mehr durch die Natur von selbst vollzogen, sondern nur durch den Menschen selber, wenn er sie aus seinem Ich heraus leisten will. Rudolf Steiner formuliert es auch so, daß die heutigen Menschen von selbst nur noch 27 Jahre alt werden, auch wenn sie zum Beispiel 50 irdische Jahre alt sind.

W.W.: Das zweite ist das sogenannte Hypomochlion (zum Beispiel GA 318, Dornach 1973, S.46 f. und S.60 f.)?

W. Gädeke: Ja, aber das ist nicht dasselbe. Das Hypomochlion liegt um das 28. Jahr herum; es ist heutzutage in unmittelbarer Nachbarschaft zu dem Krisenpunkt um das 26./27. Lebensjahr und ist etwas ganz ähnliches.

Ist der Mensch gesund, so befindet er sich im 28. Jahr in einem Gleichgewichtszustand zwischen Geist und Leib, zwischen Ich und Stoff, zwischen Geistdetermination und Leibdetermination.

Der Begriff Leibdetermination umschreibt alles das, was von Natur aus geschieht. Selbstverständlich wirkt es weiter über das 27./28. Lebensjahr hinaus, aber dann nicht mehr entwickelnd, sondern einwickelnd, also involvierend – dadurch daß man dem Tode entgegengeht, die Lebenskräfte nachlassen, kein Wachstum mehr stattfindet usw.

Durch das Zurückgehen der Leibesfunktionen und Lebenskräfte, durch das Zunehmen der Todesprozesse im Leibe, steht demgegenüber die Möglichkeit sich steigender Bewußtseinskräfte. Letztere sind allerdings an das freie Ergreifen durch das Ich gebunden. Und das 28. Jahr ist so eine Art Nahtstelle – eben das Hypomochlion –, an der diese beiden Möglichkeiten – vom Geiste und vom Leibe her – sich die Waage halten sollten. Es kommt allerdings auch vor, daß Menschen zu einem sehr viel früheren Zeitpunkt diese Todesprozesse in einem überwiegenden Maße haben, so daß das Hypomochlion nicht beim 28. Jahr liegt, sondern zum Beispiel um das 20. Jahr herum; bei frühentwickelten Kindergenies kann es noch früher sein. Diese Menschen vergreisen dann früh. Aber es gibt auch Menschen, die leben sehr lange aus ihren Jugendkräften, die haben so viel Natur- und Leibdetermination, daß sie mit 40 tatsächlich noch so aussehen, als wären sie erst 25 Jahre alt.

W.W.: Über die Entwicklung bzw. das Freiwerden der einzelnen Seelenglieder ließe sich auch noch vieles sagen; was geschieht hier um das 28. Jahr herum?

W. Gädeke: Es ist der Punkt, der biographisch den Übergang von der Empfindungsseele zur Verstandesseele markiert, daß heißt, das Ich – die eigentliche Individualität – kann sich jetzt erst voll ergreifen, weil es nicht mehr so stark in die Empfindungsseele – also in die Gefühle, Bedürfnisse, Begierden usw. – versenkt ist, sondern sich anfänglich bzw. stärker als vorher davon freimachen kann. Im 28. Jahr, in dem die Todeskräfte ganz leicht zu überwiegen beginnen, kann das Ich-Bewußtsein im denkenden Bewußtsein verstärkt aufleuchten, denn die Verstandesseele ist eben dadurch charakterisiert, daß das Denken vom Gefühl, von der Empfindungsseele, freier wird. Das Ich-Bewußtsein kann deshalb leib- und seelenunabhängiger werden; im 35. Jahr erfährt dies mit dem Herauskommen der Bewußtseinsseele nochmals eine Steigerung.

W.W.: Das würde bedeuten, daß ein Mensch, der noch ganz in der Empfindungsseele lebt, keine ganz freien Taten – rein aus dem Geistigen – vollbringen kann, weil er noch zu sehr mit seinem Seelischen verbunden ist?

W. Gädeke: Nun, das Gesagte bezieht sich auf die natürliche Entwicklung. Die Kulturentwicklung des Menschen kann selbstverständlich auch vorher etwas in den Menschen hineinlegen, was sehr wohl geistorientiert ist; es kann also auch in die Empfindungsseele Geistiges hereinleuchten, zum Beispiel durch Ideale und Vorbilder, die ein junger Mensch hat. Die allerdings sind noch ganz personen- und seelenbezogen. Wenn sich ein 18jähriger für einen Lehrer begeistert, weil der begeisternd ist, dann kann auf diesem Wege Hochgeistiges aufgenommen werden. Es können aufgrund dessen sogar Entschlüsse gefaßt werden, die aber noch nicht aus dem eigenen geistigen Ich kommen.

Die Leistungsorientierung des Mannes

W.W.: Wie erlebt sich ein Mann im vierten Lebensjahrsiebt, früher und heute, und was ist seine wesentliche Priorität für diese Zeitspanne?

W. Gädeke: Für einen Mann ist es seit Jahrhunderten selbstverständlich, daß er sich in dieser Zeit in die Welt stellen muß, um dort seinen Platz zu finden. Das ist eine wesentliche Priorität der männlichen Biographie, sei dies nun Lehre, Studium oder sonstige Berufsausbildung. Gleichzeitig gehört es dazu, daß man die Welt auch wirklich kennenlernt. Deswegen zogen die jungen Männer früher hinaus in die Welt, gingen auf Wanderschaft, ob nun zum Studium oder als Handwerksbursche. Der junge Mann mußte sich von Heimat und Familie lösen, er mußte sich auf eigene Füße stellen und mit dem ganz anderen – einem fremden Volk, vielleicht sogar mit einer neuen Sprache – zurechtkommen.

Wenn er dann gegen Ende des vierten Lebensjahrsiebts wiederkam, konnte er sich niederlassen und sozial verläßlich an einem Ort wirken, denn er hatte die Welt kennengelernt und wußte, daß er in ihr bestehen konnte. Dann konnte er auch heiraten!

W.W.: Wie verhält es sich mit den seelischen Erlebnissen des Mannes, woran orientiert er sich vorwiegend?

W. Gädeke: Die Weltorientierung des Mannes bringt es mit sich, daß er in dieser Welt etwas leisten will und muß, was von der Welt angenommen und gebraucht wird. Dieses Bewußtsein – für die Welt etwas leisten zu müssen oder leisten zu wollen – hat einen ganz hohen Wert in der Seele des Mannes. Das ist – vielleicht schon durch die alte Jägerkultur, aber spätestens durch die Kultur der letzten tausend Jahre – im Manne als selbstverständlich veranlagt, und niemand stellt es in Frage. Im Gegenteil – es wird in Frage gestellt, wenn es bei einem Manne anders ist, zum Beispiel durch die Aussteigermentalität.

W.W.: Wie kommt es, daß der Mann sich gerade auf das, was er leistet – im Geistigen und im konkreten Tun – besonders stützt, weniger aber auf andere Seeleneigenschaften?

W. Gädeke: Das hängt damit zusammen, daß der Mann sein Selbstwertgefühl nicht in derselben Weise auf den Leib stützen kann, wie die Frau dies vermag, weil der physische Leib des Mannes sehr viel härter, irdischer, gröber und undurchlässiger – und damit auch toter – ist als derjenige der Frau. Durchschnittlich betrachtet stirbt der Mann 10 % früher. Die gesamte leibliche Entwicklung des Mannes – von der Konzeption an – ist durch geringere Lebenskraft gekennzeichnet. Das bedeutet, daß der Mann durch seine Konstitution nicht so sehr mit der Natur und der geistigen Welt verbunden ist wie die Frau. Denn die Lebenskräfte, die bei der Frau viel stärker sind, sind von vornherein etwas Übersinnliches, etwas Geistiges – und deswegen hat es der Mann nötig, seine unlebendigere leibliche Grundlage durch Leistung, durch das, was nicht Natur ist, sondern durch Kulturtat entsteht, im Geistigen zu kompensieren.

W.W.: Aus diesem Grunde trifft es ihn stärker, wenn seine Leistung abgelehnt wird, als dies bei einer Frau der Fall ist?

W. Gädeke: Ganz genau. Deswegen ist Arbeitslosigkeit für einen Mann schwerer zu verkraften als für eine Frau, obwohl man daraus keineswegs ein Rollenschema machen sollte, nach dem Motto, daß es nichts schade, wenn die Frauen alle wieder in die Küche gingen. Natürlich muß man sich ebenso um die Aufhebung der Frauenarbeitslosigkeit bemühen; psychologisch und konstitutionell ist es aber für einen Mann schwerer, nicht zu erleben, wie seine Tätigkeit von der Umwelt gebraucht und angenommen wird. Eine Leistungsablehnung kann einen Mann furchtbar lähmen, in die Verzweiflung stürzen, in den Alkoholismus usw.

W.W.: Ist dem Mann die Leistung, die er zum Beispiel im Beruf erbringen will, wichtiger als die Beziehung zu einer Frau?

W. Gädeke: Die persönlichen menschlichen Beziehungen rangieren im allgemeinen für den Mann an zweiter Stelle, und zwar in Hinsicht auf den Einsatz, den er dafür zu leisten gewillt ist. Der Mann lebt in dem Bewußtsein und mit der Erwartung, daß die Frau und die Beziehung funktionieren müßten. Die Beziehung benutzt er dann zur Auffrischung seiner Kräfte, als Ruhezone in seinem Leistungsstreß nach außen. Dem Mann fehlt dadurch das Bewußtsein, daß diese Beziehung gepflegt werden muß, daß sie in erster Linie auch Arbeit, Einsatz und Zeit bedeutet. – Statt dessen hat er oft die Meinung, daß die Beziehung ihm Kraft zu geben habe, daß er sich dort fallenlassen könne, daß er sich gehenlassen könne und daß er so genommen werden will, wie er eben ist. – Dies gilt natürlich – wie alles bisher Gesagte – nur für den Durchschnittsmann. Ausnahmen gibt es selbstverständlich.

Die menschliche Beziehung als Priorität der Frau

W.W.: Wie erlebt demgegenüber die Frau die Beziehung, was ist ihr das Wesentlichste?

W. Gädeke: Für die Frau ist die erste Priorität die menschliche Beziehung! Deswegen ist sie auch viel leichter geneigt, Ausbildung und Beruf an den Nagel zu hängen, nur um die Beziehung zu pflegen oder zu retten. Wenn es der Mann verlangt, so macht sie fast alles, weil ihr die menschliche Beziehung das Wichtigste ist und weil sie nicht in der gleichen Weise wie der Mann den Drang verspürt, etwas für die Welt leisten zu wollen. Für die Frau tritt anstelle dessen mehr der Muttertrieb ein und das Bewußtsein, mit den Kindern etwas für die Welt zu leisten. Das stimmt ja auch!

W.W.: Wodurch ist dies bei der Frau konstitutionell bedingt?

W. Gädeke: Weil sie von vornherein durch ihre gesamte Leibesorganisation ständig daran erinnert wird, daß sie dazu veranlagt ist, Kinder zu bekommen. Spätestens alle vier Wochen kommt es ihr wieder zu Bewußtsein, und zwar mit einer Vehemenz, wie es beim Manne nie eintritt. Also allein dieses zeigt schon, daß die Frau darauf orientiert ist – teils triebhaft –, menschlichen Umkreis, menschliche Beziehungen zu entwickeln, und sei es zum Kind, denn das ist ja auch eine menschliche Beziehung. Die liegt einfach in der seelischen und konstitutionellen Veranlagung, nicht etwa nur in Erziehung und gesellschaftlicher Prägung.

Und das ist das Problem, daß dann, wenn dieses Ziel der menschlichen Beziehung einzig oder überwiegend ist, eine Partnerschaft nicht so gut möglich ist.

Frauen in einer Partnerschaft

W.W.: Kann eine Frau, die im vierten Lebensjahrsiebt in einer Partnerschaft lebt, überhaupt ihre Freiheit erringen und ihre Ich-Entwicklung in dem heute notwendigen Maße vorantreiben?

W. Gädeke: Das kommt sehr darauf an, welcher Art diese Beziehung ist. Wenn eine Frau, bevor sie das vierte Lebensjahrsiebt richtig durchlebt hat, eine Beziehung beginnt oder gar schon im dritten Lebensjahrsiebt eine volle Lebensgemeinschaft eingeht, so ist es sehr schwierig, diesen Grad von Freiheit, der eigentlich notwendig ist, zu erlangen. Denn dann ist die Frau in ihren tieferen Wesensschichten – besonders was die Lebenskräfte betrifft – eben doch schon ganz an den Mann gebunden, und gerade die Ungebundenheit, das Auf-sich-gestellt-Sein, das Sich-nicht-stützen-auf-den-anderen-Menschen, ist ein wesentliches Erfordernis für die Ich-Entwicklung im vierten Lebensjahrsiebt.

W.W.: Frauen sind in diesem Fall innerhalb einer Partnerschaft also in einem minderen Grad an Freiheit?

W. Gädeke: Ja, sie nehmen sich diese Freiheit auch nicht. Der Mann macht trotzdem, was er will, im Beruf, bei seiner sonstigen Arbeit, bis hin zu anderen Beziehungen. Er nimmt sich seine Freiheit heraus und denkt gar nicht daran, sich in derselben Weise zu binden, wie die Frau es tut. Er hält es auch nicht für notwendig, in derselben Weise auf das einzugehen, was die Frau eigentlich will, wie er andererseits verlangt, daß sie auf das eingeht, was er will.

Die Ich-Findung der Frau innerhalb der Menschheitsentwicklung

W.W.: Die Frau steht heute im allgemeinen in ihrer Ich-Entwicklung ganz anders im Leben als dies noch vor einigen hundert Jahren der Fall gewesen ist. Was ergibt sich aus dem menschheits-biographischen Aspekt für die Ich-Entwicklung der Frau?

W. Gädeke: Also, es ist nicht nur eine gesellschaftliche Unterdrückung, daß die Frau früher nicht als voller Mensch galt, also daß sie nicht als mündig galt, früher sogar nicht als Zeuge zugelassen war, weil man ihre Aussagen nicht für voll nehmen wollte. Das ist ja nicht nur patriarchalische Unterdrückung, nicht nur Chauvinismus, sondern die Frau ist eben, weil sie stärker in den Lebens- und Seelenkräften lebt, früher tatsächlich nicht so individualisiert gewesen wie der Mann.

Die Frau hatte auch gar nicht das Bedürfnis zur Individualisierung. Das ist ja selbst heute noch zu beobachten: Wenn junge Menschen das Bedürfnis haben, etwas zu erleben, so ist es bei den Männern sehr viel häufiger, daß sie gerne einmal auch etwas alleine machen. Frauen erleben ein Konzert zum Beispiel doch viel lieber in Gemeinschaft mit anderen Menschen zusammen. Eine Frau möchte das, was sie erleben will, gerne mit dem geliebten Mann zusammen erleben. Das ist beim Mann keineswegs so stark ausgeprägt, denn wenn seine Frau ihn nicht begleiten will, dann geht er eben alleine und guckt sich zum Beispiel eine Kirche an.

An dieser Polarisierung zwischen Mann und Frau kann man erkennen, daß die Ich-Entwicklung des Mannes stärker fortgeschritten ist. Rudolf Steiner sagt ja, daß der Mann stärker in der Polarität von Ich und physischem Leib lebt, die Frau dagegen mehr in der Einheit von Seele und Lebenskräften. Bei dem Mann ist in der Ich-Entwicklung einfach eine Überbetonung, und seit ungefähr hundert Jahren können wir auch bei der Frau eine entsprechende Entwicklung feststellen, da sie auch ein Ich, eine vollkommen gleichberechtigte Person sein will.

W.W.: Was hat in der Menschheitsentwicklung dazu geführt, daß das Ich der Frau stärker zum Durchbruch kommt?

W. Gädeke: Ein wesentlicher Faktor ist sicher die Intellektualität der weiblichen Seele durch die Schulbildung; ferner die Tatsache, daß Frauen alles lernen sollen, was unsere technische Zivilisation erfordert. Selbst wenn eine Frau zum Technisch-Naturwissenschaftlichen keine so große Neigung verspürt, unsere Zivilisation ist so geworden, daß sie sich da hineinstellen muß. Aber das bewirkt Vereinzelung. Denken Sie nur einmal, was es früher für ein soziales Ereignis gewesen ist, wenn die Frauen vor dem Tore am Brunnen Wasser holten – heute drehen sie statt dessen nur den Wasserhahn auf; oder was es für ein soziales Ereignis gewesen ist, wenn sie auf dem Dorf Waschtag hatten, ihre Wäsche auf die Wiese zur Bleiche legten usw. Heute steckt die Frau die Wäsche in die Waschmaschine, irgendwann holt sie sie wieder heraus und hängt sie auf. Das bewirkt eine Verarmung der sozialen Verhältnisse und ein Mehr-auf-sich-gestellt-Sein der Frau.

W.W.: Also läßt sich daraus schließen, daß sich das Ich-Bewußtsein der Frau in den letzten 200 Jahren parallel zur Industrialisierung verstärkend entwickelt hat?

W. Gädeke: Ja, bis zu dem Bereich, daß die Frau sich in den industriellen Arbeitsprozeß eingegliedert hat; das gehört ganz gewiß auch dazu.

W.W.: Ist es ein allgemeines Gesetz in der Menschheitsentwicklung, daß die Ich-Entwicklung von Mann und Frau zunehmend voranschreitet, und zwar mit dem bisherigen Abstand zwischen beiden – also daß der Mann stärker und früher sein Ich ausgebildet hat, mehr mit der Materie verbunden ist –, oder gleicht sich die Ich-Entwicklung der Frau zunehmend an die des Mannes an?

W. Gädeke: Dieses Problem ist nicht einfach, denn die Art der Ich-Entwicklung, die der Mann vollzogen hat, besitzt auch ihre problematischen Seiten, insofern sie nämlich diese technische Zivilisation hervorgebracht hat, deren lebensfeindliche Seiten wir ja heute ganz deutlich vor Augen haben. Die andere Seite der problematischen Ich-Entwicklung des Mannes ist, daß er schon viel mehr als die Frau die sozialen Instinkte verloren hat. Also der Vorsprung des Mannes ist keineswegs nur positiv.

Zunächst kommt es darauf an, daß die Frauen überhaupt die eigene Ich-Entwicklung als Ziel entdecken, ihre eigene Souveränität also. Die Männer können – in einer Art neuer Ritterlichkeit – den Frauen hierbei sogar helfen, wenn sie einsehen, daß es heute eine für die Frau notwendige Entwicklung ist, eine – frauengemäße – Ich-Entwicklung zu vollziehen.

Die individuelle Ich-Entwicklung des Mannes

W.W.: Was heißt es überhaupt für den Mann heute, eine Ich-Entwicklung durchzumachen? Welche Erlebnisse und Erfahrungen tragen dazu bei?

W. Gädeke: Ein Ziel könnte es sein, daß sich der junge Mann sagt: „Ich kann auch ohne Vater und Mutter, ohne Frau, ohne ständigen menschlichen Umkreis für mich alleine in dieser Welt überleben." Dazu gehören Erlebnisse, die viele junge Leute schon vor dem vierten Lebensjahrsiebt suchen, nämlich die Erfahrung der Einsamkeit. Ich habe zum Beispiel hier im Gemeindekreis einen jungen Mann, der schon mehrere Male für Monate nach Alaska gezogen ist, um sich dort durchzuschlagen und sich mit Lachsfang und solchen Dingen in der Welt zu erproben. Natürlich ist das letztlich eine illusionäre Angelegenheit, denn auf Dauer kann man als einzelner in der heutigen Welt nicht bestehen, ohne auf die Jäger- und Sammlerstufe zurückzufallen. Aber das seelische Erlebnis, das daran durchgemacht wird, einmal ganz auf sich gestellt zu sein, ist doch etwas ganz Wesentliches.

Dieses Erlebnis der Einsamkeit kann auf die verschiedenste Art eintreten, man muß dazu nicht nach Alaska fahren, sondern kann es genauso in einem Hochhaus unserer modernen Großstädte erleben. Aber die positive Seite der Einsamkeit, sich selber aushalten lernen – was man sich anderweitig zum Beispiel auch zum Erlebnis bringen kann, wenn man sich nur einmal eine Viertelstunde im Spiegel betrachtet; diese Selbstkonfrontation ist ja kaum zum Aushalten –, ist sicherlich notwendig, um richtig erwachsen zu werden.

W.W.: Nun war aber ein Mann in früheren Zeiten nicht in derselben Einsamkeitssituation, wie es heute an sich bei jedem in der Großstadt lebenden Menschen der Fall ist. Wodurch lernte der Mann – sagen wir in den letzten Jahrhunderten – trotzdem diese Einsamkeit und das Auf-sich-gestellt-Sein auszuhalten?

W. Gädeke: Das war die Wanderschaft, durch die der Mann von seinen natürlichen Quellen abgeschnitten wurde, von Familie, Heimat, Volk und Sprache, und als einzelner mit seinen Füßen durch die Welt ziehen mußte. Mein Schwiegervater hat das am Anfang des Jahrhunderts noch durchgemacht. – Dieses Erlebnis, auf den eigenen Füßen durch die Welt zu gehen, war sicherlich eine ungeheure Förderung für die Erfahrung, auch alleine bestehen zu können.

Oder man denke an die Volksweise „Es, es, es und es“, wo dieser Wandergeselle die Frankfurter Verhältnisse verarbeitet. Es ist seine Tat, daß er Frankfurt verläßt, und er kann nicht darauf zurückgreifen, was jetzt wohl der Pfarrer in der Gemeinde oder sein Vater dazu sagen würde. Er muß ganz aus dem, was er sich selbst errungen hat, dieser fremden Umgebung gegenübertreten.

Die individuelle Ich-Entwicklung der Frau in der heutigen Zeit

W.W.: Wie steht es nun mit der Ich-Entwicklung der Frau heute? Muß sie gleiches durchmachen wie der Mann früher, zum Beispiel bezüglich der Wanderschaft?

W. Gädeke: Also ich bin davon überzeugt, daß das heutzutage auch für Frauen notwendig ist. Zwar kann ich es nicht mit Rudolf Steiner belegen,

Es, es, es und es

Es, es, es und es, es ist ein harter Schluß, weil, weil, weil und weil, weil ich aus Frankfurt muß. Drum schlag ich Frankfurt aus dem Sinn und wende mich Gott weiß wohin, ich will mein Glück probieren, marschieren.

Er, er, er und er, Herr Meister, leb er wohl! Ich sag's ihm grad frei ins Gesicht, seine Arbeit, die gefällt mir nicht: ich will mein Glück probieren, marschieren.

Sie, sie, sie und sie, Frau Meistrin, leb sie wohl! Ich sag's ihr grad frei ins Gesicht, ihr Speck und Kraut, das schmeckt mir nicht: ich will mein Glück probieren, marschieren.

Er, er, er und er, Herr Wirt, nun leb er wohl! Hätt er die Kreid nicht doppelt geschrieben, so wär ich noch länger dageblieben: ich will mein Glück probieren, marschieren.

Ihr, ihr, ihr und ihr, ihr Jungfern, lebet wohl! Ich wünsch euch jetzt zu guter Letzt einen andern, der mein' Stell ersetzt: ich will mein Glück probieren, marschieren.

Ihr, ihr, ihr und ihr, ihr Brüder, lebet wohl! Hab ich euch was zu leid getan, so bitt ich um Verzeihung an. Ich will mein Glück probieren, marschieren.

aber nach meinen Erfahrungen sind vergleichbare Erlebnisse für eine Frau erforderlich.

W.W.: Können Sie das einmal konkretisieren?

W. Gädeke: Hierzu gehört, daß junge Frauen sich nicht alles von den Eltern machen lassen, daß sie in Handlungsabläufe einsteigen, die ihnen gewöhnlich nicht liegen – also zum Beispiel ein Bankkonto einrichten, sich beim Einwohnermeldeamt ummelden, Behördengänge machen, sich mit Beamten und Vorgesetzten herumärgern, Vorschriften kennenlernen, die im öffentlichen Leben wichtig sind usw. Es ist entscheidend, daß ihnen diese Dinge nicht abgenommen werden, und ich meine zusätzlich, daß es einem Mädchen sehr gut tut, einmal in ganz andere Zusammenhänge hineinzugehen.

Meine Nichte zum Beispiel ist für ein Jahr nach Südafrika gegangen, und das hat ihr zum Selbständigwerden, zum Wissen, was in diesem Teil der Welt vor sich geht, ungeheuer gutgetan. Es kann etwa eine wichtige Erfahrung sein, in der Fremde krank zu werden und keine helfenden Eltern oder näherstehenden Freunde zu haben, aber trotzdem zu sehen, daß man nicht an dieser Krankheit stirbt. Daß man das aushalten kann, daran reift man!

Es muß diese „Wanderschaft" der jungen Frau heute ja nicht so formuliert werden, wie es früher bei den Handwerksburschen der Fall war, aber die Erlebnisse der Eigenständigkeit, der Einsamkeit, der Welterfahrung sind für eine Frau heute notwendig. Es gehört meines Erachtens auch dazu, daß eine Frau eine wirkliche Ausbildung und Leistung in der Welt, Leistung für andere Menschen zu einem ihrer Lebensziele macht. Noch besser ist es, wenn die Frau die Ausbildung abschließt und wenigstens einige Jahre in diesem Beruf arbeitet, um all die Schwierigkeiten – kollegiale Zusammenarbeit, hierarchische Strukturen, Geld, Erpressung, Karrieremachen usw. –, die dort auftreten, kennenzulernen, um einmal in den leidvollen Erfahrungen, die Männer täglich erleben, darinnengestanden zu haben.

Das Ausbrechen der Frau aus der unfreien Bindung

W.W.: Wir können also festhalten: Eine Frau, die keine Berufserfahrung, Wanderung, Einsamkeitserlebnisse durchlebt hat, wird schwerlich eine genügende Ich-Entwicklung durchgemacht haben, um in einer Lebensgemeinschaft mit einem Mann bestehen zu können, und die Beziehung bricht auseinander, wenn die Frau auf die 30 zugeht.

W. Gädeke: Ich glaube ja, denn eine Lebensbeziehung, eine Lebensgemeinschaft besteht gerade darin, daß man gemeinsam an einem Orte bleibt – also genau das Gegenteil von dem, was ich eben gesagt habe. Deswegen durfte früher der Mann auch erst heiraten – mit 28 –, wenn er alles hinter sich hatte und seinen Betrieb besaß. Es ist nämlich eine völlig berechtigte Sehnsucht, das Verlangen nach Ungebundenheit und Freiheit, nach Willkür und danach, Dummheiten zu machen, solange sie nicht gleich katastrophale soziale Auswirkungen haben. Dergleichen Dummheiten sollten nur Folgen für einen selbst haben, wenn man aber in einer Lebensgemeinschaft lebt, dann trifft es gleich andere Menschen, besonders wenn Kinder da sind. – Deshalb ist es für eine Frau in jedem Fall besser, bevor sie sich in einer Lebensgemeinschaft ständig an einen Mann bindet, alle diese besprochenen Erlebnisse durchgemacht zu haben, weil sie dann nämlich das Lebensgefühl bekommt: „Ich könnte auch ohne ihn! Wenn die Beziehung zerbricht, ist das nicht mein Ende, sondern ich weiß, daß ich auch ohne meinen Mann leben kann!"

W.W.: Angenommen, eine Frau hat diese Einsamkeitserlebnisse und die damit fortschreitende Individuation nicht durchgemacht, was ja nicht selten der Fall ist, und sie lebt im vierten Lebensjahrsiebt seit längerer Zeit in einer Lebensgemeinschaft. Was wird geschehen?

W. Gädeke: Die Frau wird sich so sehr auf den Mann einstellen und sich seine Ziele zu eigen machen, auch seine Wesensart, und ihn vielleicht sogar zur Stütze ihres eigenen Selbstbewußtseins machen oder sich so an

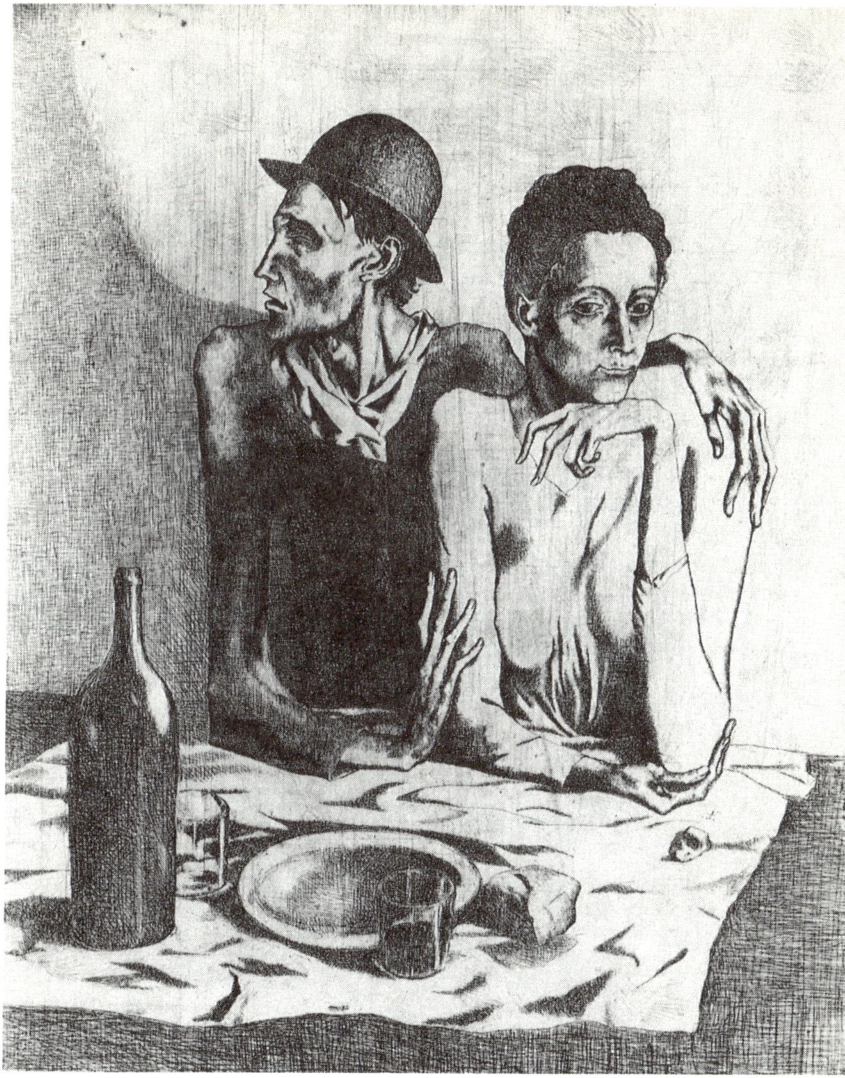

Die bescheidene Mahlzeit
Pablo Picasso (1904)

ihn hängen, daß sie das Lebensgefühl entwickelt, gar nicht ohne ihn zu können. – Dieses Bewußtsein, dieses Lebensgefühl, kann sie aber nicht über das 28.–30. Jahr hinaustragen, denn dann rebelliert sie selber dagegen. Letztlich kann sie diese Art von Unfreiheit und Bindung selber nicht aushalten.

W.W.: Das 28. Jahr ist also auch hier ungefähr die entscheidende Klippe?

W. Gädeke: Nach meiner Erfahrung liegt dieser Punkt zwischen 25 und 33. Irgendwann in diesem Zeitraum bekommen die Frauen dann einen Freiheitsrappel und lassen Mann und Kinder im Stich oder müssen noch schnell eine Ausbildung machen o.ä. Etwa um das 30. Lebensjahr herum meldet sich bei den Frauen also das, was sie vorher nicht absolviert haben, und dann wirkt es natürlich meist chaotisierend, besonders wenn aus der Lebensgemeinschaft schon Kinder hervorgegangen sind.

Die Ätherhülle: Lebensgrundlage einer Ehe

W.W.: Nun wird es für den Leser noch nicht ganz verständlich sein, warum eine Beziehung bei ungenügender Ich-Entwicklung der Frau fast gesetzmäßig auseinanderbrechen muß. – Auf der einen Seite haben wir das Freiheitsstreben und die Erstarkung des Ich-Gefühls bei der Frau Ende 20, andererseits gibt es aber etwas die Freiheit Behinderndes: die gemeinsame Ätherhülle mit dem Lebenspartner. Was ist das, wie und wodurch entsteht sie?

W. Gädeke: Das ist natürlich das Schwierigste an der Ehe, weil dieser Bereich des menschlichen Wesens am meisten unserem Bewußtsein entzogen ist. Von wesentlichen Teilen unseres physischen Körpers haben wir ein Bewußtsein. Aber die dazwischenliegende Schicht unserer Gewohnheiten, unseres Temperamentes, der Gedächtnissphäre – dieser Bereich des Ätherleibes entzieht sich weitgehend unserem Wachbewußtsein. Deswegen ist es so schwer, das zum Erlebnis zu bringen, was letztlich in einer Lebensgemeinschaft geschieht.

Es wachsen nämlich die Lebenskräfte von Frau und Mann zusammen. Äußerlich sieht es so aus, als wenn es weiterhin zwei getrennt voneinander lebende Menschen sind, aber es bildet sich in einer Lebensgemeinschaft eben doch eine gemeinsame Biographie, eine gemeinsame Erinnerung, es bilden sich gemeinsame Gewohnheiten, gemeinsame Rhythmen im Miteinander-Essen und im Miteinander-Schlafen. Das alles gehört in den Bereich der Lebenskräfte, und diese Gemeinsamkeiten schaffen eine ungeheuer starke Verbindung. Man ist sozusagen in diesem Teil des Wesens miteinander verwachsen; je länger die Beziehung dauert, um so intensiver. Man kann dann nicht mehr in gleicher Weise – wie ein Alleinstehender im vierten Lebensjahrsiebt dies noch kann – die Welt erobern und sich mit ihr auseinandersetzen, man kann nicht mehr so wie andere Menschen Einsamkeitserlebnisse durchmachen, weil man verwachsen ist.

Deswegen wirkt das aus dem Seelisch-Geistigen kommende Bestreben – für sich und autonom sein zu wollen, selber zu entscheiden, auch einmal etwas für sich machen zu können, die Welt von der eigenen Warte ansehen zu können und nicht nur immer mit oder durch den anderen Partner – dieser Lebenskräfteverbindung entgegen, und dadurch entsteht eine unheimliche Spannung, eine Zerreißprobe. Entweder bleibt dann die Ich-Entwicklung auf der Strecke und die Frau fügt sich in die Beziehung ein, verzichtet aber auf das Freiwerden ihrer selbst, oder aber die Ätherhülle, die Äthergemeinschaft leidet Schaden.

W.W.: Wie kann man einem Laien erklären, aus welchen Kräften diese Ätherhülle besteht? Wodurch wird sie gebildet? Durch gemeinsames Essen, Schlafen, durch Sexualität? Gibt es hier Prioritäten?

W. Gädeke: Man muß sich übersinnliche Kräftewirkungen vorstellen; in erster Linie sind es Lebenskräfte. Die Wirkungen dieser Kräfte erleben wir ja deutlich, z.B. indem wir uns müde oder frisch, gesund oder krank fühlen. Diese Lebenskräfte werden besonders dort erlebbar oder auch gefördert, wo das Leben rhythmisch verläuft, in Wiederholungen. Denn alles Leben ist Wiederholung, in rhythmischen Vorgängen. Ob das nun die Rhythmen der inneren Organe, die Rhythmen von Tag und Nacht, von Wachen und Schlafen sind oder die Rhythmen der Frau im Monatszyklus – alle Lebensvorgänge verlangen Rhythmen.

Von dem Augenblick an, von dem man rhythmisch miteinander lebt, indem man sich jeden Tag sieht, jeden Tag miteinander ißt, jeden Tag in einem Raume miteinander schläft – also schlafen im eigentlichen Sinne –, vom Wachen in den Schlaf übergeht, entsteht eine Gemeinsamkeit der Lebensrhythmen, d.h. die Lebenskräfte, die jeder individuell für sich hat, beginnen in einem gleichen Rhythmus zu schwingen, in gleichen Wiederholungen, im Zusammenhang mit einem anderen Menschen. – Welch große Rolle spielt es zum Beispiel für alte Ehepaare, daß sie eine gemeinsame Erinnerung über Jahrzehnte haben! Welche große Rolle spielt es, daß sie in ihrem Verhalten so aufeinander abgestimmt sind, daß sich ganze Gewohnheiten miteinander verflechten und ergänzen! All das deutet darauf hin, daß die Ätherkräfte ganz stark miteinander verwoben sind.

W.W.: Deshalb auch die bei älteren Ehepaaren oft auftretende physiognomische Ähnlichkeit?

W. Gädeke: Ja, das ist auch eine Auswirkung der Lebenskräftegemeinschaft.

W.W.: Nun sprachen Sie von gleichschwingenden ätherischen Kräften innerhalb des Ätherleibes der jeweiligen Partner. Wie ist es aber mit der gemeinsamen Ätherhülle – ist sie ein zusätzliches Kräftewesen, ein zusätzlicher geistig-räumlicher Leib?

W. Gädeke: Man muß sich das geistig-räumlich vorstellen, daß so etwas wie ein Raum gebildet wird. Etwas scherzhaft kann man es bei den Vögeln beobachten. Die Schwalben zum Beispiel sitzen alle mit einem bestimmten Abstand voneinander auf der Telegraphenleitung, ähnlich wie die Möwen auf der Mole. Sind aber zwei Schwalben miteinander *verheiratet,* dann rücken sie ganz dicht zusammen, sie sitzen sozusagen auf Tuchfühlung und schnäbeln miteinander. Da hat man eigentlich den äußeren Ausdruck für das, was als Gemeinsames um sie herum ist. Also ist es nicht nur zwischen ihnen auf Distanz, sondern dieses Zwischen wird so stark, daß es beide umgibt. Man kann es sich auch als zwei aufeinander zukommende Kreise vorstellen, die sich schließlich immer mehr durchdringen.

W.W.: Besteht diese Ätherhülle nur bei physisch-räumlicher Nähe der Personen oder wirkt sie auch über physisch-räumliche Distanz und zerfetzt nach einer gewissen Zeit der Trennung?

W. Gädeke: Zerfetzen würde ich nicht sagen, aber sie zerfällt allmählich, denn die Ätherkräfte sind an den physischen Leib, den räumlichen Körper gebunden, solange wir lebende Menschen sind. Deshalb ist es ganz sachgemäß, daß man auch im Rechtlichen die Ehe als „Lebensgemeinschaft unter gemeinsamer Haushaltsführung" definiert. Die Ätherhülle bedarf also auch der räumlich zusammenlebenden Menschen; das, was auf Distanz möglich ist, ist die seelisch-geistige Beziehung, die vom Raum unabhängig ist.

Andere Äthergemeinschaften

W.W.: Bilden sich auch zwischen anderen Personen Ätherhüllen, also zwischen Eltern und Kindern, Geschwistern oder anderen Menschengemeinschaften?

W. Gädeke: Ganz sicher! Es gibt viele solcher Äthergemeinschaften, natürlich gehört die ganze Familie mit den Kindern dazu, besonders wenn die Kinder noch klein sind. Aber auch Berufskollegen entwickeln anfänglich eine Ätherhülle, und zwar dann, wenn sie viel miteinander zu tun haben, demzufolge gemeinsame Gewohnheiten und Rhythmen entwickeln. Aber das ist meist nicht so stark, da sie im allgemeinen nicht miteinander essen und schlafen.

W.W.: Also tritt diese Ätherhülle anfänglich auch schon bei Freundschaften auf, bei denen noch keine Gemeinsamkeit von Tisch und Bett vorhanden ist?

W. Gädeke: Ja, ganz anfänglich – insofern sie sich wiederholt treffen. Eine gewisse Wiederholung liegt ja meist vor, und man muß dasjenige, was mit den Lebenskräften zusammenhängt, immer unter einem langen zeitlichen Aspekt sehen. Es ist keine Frage von Stunden, sondern von Monaten und Jahren, und diese Ätherhülle kann sich durchaus auch bei solchen

Menschen bilden, bei denen man normalerweise nicht von einer Ehe sprechen würde.

Zwischen Zwang und Freiheit innerhalb einer Lebenskräftegemeinschaft

W.W.: Wie kommt es nun, daß diese Ätherhülle eine freiheitliche Beziehung behindern kann, daß diese Ätherhülle von der Frau als Zwang erlebt werden kann?

W. Gädeke: Wenn die Individualität sich zur Freiheit entwickelt und die Einsamkeits- und Selbständigkeitserlebnisse durchgemacht hat, kann sie sich in diese Lebenskräftegemeinschaft hinein aus Freiheit binden. Wenn aber dieses Erlebnis vorher nicht vollständig eingetreten ist, dann sehnt sich das Ich immer danach, es nachzuholen. Es kann aber diese Art von Einsamkeitserlebnissen nicht mehr nachholen, weil der Mensch in seinen tieferen Schichten so sehr eingebunden ist.

Also das Ich muß sich nicht das gesamte Leben in derselben Freiheitssituation befinden, aber es muß das Erlebnis gehabt haben: „Diese Bindung, diese Lebensgemeinschaft, dieses Zusammenwachsen zu dieser Ätherhülle habe ich aus Freiheit gewollt. Und wenn die Ätherhülle zerbricht, durch Tod oder Scheidung, dann kann ich trotzdem weiterleben, dann bin ich trotzdem eine Einheit." Dieses Erlebnis tritt nicht ein, wenn man aus einer Abhängigkeit in die Lebensgemeinschaft hineingegangen ist.

W.W.: Aber die Ätherhülle wirkt über die Souveränität der Menschen in einer Lebensgemeinschaft stark bestimmend, die bis zum Ende des vierten Lebensjahrsiebts noch keine genügende Ich-Entwicklung durchgemacht haben?

W. Gädeke: Genauso ist es. Wenn das Ich aber vorher entwickelt ist, kann die Bindung mit einem Partner freiwillig gewollt werden. Dann ärgert sich das Ich nicht mehr über die eingegangene Bindung, weil es vorher die Freiheit erlebt hat. Deswegen sind diese Willkür- und Freiheitserlebnisse im vierten Lebensjahrsiebt so wichtig.

Es ist fernerhin für das Ich notwendig, den Sinn der Ehe zu verstehen, damit es diese Ätherleib-Gemeinschaft nicht bloß als Zwang und Gefängnis erlebt, sondern als etwas, was das Ich einmal gewollt hat und ständig will – um eines bestimmten Zieles wegen. Denn alles das, was ich will – weil ich weiß, warum ich es will –, kann mich nicht zwingen! Also diese Bindung, diese Ätherhülle, ist nur scheinbar eine Unfreiheit, weil man sie nicht versteht und nicht weiß, warum man sie will.

Insofern kann man diese Frage nur beantworten, wenn man gleichzeitig den Sinn der Lebensgemeinschaft versteht und als persönliches Ideal anstrebt und deswegen will. Dann braucht sich das Ich überhaupt nicht unfrei zu fühlen.

Partnerbeziehungen im vierten Lebensjahrsiebt: Zwischen Selbstbestimmung und Geborgenheit

W.W.: Nehmen wir ein mögliches Beispiel für Ihre Eheberatung: Mann und Frau, beide Anfang 20, treffen sich in der U-Bahn, verlieben sich und wollen zusammenbleiben – eine Lebensgemeinschaft steht an. Was raten Sie?

W. Gädeke: Sie sollen ruhig ihre Beziehung pflegen und vor allem gemeinsam ihre geistige und seelische Gemeinsamkeit aufbauen, aber möglichst vorsichtig, möglichst zurückhhaltend in allem sein, was bis ins Ätherische geht – also was leibliche Wiederholungen sind. Natürlich ist es heutzutage unmodern, so etwas zu sagen, aber in dem Moment, in welchem die geschlechtliche Gemeinsamkeit zur selbstverständlichen Regel wird, entsteht diese Lebenskräftegemeinschaft unweigerlich. Man kann dann noch so sehr betonen, man sei nicht verheiratet oder dergleichen, man ist in dem Moment, in welchem eine Lebenskräftegemeinschaft entsteht, de facto verheiratet.

Was man früher von außen verlangt hat – eine Verlobungszeit, in der man nur auf Distanz miteinander umgeht –, kann wieder aus Einsicht, wenn es wirklich verstanden wird, angestrebt werden, damit eben trotz dieser Freundschaft die besprochenen Einsamkeits- und Freiheitserlebnisse durchgemacht werden können. Das geht!

W.W.: Wie würde diese Zeit zwischen Kennenlernen und Begründung einer Lebensgemeinschaft aussehen? Würden Sie zum Beispiel raten, daß man nicht in eine Wohnung zusammenzieht?

W. Gädeke: Das auf alle Fälle! Soweit die jungen Menschen dafür überhaupt ein Ohr haben, würde ich immer sagen: „Zieht nicht zusammen, denn dann heiratet Ihr, Ihr seid aber im Grunde noch nicht so weit, daß Ihr wirklich heiraten könnt! Versucht Eure Beziehung so zu halten – auch im Körperlichen –, daß sie nicht in diese absolute Bindung kommt, und versucht erst einmal, Euch gegenseitig zu helfen, diese Freiheit und Ungebundenheit trotzdem durchzumachen, obwohl Ihr befreundet seid." – Manchmal ist es ganz hilfreich, wenn man nicht in derselben Stadt wohnt, aber dann nicht telefoniert, sondern Briefe schreibt, um dadurch die Beziehung auf eine objektive Ebene zu heben, zum Beispiel sich darüber auszutauschen, was Ehe überhaupt ist: „Wollen wir heiraten? Warum denn? Was ist da unsere Sehnsucht? Was ist Ziel? Was ist bloßer Wunsch?"

Also es gibt ungeheuer viel, was man miteinander austauschen kann. Man kann auch wunderbare Reisen miteinander durchführen und sich die Natur und die Kulturgüter der Welt anschauen. Es gibt ja viele Möglichkeiten, eine solche Freundschaft zu pflegen, ohne daß man deswegen gleich eine Lebensgemeinschaft begründen muß. Aber im allgemeinen sind junge Leute in diesem Alter natürlich keineswegs davon abzubringen, zusammenzuziehen. Aber solange es nicht eingesehen wird, müssen eben diese krisenhaften Entwicklungen am Ende der zwanziger Jahre eintreten, solange müssen die ungeheuren Brüche in einer Lebensgemeinschaft entstehen, bei denen dann die einzelnen Bestrebungen so unvereinbar gegeneinander gehen: das Streben nach Freiheit und Selbstbestimmung einerseits, und das Streben nach Beziehung, Nähe, Vertrautheit und Geborgenheit andererseits. Und das kann ganz fürchterlich in einem Menschen miteinander kämpfen bzw. zwischen den Partnern einer Lebensgemeinschaft.

W.W.: Können diese Empfehlungen nicht als eine neue Prüderie mißverstanden werden – also Beziehungen ohne Sexualität? Ist es so gemeint?

W. Gädeke: Tja, das ist so eine Sache, denn es hat mit Prüderie nicht viel zu tun. Ich sage nicht, Sexualität dürfe nicht sein! Sondern ich sage – so wie Rudolf Steiner alle sozialen Gesetzmäßigkeiten formuliert –, je mehr es gelingt, aus einer solchen Jugendfreundschaft die Sexualität zunächst auszuklammern, je mehr es gelingt, im Körperlichen rein in der Zärtlichkeit zu verbleiben, desto freier und leichter und um so harmonischer wird die Ich-Entwicklung des einzelnen und auch die Entwicklung der Gemeinschaft selber. Wie weit der einzelne Sexualität vermeiden kann, ist sein individuelles Problem oder Schicksal. Ich sage auch nicht, daß das sein muß, nur, wenn es nicht vermieden werden kann und sie unbedingt zusammenziehen müssen, dann werden daraus die Folgen entstehen, die ich beschrieben habe. Es hat also gar nichts mit Prüderie oder moralischem Zeigefinger zu tun, sondern es ist einfach eine Folge ...

W.W.: ... weil die Ätherhülle sich bildet?

W. Gädeke: Ja – denn das Zusammenwachsen erfolgt unweigerlich.

W.W.: Aber bilden sich durch gemeinsame Reisen – die Sie empfehlen – nicht auch anfänglich Ätherkräfte zwischen den befreundeten Partnern?

W. Gädeke: Anfänglich natürlich, weil man ja schon hin und wieder von morgens bis abends miteinander lebt. Das sollte man ruhig auch ein bißchen ausprobieren, warum denn nicht? Es ist nicht unwichtig, den anderen Partner – nicht wie bei einer früheren Verlobung am Wochenende auf dem steifen Sofa – auch schon in alltäglichen Situationen zu erleben. Insofern ist es gut, zusammen zu verreisen – aber das heißt ja noch nicht, daß man ständig miteinander leben muß.

Wenn die Frau in die Welt zieht ...

W.W.: Der wichtigste Punkt bei unserem als Beispiel genommenen jungen Pärchen ist doch wohl, daß Sie der Frau raten würden, bevor eine Lebensgemeinschaft begründet wird, in die Welt zu ziehen, sagen wir für ein Jahr?

W. Gädeke: Ja, so ungefähr, allerdings würde ich die Zeit nicht quantifizieren. Es kann sein, daß das Entscheidende innerhalb von einem Jahr

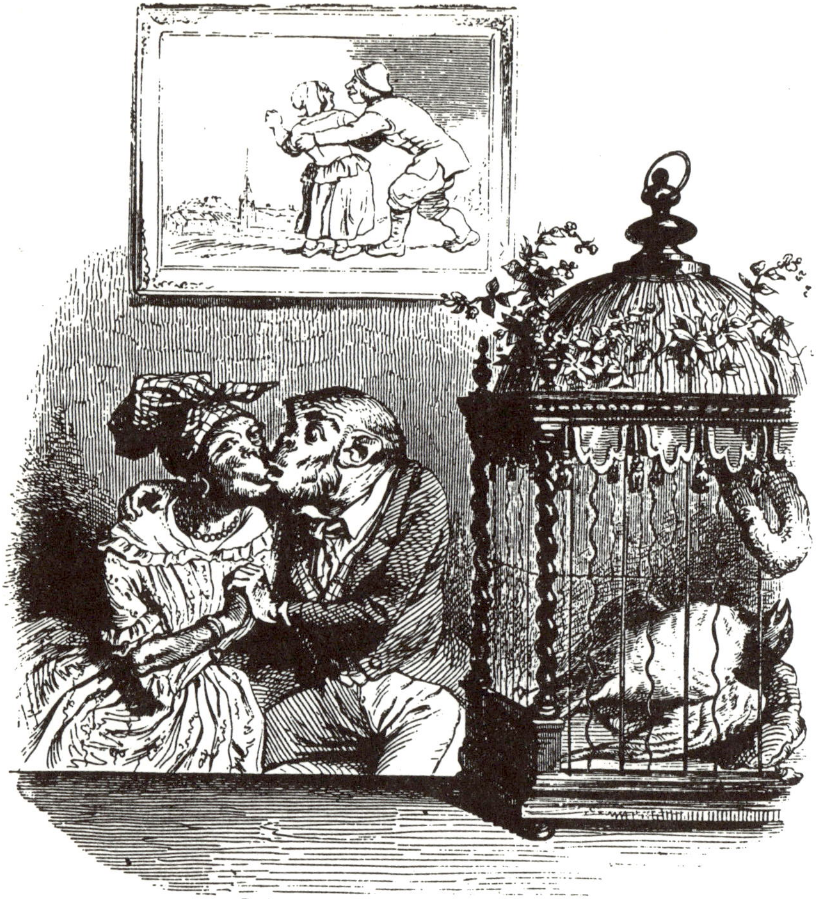

Es gibt keine schöne Gefangenschaft
und keine häßliche Liebschaft
Grandville (1844)

geleistet ist, genauso gut ist es aber möglich, daß es nach zwei Jahren noch nicht geleistet ist. Das ist ein individueller Vorgang. Man muß schauen, was währenddessen innerlich an Freiheit erreicht ist, was an Weltsehnsucht, Wandertrieb, Ungebundenheit wirklich befriedigt ist.

Ich möchte einmal ein persönliches Beispiel nennen: Als Jugendlicher und Student war ich ein leidenschaftlicher Tänzer, und plötzlich mit 25 Jahren war es vorbei. Ich hatte das Gefühl, es nicht mehr nötig zu haben, rauschende Ballnächte durchzutanzen. Nicht weil mich irgendwer davon überzeugt hatte oder aus Askese, sondern es war eben vorbei. Zusätzlich hatte ich das Gefühl, ruhiger im Leben stehen zu können und nicht, etwas verpaßt zu haben. Als wenn es ein Maß an Freiheit und Ungebundenheit gibt, das man eben auskosten muß. Ein anderer empfindet ähnliches vielleicht in bezug auf Reisen, bis er es nicht mehr braucht. Aber ich würde das nie unter dem erzwungenen, asketischen, miesepetrigen – mit dem Gesicht bis an den Bauch – Aspekt betrachten.

W.W.: Kehren wir noch einmal zu unserem Pärchen zurück: Die Frau macht sogar zu entsprechender Zeit den entscheidenden richtigen Schritt, an einen anderen Ort zu gehen, um ihr Ich zu entwickeln. Wird nicht in den meisten Fällen – da die Frau gerade erst lernen muß, ganz für sich allein im Leben zu stehen und, wie Sie sagten, von ihrer Konstitution her immer einer Beziehung zustrebt – die Frau den Partner am fernen Ort verlassen und, weil sie das Alleinsein am fremden Ort nicht aushält, einen neuen Partner suchen?

W. Gädeke: Dann ist das ein Zeichen dafür, daß diese Beziehung nicht tief und reif genug war – und dann ist es auch in Ordnung, daß sie auseinandergeht. Es war dann eine Beziehung, die sehr wohl dazu angetan war, eine Freundschaft zu bilden, nicht aber eine Lebensgemeinschaft. Hinzu kommt, daß man mit denjenigen Menschen, die man in der Jugend trifft, ohnehin viel zu stark verbunden ist. Man ist oft gar nicht frei genug, um wirklich eine Lebensgemeinschaft einzugehen. Schicksalsmäßig können richtige Verhakungen vorliegen. Man erlebt dies immer wieder bei Jugendfreundschaften, wenn zum Beispiel richtige Haßlieben auftreten, wenn sie nicht voneinander lassen, aber auch nicht zusammenleben können.

W.W.: Diese Haßlieben und ähnliche problematische Jugendfreundschaften, was sind das – näher betrachtet – für Beziehungen?

W. Gädeke: Dazu müßte man den Gedanken der Reinkarnation mit hinzunehmen. Je mehr in den vergangenen Inkarnationen vorgefallen ist – an Intensität, an Problematik einer Beziehung –, desto intensiver ist das Schicksal in diesem Leben. Aber je näher und intensiver das Schicksal von Natur aus ist, desto schwieriger sind die Vorzeichen für eine Ehe oder Lebensgemeinschaft. Denn um aus Einsicht und Freiheit eine Bindung zu wollen, braucht man im Grunde schicksalsmäßig ungeheuer viel Freiheit untereinander. Wenn die Bindung aber schon durch das Schicksal vorgeprägt, karmisch dicht und fest ist, dann hat man nur wenig Gestaltungsmöglichkeit und keine Freiheit mehr.

Rudolf Steiner hat einmal in einem Gespräch anläßlich der Münchener Proben zu den Mysteriendramen gesagt – anhand einer Gestalt, die in diesen Mysteriendramen vorkommt – , daß es heutzutage sogar nicht nur schlecht sei, einen leiblichen Verwandten zu heiraten, sondern auch Geschwister oder Verwandte aus vergangenen Leben. – Also das ist für mich ein Hinweis darauf, daß karmische Nähe eher gegen eine Lebensverbindung spricht. Man kann das auch manchmal bei Jugendfreundschaften sehen, wie ungeheuer ähnlich – bis in die Physiognomie hinein – ein Paar sich ist, obwohl sie nicht miteinander verwandt sind. Es gibt zum Beispiel ein Jugendbildnis von Assja Turgenieff und ihrem Mann A. Belyj – das ist frappierend. – Also bei diesen Jugendfreundschaften würde ich immer zur Vorsicht raten, das ist ein altes Schicksal und eher dazu angetan, keine Lebensgemeinschaft zu gründen.

Die Unvereinbarkeit von Ich-Findung und Anlehnungsbedürfnis

W.W.: Ist es heutzutage für eine Frau im dritten und vierten Lebensjahrsiebt wichtiger, ihre Ich-Erlebnisse zu machen als ihre Beziehung aufrechtzuerhalten, falls beides zusammen nicht möglich ist?

W. Gädeke: Auf jeden Fall eher, als unter allen Umständen diese eine Beziehung aufrechtzuerhalten. Das fällt natürlich den Mädchen und Frauen besonders schwer. Aber wenn sie sich in ihrem innersten Streben fragen, dann können sie sich auch sagen: „Ja, eigentlich will ich das!" Es steht dem oft nur ihr seelisches Streben nach Beziehung bzw. Aufrechterhaltung dieser Beziehung entgegen.

W.W.: Ist für eine Frau eine Beziehung zum ewigen Anlehnen in jeder Leidenssituation einerseits und Ich-Findung durch Einsamkeitserlebnisse andererseits heute unvereinbar?

W. Gädeke: Ich bin davon überzeugt, daß es für eine Frau heute so nicht mehr möglich ist. Natürlich gilt das gleiche für den Mann, das ist kein wesentlicher Unterschied. Nur kann sich der Mann auch innerhalb einer Beziehung so viel Freiheit nehmen, soviel Einsamkeit erleben, wie eine Frau das niemals in einer Beziehung kann.

Praktische Ratschläge für Jugendfreundschaften

W.W.: Damit eine Jugendfreundschaft nicht auseinanderbricht, wenn die Frau auf Wanderschaft geht: Welche praktischen Tips geben Sie für die Überbrückungszeit?

W. Gädeke: Der genannte Briefwechsel ist ganz sicher etwas Gutes, weil er die Beziehung verobjektiviert und in eine höhere geistige Ebene hebt, was in einem schnellen Telefongespräch nicht möglich ist. Im Brief muß man lernen, sich konkret und klar auszudrücken, man hat zusätzlich die Möglichkeit, auf den anderen langsam zu reagieren und nicht aus dem Augenblick heraus. Das gibt die Chance, die Beziehung stärker zu kultivieren.

Sehr wichtig für diese Überbrückungszeit ist die Pflege der seelischen Gemeinsamkeit. Wie läßt man zum Beispiel brieflich Anteil nehmen an dem, was man selber erlebt? Das ist ganz wesentlich. Dieser Austausch, das gegenseitige Anteilnehmen am Seeleninhalt des anderen, ist auch für die Ehe von großer Bedeutung.

Im Briefwechsel können auch die geistigen Fragen behandelt werden: „Was ist der Sinn des Lebens für Dich, für mich? Haben wir einen gemeinsamen Sinn? Haben wir Ideale? Was sind überhaupt Ideale? Welche Ideale wollen wir gemeinsam verwirklichen?"

W.W.: Was ist für diese Überbrückungszeit weiterhin von Bedeutung?

W. Gädeke: Wenn man im brieflichen Austausch über geistige Fragen so weit kommen kann, dann sollte man sich auch die Frage nach dem Religiösen vorlegen, zum Beispiel sollte man sich fragen, ob man den Schritt vollziehen will, füreinander zu beten oder sich in einem Spruch oder Meditationsinhalt verbinden will. Die Möglichkeiten, die Beziehung durch den seelisch-geistigen Austausch zu pflegen, sind also ungeheuer reichhaltig.

Es heißt ja nicht, daß man sich nie treffen soll, aber durch den seelisch-geistigen Austausch verlagert man das Schwergewicht der Beziehung in den Bereich, in welchem man am ehesten frei ist.

W.W.: Nehmen wir nochmals unser verliebtes U-Bahn-Pärchen: In der Situation der Verliebtheit werden sie sich natürlich für all diese Dinge – nicht zusammenzuziehen, Ich-Findung durch Alleinsein usw. – herzlich wenig interessieren. Was müßte also geschehen, damit diese für eine Beziehung existentiell wichtigen Angelegenheiten berücksichtigt werden?

W. Gädeke: Ich versuche seit zwölf Jahren, Ehekurse für Jugendliche zu geben, habe sie auch durchgeführt und bin natürlich auf die Wirkung – wenn man das so sagen darf – gespannt. Fernerhin habe ich in der individuellen Beratung eine ganze Reihe von Gesprächen mit Jugendlichen geführt. Wie weit dann die Kraft reicht, das Besprochene auch durchzuführen, ist eine andere Frage. Aber selbst wenn sie es nicht schaffen, so wissen sie doch, daß sie es selber so gewollt und sich die Folgen selber zuzuschreiben haben. Sie können nicht mehr ein blödes Elternhaus oder die dumme Gesellschaft verantwortlich für ihre Misere machen.

W.W.: Also das Wissen aller mit der Ehe zusammenhängenden Fragen muß in das allgemeine Kulturbewußtsein hinein, und zwar bevor junge Menschen eine Lebensgemeinschaft gründen?

W. Gädeke: Ja, soweit wie möglich. Ich spreche auch im Religionsunterricht der höheren Klassen über derartige Dinge. Eine Art Biographie- und Gemeinschaftskunde, eine Kunde von der Gemeinschaft der Geschlechter, muß einfach beigebracht und gelernt werden! Und da gibt es eben verschiedene Dinge und Gesetzmäßigkeiten, die sollte jeder Mensch lernen. Wie er dann damit umgeht, das ist seine Angelegenheit – er ist mündig und

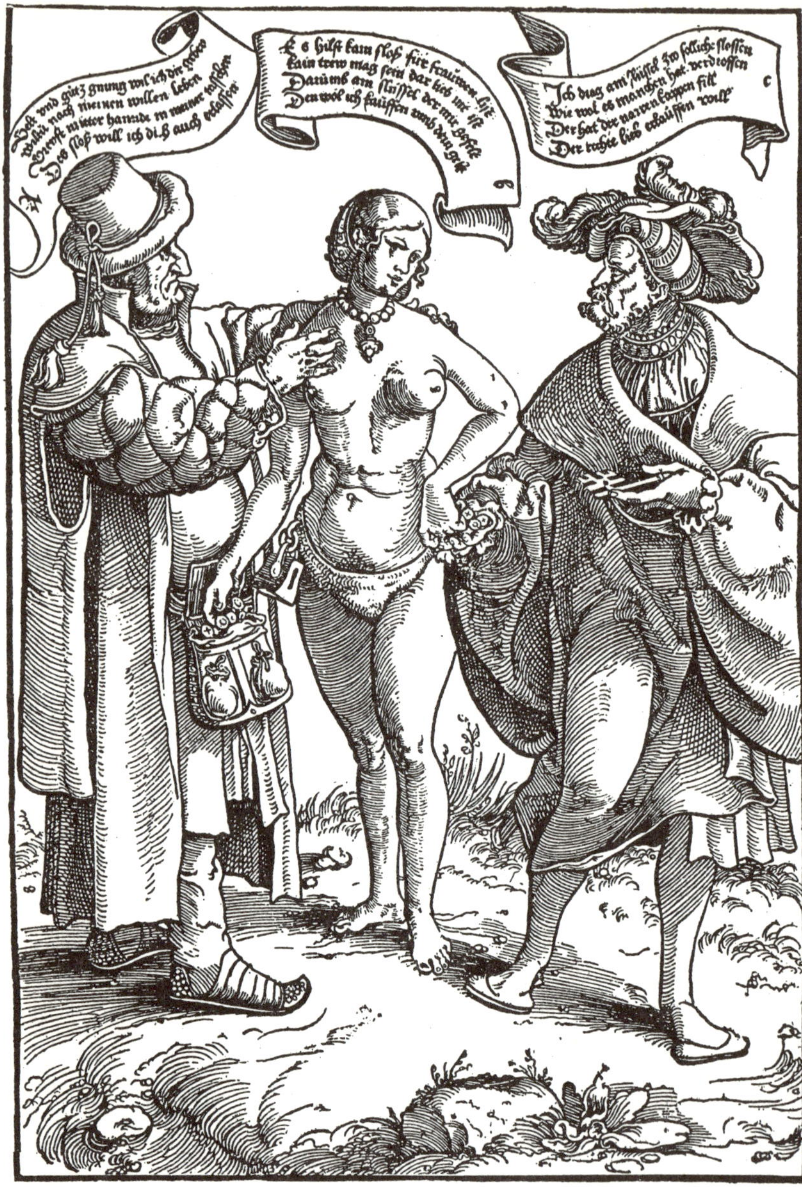

Ein Sittenbild
Hans Baldung Grien (um 1525)

frei –, und in unserer Gesellschaft darf man das nicht mehr von außen erzwingen, auf diese Weise kann es kein Ideal mehr sein.

Aber es gibt genügend junge Menschen, die für die Eheproblematik doch schon sehr erwacht sind, so daß sie um sich herum und an sich selber bemerken, wie überall die Beziehungen zerbrechen – aber sie wissen nicht warum! Insofern ist die Sensibilisierung auf diesem Felde sehr hoch, und das ist die Chance, daß echte Kenntnis und echter Rat doch einiges für die Zukunft bewirken können.

Eine Lebensgemeinschaft zwischen jüngerer Frau und älterem Mann – ein Beispiel

W.W.: Nehmen wir einen anderen möglichen Fall einer Lebensgemeinschaft: Ein Mädchen, noch keine 20, ihr Vater ist früh verstorben, deswegen hat sie starke Sehnsucht zu einem Mann, ein doppelt so alter Mann reißt sie sich unter den Nagel. Ist es zu hart zu behaupten, daß eine solche Ehe von seiten der Frau nur in Gefolgschaft geführt werden kann, da sie keine Möglichkeit hat, in dieser Lebensgemeinschaft ihr Ich zu entwickeln, oder andererseits, daß diese Ehe auseinanderbricht, wenn die Frau Ende 20 ist?

W. Gädeke: Ich habe noch nicht erlebt, daß eine derartige Ehe bzw. eine entsprechende Lebensgemeinschaft nicht zerbricht. Ich will nicht behaupten, daß es so eine Ehe nicht gibt – aber ich habe noch nicht erlebt, wenn ein Mädchen mit 17, 18 Jahren eine Lebensgemeinschaft mit einem älteren Mann eingeht, der meinetwegen zehn Jahre älter ist und seine Ich-Entwicklung schon weitgehend auf männliche Weise absolviert hat und das Mädchen sozusagen zur Konkubine wird, daß so eine Ehe nicht zerbricht. Nach meinen Erfahrungen – ich habe da konkrete Schicksale vor mir – zerbricht die Ehe sogar viel früher, also wenn die Frau Mitte 20 ist. Ich will es keineswegs verallgemeinern, aber so habe ich es erlebt.

Die drei Möglichkeiten im Verlauf einer Ehe

W.W.: Wir können aus dem eben Besprochenen also ein Fazit ziehen, das nur Gültigkeit für jüngere Menschen, für die heutige Zeit und den mitteleuropäischen Raum zu haben braucht: Es gibt im Prinzip nur drei Möglichkeiten – eine vierte wäre noch zu besprechen – einer Lebensgemeinschaft:

a) die Frau hat vor Begründung einer Lebensgemeinschaft ihr Ich in genügender Weise entwickelt, Gleiches gilt selbstverständlich für den Mann, so daß die Möglichkeit einer erfüllten lebenslangen Einehe besteht;

b) die Frau tritt in einem zu jungen Alter in eine Lebensgemeinschaft ein, hat ihre notwendige Ich-Entwicklung nicht absolvieren können, die Ehe zerbricht aber nicht, da die Frau kuscht;

c) die Ehe zerbricht.

W. Gädeke: So könnte man es sagen, ja!

W.W.: Wenn auch die Ehescheidungen rasant steigen, zusätzlich immer weniger Ehen geschlossen werden, so wird es aber doch noch einige intakte Ehen geben, die nicht hohl und leer sind, bei denen die Frau ohne diese Ich-Entwicklung in jüngeren Jahren in die Lebensgemeinschaft eingetreten ist. Muß sich dieses Ehepaar aufgrund der drei oben genannten Möglichkeiten sagen lassen, daß die Frau kuscht und der Mann dominiert?

W. Gädeke: Das würde ich nie so allgemein sagen, auch wenn es statistisch richtig ist – aber individuell braucht es nicht richtig zu sein. Denn es gibt natürlich auch die Möglichkeit, daß man innerhalb einer Ehe bestimmte Entwicklungen nachholt, so wie man auch in der Schule nachsitzen kann. Bestimmte Fähigkeiten kann man auch noch später erlernen, aber nur unter sehr großen Mühen und Schwierigkeiten.

Also ich will nicht behaupten – nehmen wir an, ein Ehepaar hat mit 22 Jahren unter diesen Umständen geheiratet, nun sind sie beide 30, und der Freiheitsrappel der Frau geht plötzlich los, der des Mannes vielleicht auch, wenn er seine Ich-Entwicklung noch nicht genügend durchgeführt hat –, daß es völlig unmöglich ist, nach zehn Jahren Ehe noch etwas nachzuholen, aber das verlangt im allgemeinen eine außerordentliche kenntnisreiche Begleitung und Hilfe. Denn die allermeisten Menschen wissen doch gar nicht, woran es liegt, daß es schief geht.

Am Grabe aller Zivilisation

W.W.: Das heißt aber dann doch, daß man ein außerordentlich schwarzes oder vielmehr realistisches Fazit aus den zwischenmenschlichen Beziehungen der heutigen Zeit ziehen muß, daß es ohne eine klare Erkenntnis dessen, was die gesamten Ehefragen betrifft, auf dem Felde der Ehe überhaupt nicht mehr weitergehen kann. Können wir auf die Eheprobleme auch ein Wort Rudolf Steiners beziehen, daß, wenn bis zum Jahrtausendende die gesamte Kultur nicht von der Anthroposophie befruchtet ist, wir am Grabe aller Zivilisation stehen? Und heißt dies, daß die Zahl der Ehescheidungen immer stärker ansteigen wird? (GA 240, Dornach 1977, 19.07.1924, S.183; 27.08.1924, S.307)

W. Gädeke: Ich bin davon überzeugt, daß ohne eine geistige Erkenntnis die Lebensgemeinschaften von Mann und Frau auf Dauer nicht mehr menschenwürdig führbar sind. Allerdings ist es wiederum nur ein Durchschnittswert, individuell kann es ganz anders ablaufen, wenn zum Beispiel Menschen noch aus alten Kräften leben.

Ich kenne ein Ehepaar, daß seit 18 Jahren verheiratet ist. Bis sie die Anthroposophie kennengelernt haben, hat es lange gedauert, aber sie haben ungeheuer viel ausgehalten, weil sie noch so urgesund waren, noch so viel an sozialen Kräften mitgebracht haben. In einzelnen Fällen gibt es das!

Aber schauen Sie sich um, wo geht es denn? Höchstens bleibt man noch aus sozialen Zwängen zusammen, also zum Beispiel die Bäuerin und der Bauer, weil sonst ihr Betrieb kaputtgeht oder aus anderweitigen wirtschaftlichen Zwängen oder weil die Frau keine Alternative hat. Das gibt es noch überall! Aber auch das wird es in Zukunft immer weniger geben.

W.W.: Welche Art Kräfte sind es, aus denen die heutigen älteren Ehepaare noch schöpfen, und warum gehen sie zu Ende?

W. Gädeke: Ein Teil dieser Kräfte sind die sozialen Instinkte, zum Beispiel das, was die Menschen verbindet, weil sie zum selben Volk gehören, oder wenn sie in derselben Landschaft aufgewachsen sind und denselben Dialekt sprechen. Das verbindet! Es sind alle die Kräfte, die aus der natürlichen Gemeinsamkeit stammen und die letztlich die Wirkung derjenigen geistigen Wesen sind, die Rudolf Steiner die Gruppenseelen nennt, die durch die Blutsbande der Menschen gewirkt und sie seelisch verbunden haben. Und deren Wirken hört auf, sie ziehen sich zurück. Das ist der tiefere Grund, warum die Menschen vereinsamen und immer unsozialer werden. Es ist aber eine notwendige Entwicklung, damit sich überhaupt die Bewußtseinsseele des Menschen entwickeln kann, d.h. die stärkere Möglichkeit des menschlichen Ich, sich dem rein Geistigen zuzuwenden.

Die vierte Möglichkeit: Ich-Findung innerhalb der Ehe

W.W.: Einen Punkt möchte ich noch vertiefen, die vierte Möglichkeit der Führung einer Lebensgemeinschaft, die Möglichkeit der Ich-Findung in einer Ehe! Gibt es zusätzlich zu den drei genannten Möglichkeiten, eine Lebensgemeinschaft zu gestalten, eine vierte, die darin besteht, daß die nicht stattgefundene Ich-Findung der Frau, vielleicht auch die des Mannes, in einer Ehe nachgeholt werden kann, ohne daß diese Lebensgemeinschaft zunehmend verflacht oder gar zerbricht? Sie sprachen es schon an, daß es möglich wäre, wenn auch schwer. Wie müßte dies praktisch und im einzelnen von den beiden Lebenspartnern gestaltet werden?

W. Gädeke: Sicherlich gibt es hierzu Möglichkeiten, das bedarf aber der schon erwähnten gediegenen Eheführung, damit die Partner es schaffen. Es hängt viel davon ab, wie die Ehe bisher verlaufen ist und vor allem, wie viele Kinder da sind. – Nehmen wir einen Fall, der mir vor Augen steht, wo die Frau mit annähernd 21 Jahren bereits drei Kinder hat und dann keine mehr. Diese jungen Leute wollen auch ungeheuer viel Beratung annehmen, weil sie begriffen haben, daß sie einen schweren Start hatten. Jetzt sind sie Mitte 20, sie will eine Ausbildung machen, und er ist sozusagen Hausmann.

W.W.: Ein Softie?

W. Gädeke: Nein, ein Softie ist er nicht, ganz und gar nicht, er ist ein typisch männlicher Mann – intellektuell und willenshaft! Wenn sie alle beide einsehen, daß diese intensive Eheberatung eine Notwendigkeit ist, dann haben sie sicher eine Chance.

W.W.: Aber was muß die Frau für ihre Ich-Findung in der Ehe tun; weggehen, eine Ausbildung machen ...?

W. Gädeke: Sie kann dasjenige, was sie vorher versäumt hat, nicht hundertprozentig nachholen. Diese Freiheit, die man im vierten Lebensjahrsiebt ohne Mann und Kinder haben kann, die kann man mit Mann und Kindern – bei aller Liebe, bei aller Rücksichtnahme, bei allen Freiheiten, die man sich gönnt – nicht wieder einholen. Aber *etwas* ist in dieser Richtung möglich: also daß sie eine Ausbildung macht und im Zuge dessen auch andere Personen kennenlernt, andere Beziehungen und Freundschaften pflegt. Natürlich ist dies eine Belastung für die Ehe, denn es bedeutet, daß es der Zeit der Gemeinsamkeit abgeht.

W.W.: Nun nehmen wir aber einmal den Fall, daß die Kinder noch so klein sind, daß sich die Frau unbedingt um sie kümmern muß. Gibt es nicht Tips, praktische Ratschläge, die Sie geben könnten, daß eine Frau in dieser Beziehung trotzdem ihr Ich weiterentwickelt? Wäre es zum Beispiel angebracht, daß die Frau geistige Leistungen irgendwelcher Art vollbringt, für sich, für andere, um so in einem kleineren täglichen Zeitraum, den ihr Ehe und Kinder lassen, ihre Ich-Entwicklung weiter voranzutreiben? Also ich denke an eine Beschäftigung, die sie ganz alleine absolvieren muß, ohne daß ihr Mann ihr auf irgendeine Weise hilft.

W. Gädeke: Ja, das wäre natürlich eine Möglichkeit, wenn es geht, daß die Frau sich im Hause fortbildet, sei es durch Fernstudium oder eine andere selbständige Beschäftigung mit irgendwelchen geistigen Inhalten – Anthroposophie, Religion oder was es auch sei. Wenn es auf ihrem eigenen Mist gewachsen ist, wenn sie es tut, weil sie es will, für sich und nicht im Hinblick auf den Mann, weil der es verlangt oder in dem entsprechenden geistigen Arbeitsfelde darinnensteckt, wenn sie es also aus eigensten innersten Impulsen vollbringt, dann kann das natürlich der eigenen Ich-Entwicklung dienen.

Bloß wenn die Kinder altersgemäß noch im ersten Lebensjahrsiebt sind, ist ihr Ätherleib noch ungeboren und ihre Ätherhülle noch mit der der Mutter verschmolzen. Es ist dann für die Frau in dieser Zeit ungeheuer schwierig, diese Bewußtseinsleistung – die sie für geistiges Arbeiten bräuchte – zu erbringen, weil die Lebenskräfte es nicht hergeben. Manche Frauen drücken es sogar so aus, daß man, wenn man schwanger ist oder stillt, sich als Frau in einer Art Kuh-Stadium befände. Weil sich die Lebenskräfte so ungeheuer stark entfalten müssen, ist notwendigerweise die Bewußtseinsseite eingeschränkt. Es kann im Extremfalle sogar während einer Schwangerschaft so weit gehen, daß manche Frauen das Gefühl haben: „Ich bin gar nicht da!“ Sie bekommen richtige Verdrängungserlebnisse.

W.W.: Dann führt diese Kulmination der Beanspruchung der Frau während der Schwangerschaft und der Stillzeit fast notwendigerweise zu Ehekrisen?

W. Gädeke: Natürlich! Das Ich-Erlebnis, die Ich-Entwicklung, die Ich-Befreiung ist immer an Bewußtseinsvorgänge gebunden – und das sind Todesvorgänge. Ich will aber nicht sagen, daß es für eine Schwangere oder eine Frau mit kleinen Kindern nicht möglich ist, dergleichen Bewußtseinskräfte aufzubringen, aber es ist sehr schwierig.

W.W.: Würden Sie aber trotzdem raten – wohlgemerkt immer die weitere Ich-Findung einer jungen Ehefrau im Auge –, daß eine Frau während der Schwangerschaft, der Stillzeit und der Phase, in der die Kinder noch sehr klein sind, an kürzeren Momenten des Tages, vielleicht eine Stunde, sich mit geistigen Inhalten beschäftigt, also bewußt Todesprozesse in Kauf nimmt?

W. Gädeke: Es ist dann natürlich die Frage, ob es unbedingt Mathematik sein muß und ob es nicht besser wäre, Märchen zu lesen, sich mit den Mythen der Völker zu beschäftigen oder mit irgend etwas, das den Lebenskräften noch näher ist.

W.W.: Das spornt aber nicht die Leistung der Frau an, die sie für ihre Ich–Entwicklung braucht. – Ich denke an eine kriselnde Ehesituation, in der sich die Frau – dadurch, daß sie Mutter ist, stillt usw. – zunehmend unfreier und eingeengter fühlt, um aber nicht aus der Ehe auszubrechen, den Ausweg darin sucht, intellektuelle Leistung zu erbringen.

W. Gädeke: Das kann sehr auf Kosten der Kinder gehen, weil dieses Bewußter-Werden, das Beschäftigen mit toten Dingen, tendenziell eine Vermännlichung ist. Das zieht eventuell den Kindern etwas ab. Die Kinder werden dann nervös und zappelig, die Mutter ungeduldig usw. Die Frau braucht, solange die Kinder im ersten Jahrsiebt sind, dieses vegetative Brüten. Ich meine das keineswegs negativ, denn in erster Linie brauchen das die Kinder. Die Frau sollte es aushalten, weil sie weiß: „Ich habe das andere gehabt, und ich werde es auch einmal wieder haben. Jetzt ist es nicht dran.“

Nicht-dominante Männer

W.W.: In den bisherigen Betrachtungen haben wir den typisch durchschnittlichen Mann – intellektuell und willensbetont – vorausgesetzt, durch den sich die Frau in ihrer Freiheit eingeschränkt fühlt. Wie verhält es sich nun aber in Lebensbeziehungen, in denen der Mann nicht so stark männlich ausgeprägt ist, nicht so dominiert, so daß die Frau deswegen nicht so stark ihre Freiheitsbeschränkung spürt?

W. Gädeke: Natürlich ist es in gewissem Sinne leichter, wenn die geschlechtsspezifischen Eigenschaften nicht extrem sind, wenn also die Männer sowieso für die weiblichen Tugenden als Fähigkeiten einen Sinn haben, vielleicht auch Freude daran haben, das zu tun, was herkömmlicherweise der Frau als Rolle zugewiesen war – aber das Grundproblem bleibt! Zwar ist es von der Konstitution und der Seelenart her leichter, aber es hebt das Problem nicht auf, denn ein Mann, der noch so sehr ein Softie ist, kann eben das Stadium der Frau nicht erreichen.

Ehevorbereitung: Zusammenfassung

W.W.: Für die *Ehevorbereitung* können wir also folgende Punkte bei Hinzunahme des ersten Interviews zusammenfassen: eine exakte und umfassende Wesensgliederkunde von Mann und Frau, Sinnfragen bezüglich der Ehe-Idee, Ich-Findung beider Partner durch Einsamkeitserlebnisse und verantwortliches Sich-Hineinstellen in fremde soziale Zusammenhänge, bevor man eine Lebensgemeinschaft eingeht, Kenntnis all dieser Problembereiche möglichst noch im dritten Lebensjahrsiebt. Fehlt etwas?

W.Gädeke.: Nichts Wesentliches.

Aus der Eheberatung: Eheprobleme sind keine individuellen

W.W.: Sie sind seit vielen Jahren als Eheberater tätig. Können Sie einige grundlegende Charakteristika dieser Beratung darstellen? Wie gehen Sie vor? Welche Aufgaben stellen Sie? Welche Menschen kommen zu Ihnen?

W. Gädeke: Also ich betrachte es schon als einen Glücksfall, wenn der Mann von vornherein mitkommt, denn meistens kommen die Frauen zuerst alleine. Das lobe ich dann erst einmal; denn Männer müssen ja für ihre Leistung gestreichelt werden, besonders wenn sie eine Leistung erbringen, die nicht auf ihrer Natur beruht, die sie sich abgerungen haben. Das ist auch ein echter Grund, den Mann zu loben, denn es fällt ihm viel schwerer als der Frau, überhaupt Hilfe anzunehmen. Also zu Beginn der Beratung muß man eine gewisse Stimmung schaffen.

Dann kommt es darauf an, ob mir die Menschen bekannt sind. Wenn ich sie überhaupt nicht kenne, spreche ich zunächst ein paar allgemeine Worte, zum Beispiel daß ich ihre Eheprobleme kenne, bevor sie sie ausgesprochen haben. Notfalls biete ich Ihnen an, diese Probleme darzustellen, zum Beispiel wenn die Personen gehemmt sind.

W.W.: Wie reagieren die Menschen darauf, wenn Sie ihnen mitteilen, daß Sie ihre Probleme ohnehin schon kennen?

W. Gädeke: Ich habe es zum Beispiel bei Frauen erlebt, die ich nicht kannte, die mich nicht kannten, weil sie mir vom Arzt überwiesen worden waren. Ich habe ihnen gesagt, daß die Probleme überall die gleichen sind, bei ihnen wie bei allen anderen auch. Daß den Menschen dieses schwierig zu denken ist, da sie die Probleme ganz individuell erleben, ist ja deutlich. Die Frauen schauen mich meist staunend und ungläubig an, weil sie nicht begreifen, daß ihre eigenen Probleme ganz allgemeine sein können.

In dieser nicht einfachen Situation habe ich des öfteren erlebt, daß die Frauen mich bitten, zuerst einiges darzustellen. Ich schildere dann die fünf oder sechs Eheprobleme, auf die man alles reduzieren kann. Das letzte Mal, als ich das gemacht hatte, da sagte die Frau und guckte mich dabei ganz groß an: „Bei mir trifft das alles zu“. Wenn das jemand erlebt, daß man seine Probleme kennt, bevor sie ausgesprochen sind, dann ist schon eine Vertrauensbasis geschaffen.

Ein anderer Fall ist es, wenn er – meistens aber sie – von sich aus sprechen möchte. Zwar lasse ich sie erst einmal schildern, gebe aber auch deutlich zu verstehen, daß Eheprobleme heute ganz natürlich sind und jedem anderen, der verheiratet ist, auch zustoßen. So normal es ist, daß 98 % der Menschen Karies haben, so normal ist es, Eheprobleme zu haben. – Wenn die Menschen merken, daß es nicht nur ihr Partner ist oder sie selbst es sind, der so blöde ist, wenn sie merken, daß es gar nicht wahr ist, daß sie alleine ein so schweres Schicksal oder einen so fürchterlichen Partner haben, dann erleben sie eine gewisse Befreiung.

Überwindung der Sprachlosigkeit zwischen Ehepartnern – zwei Beispiele

W.W.: Nehmen wir einfach einen konkreten Fall: Ein seit vielen Jahren verheiratetes Ehepaar sitzt vor Ihnen in der Eheberatung, die Kinder sind aus dem Haus, die Sprachlosigkeit zwischen beiden ist zunehmend größer geworden, jetzt öden sie einander an und erwägen die Trennung.

W. Gädeke: Wenn zwischen zwei Menschen die Sprachlosigkeit eingetreten ist, kommt es darauf an, ob diese Menschen irgendwie schon Sinnfragen bewegen, ob es religiöse Menschen sind, ob sie Zugang zur Anthroposophie haben oder nicht. Das verändert natürlich die Ausgangssituation.

Ich habe zum Beispiel ein Ehepaar bei mir gehabt, wo sie Mitglied in der Christengemeinschaft ist und er nicht, aber der Christengemeinschaft nahesteht. Bei ihnen war auch diese Sprachlosigkeit eingetreten, die Kinder waren aus dem Haus – da haben im Grunde zwei Beratungsgespräche ausgereicht, indem wir uns darüber ausgetauscht haben, wie man das gemeinsame Sprechen überhaupt fördern kann. Die beiden haben dann gemeinsam einen Text gelesen und aufgrund des Austausches über diesen

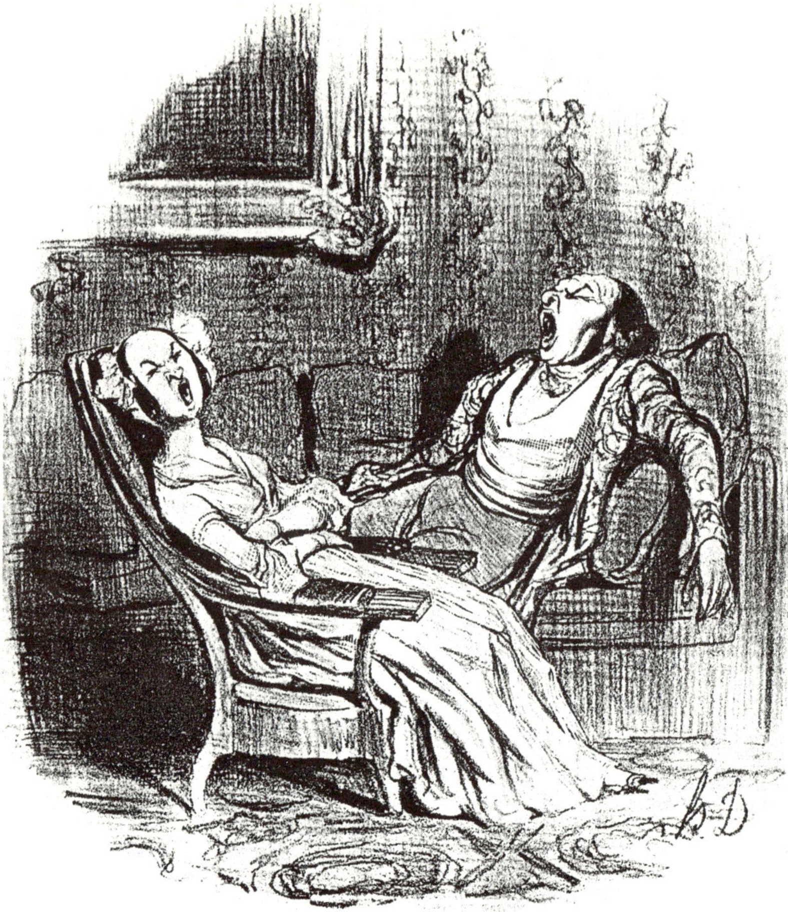

Sechs Monate verheiratet.
Die Sympathie ist das Band der Seelen!
Honorè Daumier (1839)

objektiven Text wiederum gelernt, sich über ihren subjektiven Seeleninhalt zu unterhalten.

W.W.: Sie haben es als Hausaufgabe aufgegeben, diese Texte zu lesen?

W. Gädeke: Ja. Vorher haben wir selbstverständlich besprochen, was es für ein Text sein könnte, und ich habe versucht, ein bißchen zu sagen, welche Richtung vielleicht günstig wäre. – Nach zwei Gesprächen war die

Sprachlosigkeit in diesem einen Fall wieder behoben; aber das war natürlich ein Extremfall, so leicht ist es nicht immer.

W.W.: Es fehlt also zumeist die objektive Basis, die Sinnfrage?

W. Gädeke: Ja, es gehört zu dem Wesentlichsten, diese Sinnfragen zu bewegen.

W.W.: Sprechen Sie von sich aus über den Sinn einer lebenslangen Ehe, oder lassen Sie Ihre Gesprächspartner von selber darauf kommen?

W. Gädeke: Wenn es gelingt, diese Sinnfrage überhaupt zu stellen, ist schon die Hälfte gewonnen. Vor allem die Männer sind meist nicht in der Lage – wenn es sich nicht um solche handelt, die sowieso schon in einer geistigen Bewegung stehen –, nach dem Sinn des Lebens oder der Ehe zu fragen. Wenn es aber gelingt, die Frage nach dem Sinn der Ehe deutlich zu machen und die Ehepartner sich auf die Suche begeben, dann ist bereits vieles erreicht.

Ich habe einen Beratungsfall gehabt, das waren Menschen, die mit der Anthroposophie und der Christengemeinschaft nichts zu tun hatten. Sie waren vom Lande über die evangelische Beratungsstelle gekommen. Diese beiden waren im Gespräch ganz schnell an dem Punkt angelangt, daß sie sich gestanden, überhaupt nicht zu wissen, warum sie verheiratet sind. Die eigentliche Sinnfrage war also schnell erreicht. – Dann habe ich beiden aufgegeben, ihre Werte, die sie im Leben haben, ihre Sehnsüchte, ihre Hoffnungen, ihre Erwartungen vom Leben, ihre Ziele, ihre Ideale irgendwie zu ordnen und zu klären. Beide kamen noch so gut miteinander aus, daß sie es gemeinsam gemacht haben. Es hat dann jeder eine Art Baum gezeichnet; darauf sind sie selber gekommen: Was sind die Wurzeln, was ist der feste Kern, und wie sollen die Blüten aussehen?

W.W.: Der Baum als Symbol für ihre Ehe?

W. Gädeke: Ja, und in diesem Baum als Symbol für die Ehe haben sie dann ihre Wertordnung eingetragen. Das war ungeheuer spannend. Auch wie man sehen konnte, wie es beim Mann und bei der Frau etwas anders war. Beide waren so eigenschöpferisch, daß sie nur zwei oder drei Male bei mir waren, und dann war alles wieder in Ordnung, denn sie konnten durch sich selber die Sinnfrage so stark bewegen, daß alles ganz schnell in Bewegung kam. Natürlich ist dies wieder ein Ausnahmefall; meist ist es nicht so. Ofmals muß man lange arbeiten, bevor man überhaupt zum Bewußtsein bringt, daß Ehe keine Naturtatsache ist, sondern eine Kulturtat. Und für jede Kulturtat muß ich wissen, warum ich sie will.

W.W.: Haben Sie überhaupt je erlebt, daß aufgrund Ihrer Fragen jemand eine klare Ehe-Idee fassen und aussprechen konnte?

W. Gädeke: Ganz, ganz anfänglich und ahnungsweise, aber daß es wirklich klar gefaßt wurde, daß ein Paar sozusagen selber, ohne Hilfestellung, die moralische Intuition Ehe fassen konnte, das habe ich noch nicht erlebt. Es ist auch schwer. Allerdings gibt es Menschen – das merke ich auch in meinen Ehekursen –, die spüren, in welche Richtung es gehen muß; entsprechend dem Goethewort: „Ein guter Mensch in seinem dumpfen Drange ist sich des rechten Weges wohl bewußt." Als klar ausgesprochene Idee kommt es nicht von alleine.

Wenn der Mann geistig unbeweglich ist ...

W.W.: Kommen wir zu einem weiteren Beispiel: Ein Ehepaar, seit zehn Jahren verheiratet, die Kinder kommen zur Schule. Die Frau lernt über die Waldorfschule die Anthroposophie kennen und beginnt, sich dafür zu begeistern, der Mann aber ist in diesen Fragen vollkommen unbeweglich, da er unflexibleren Geistes ist. Den Eheproblemen ist Tür und Tor geöffnet. Was raten Sie?

W. Gädeke: Zuerst einen Rat an die Frau, in ihrer Begeisterung den Mann nicht bekehren zu wollen; auf gar keinen Fall! Möglichst nur auf Nachfrage etwas von der Anthroposophie erzählen, fällt Frauen furchtbar schwer, denn sie wollen natürlich in ihrer eigenen Begeisterung den Mann voll überzeugen. Nur – die Art und Weise, wie eine Frau zur Anthroposophie findet und sich damit verbinden kann, ist im allgemeinen total anders als bei einem Mann.

Ein Mann muß den Zugang auf eigenständigem Wege finden. Die Suche nach der Anthroposophie gehört zu den Wegen, die nur ganz individuell, ich-haft gegangen werden können und nicht mit Rücksicht auf die Beziehung, weil sich die Frau mit Anthroposophie oder der Waldorfpädagogik beschäftigt. – Es sollte höchstens soweit kommen, daß der Mann sagt: „Gut, ich schaue es mir einmal an, weil es dich interessiert und erfüllt." Mehr nicht! Denn niemals kann die eigene Erfülltheit, Bewegtheit, Überzeugung von geistigen Dingen übertragen werden. Das gibt sonst böses Blut in der Ehe!

Aber wenn das von Ihnen dargestellte Eheproblem vorliegt, ist das eine echte Krise, denn der Mann empfindet dann immer unterschwellig, daß die Frau einen Seeleninhalt besitzt, den er nicht mehr teilen kann, der womöglich sogar wichtiger als sein eigener Seeleninhalt ist. Das kann ein Mann schwer ertragen.

W.W.: Wie kann es aber nun mit beiden weitergehen? Nehmen wir an, die Frau bleibt bei der Anthroposophie, entwickelt sich dort weiter, schafft es sogar, ihren Mann nicht missionieren zu wollen, aber der Mann bleibt nach wie vor unflexibel und will von der Anthroposophie nichts wissen. Trotzdem kommen beide zu Ihnen in die Eheberatung. Welche Möglichkeiten gibt es, daß der Mann doch einen Kontakt zur Anthroposophie findet? Oder wird der Mann bei permanenter Sturheit der Hemmschuh sein, an dem die Ehe zerbricht?

W. Gädeke: So etwas kommt natürlich vor, aber wenn der Mann mit in die Eheberatung kommt, dann ist irgendwo schon die Bereitschaft vorhanden, einen gemeinsamen Weg zu suchen. Die entscheidende Frage aber wird für ihn sein: Kann und will er überhaupt Sinnfragen für das Leben stellen oder nicht? Das heißt letztlich: Will er sich zum Geist erheben oder nicht? Denn Sinnfragen sind immer Fragen nach dem Geist. Im Körperlichen und im Seelischen liegt nie der Sinn.

Wenn vom Mann die Sinnfrage angenommen wird, dann ist der Weg geebnet, es muß ja nicht gleich die Anthroposophie sein. Die Leute vom Lande, die mit dem Baum als Ehesymbol, hatten auch nichts mit der Anthroposophie zu tun, aber sie hatten ein Gefühl dafür, daß es Sinnbereiche gibt. Wenn man allerdings nicht dazu kommt, die Frage der gemeinsamen Werte, die mit dem Sinn zusammenhängen, anzuschneiden, dann ist nach meiner Erfahrung die Ehe auf Dauer nicht führbar.

„... dann können Sie nur noch auseinandergehen"

W.W.: Es kann aber natürlich auch der Fall sein, daß der Mann zu Ihnen in die Beratung kommt, weil die Frau es gerne wünscht, nicht aber weil er dies als eine für deren Ehe sinnvolle Therapie betrachtet. Jetzt bewegen Sie im Gespräch versuchsweise, ob der Mann überhaupt Sinnfragen hat ...

W. Gädeke: Ja, ob er sie ergreifen kann, ob er irgendwie eine Resonanz zeigt. Wenn da nichts ist, und zwar dauerhaft, dann ist nichts zu machen!

W.W.: Was sagen Sie in einem solchen Fall?

W. Gädeke: Dann sage ich zu der Frau, daß sie das wahrscheinlich wird aushalten müssen und in der Ehe mit ihrem Mann auf keinen grünen Zweig kommen wird. Hält sie es aus, dann hat der Mann dadurch noch eine Chance, sich den geistigen Fragen zu öffnen, zum Beispiel wenn er sieht, daß seine Kinder in der Waldorfschule gut aufgehoben sind. Für manchen Mann ist zum Beispiel eine Monatsfeier, eine Ausstellung von Jahresarbeiten oder sein eigenes aktives Mithelfen beim Aufbau der Waldorfschule das entscheidende Erlebnis. Mit den ganzen Ideen, die mit der Waldorfschule zusammenängen, kann er im allgemeinen wenig anfangen, er bekommt eher durch die Praxis oder die optische Anschauung einen Zugang. Aber wenn dieser Zugang auf gar keinem Wege ermöglicht werden kann, wird das häusliche Leben auf Dauer zur Hölle.

W.W.: Raten Sie in solchen Fällen der Frau auch, die Scheidung einzureichen?

W. Gädeke: Das kommt darauf an, denn meistens wollen die Frauen es noch auf allen Wegen zu schaffen versuchen. Aber irgendwann – wenn der Mann sich überhaupt nicht bewegt – kommt der Punkt, an dem die Frauen sagen: „Ich buttere nur dazu, es laugt mich aus und macht mich kaputt, ich kann es nicht mehr aushalten." – In diesem Falle sage ich ihr natürlich: „Entweder bei Ihrem Mann bewegt sich etwas, oder ich rate Ihnen, sich zu trennen."

Ich hatte das gerade vor kurzem bei einem Bauernehepaar, wo der Mann derart verstockt war, daß es keinerlei Bewegungsmöglichkeit mehr gab: „Du mußt Dich nur so verhalten, wie es für unseren Bauernhof nützlich ist, dann ist doch alles in Ordnung!" – Da habe ich ihnen sagen müssen: „Dann können Sie nur noch auseinandergehen!"

W.W.: Was hat er denn dazu gesagt?

W. Gädeke: Er war empört darüber, daß ein Pfarrer so redet. Ich habe ihm dann erwidert: „Das kommt Ihnen vielleicht komisch vor, daß ich das als Pfarrer sage, aber ich sehe bei Ihnen keinerlei Chance!" Jetzt habe ich gehört, daß sie zur evangelischen Beratungsstelle gegangen sind und daß er dort plötzlich bereit ist, etwas anzunehmen. Wahrscheinlich habe ich ihn mit meiner Aussage, daß ihnen nichts anderes übrigbleibe, als auseinanderzugehen, so geschockt, daß er in gewisser Beziehung weich geworden ist. Er muß ja nicht zu mir kommen, aber daß er sich nun überhaupt in einen derartigen Prozeß hineinbegibt, ist schon eine Wandlung.

W.W.: Um noch ein weiteres Beispiel zu geben: Ein Ehepaar, seit 30 Jahren verheiratet, sie hassen sich bis zur physischen Gewalt, versumpfen in Alkohol und Fernsehkonsum; eine Scheidung ist aber deswegen unmöglich, da sie beide so voneinander abhängig sind, daß keiner von beiden alleine leben könnte.

W. Gädeke: Also, solche Ehepaare kommen nicht zu mir. Deshalb kann ich darauf nicht konkret antworten. Wenn jemand aber zu mir kommt, so ist dies ja auch schon ein Schicksal, d.h. er hat irgendwo das Gefühl, daß dieser komische Pfarrer in der Christengemeinschaft auf dem Felde der Ehe etwas zu sagen hat. Das bedeutet, daß die Menschen ein Gefühl dafür haben, daß da etwas Geistiges ist. Aber wer das nicht hat – selbst wenn dieses Gefühl noch so diffus ist –, der kommt nicht zu mir.

W.W.: Wenn aber ein Dritter, zum Beispiel ein Verwandter dieses Ehepaares, fragt, wie er helfen könne?

W. Gädeke: Ich würde es natürlich versuchen, aber so, wie Sie dieses Ehepaar schildern, ist da nicht viel möglich.

W.W.: Kann man so weit gehen zu sagen, daß es besser wäre, wenn eine solche Ehe auseinanderbricht, damit beide Partner in diesem Leben wenigstens noch einmal aufwachen?

W. Gädeke: Es kann sein, daß es besser wäre, allerdings ist es nicht möglich, dies pauschal zu sagen, da man es individuell prüfen muß.

Aber um diesen Punkt abzuschließen: Ich gebe durchaus hin und wieder den Rat, auseinanderzugehen. Ich sage dann auch, daß ich nichts mehr machen kann. Und das ist im wesentlichen an zwei Stellen der Fall: wenn der Mann sich nicht zur Sinnfrage erheben kann oder wenn die Frau bereits aus der Beziehung ausgebrochen ist. Selbst wenn beide die Sinnfrage stellen – das ist mir auch schon vorgekommen –, weil beide Anthroposophen sind, kann es sein, daß es deswegen nicht mehr weitergeht, weil die Frau sich schon in eine neue Lebensbeziehung begeben hat, einschließlich Geschlechtlichkeit. Da habe ich die Erfahrung gemacht, daß dann – wenn die Frau direkt aus einer Ehe eine neue geschlechtliche Beziehung zu einem zweiten Mann aufbaut, und das nicht nur so einmal passiert ist, sondern zur Regel geworden ist oder sie gar ein Kind von ihm erwartet –, daß dann die neue Verbindung so stark geworden ist, daß die Frau nicht mehr frei genug für eine offene Eheberatung mit dem eventuellen Ziel einer Erneuerung der alten Ehe ist.

Die fünf allgemeinen Eheprobleme

W.W.: Können Sie abschließend zu diesem Bereich nochmals die fünf hauptsächlichsten Eheprobleme zusammenfassen?

W. Gädeke: a) Zunächst ist es ein Problem, daß man keine Geschlechterkunde hat, also keine Wesensgliederkunde von Mann und Frau;

b) ein zweites ist, daß keine Ehe-Idee vorhanden ist – daß man etwas anstrebt und zu verwirklichen sucht, aber gar nicht weiß, was es ist und wie man es macht;

c) ein Grundsatzproblem – kein individuelles – ist, daß man keine Vorbereitung, keine Ausbildung für die Ehe bekommen hat;

d) die Frage der Geschlechtlichkeit, die sich aus dem ersten Punkt mehr oder weniger ergibt, ist ein Problem in sich selber, weil sie in sich den Charakter des Kronos hat, der seine Kinder frißt. Über die gesamte Problematik von Gattung und Ich sind wir nicht belehrt, als Geschlechtswesen sind wir Gattungswesen und als Menschen sollen wir Ich-Menschen sein. Das ist eine echte Polarität, und das darin befindliche Problem spielt in jede Ehe hinein. Dies ist ein so schwerwiegender Punkt, daß ich ihn extra und zusätzlich zu der Wesensgliederkunde anführe;

e) und letztlich die Frage von Weltanschauung und Religion, die Beziehung zum Geist, zu Sinnfagen – damit man erkennt, wie stark die Werturteile und Vorstellungen ins alltägliche Leben hineinspielen. Was man hier nicht bewußt klärt, rächt sich im Alltäglichen. Man weiß gar nicht, daß Eheprobleme deswegen kommen, weil man die Frage „Heinrich, wie hältst Du es mit der Religion?“ nicht früh genug gestellt hat.

Das also sind fünf Hauptprobleme, die ganz überindividuell sind.

W.W.: Zur Ehepflege wäre noch einiges zu sagen, weil es im ersten Interview zu kurz gekommen ist. Angenommen ein Ehepaar ist gewillt, alles ihnen Mögliche zur Pflege ihrer Ehe beizutragen. Was wäre konkreter zu raten? Zu Punkt 1 (S.66): Was sollen sie miteinander lesen, was besprechen, wie lange, wie oft, alleine, mit anderen?

Ehepflege auf dem Felde geistiger Auseinandersetzung

W. Gädeke: Es kommt natürlich sehr darauf an, inwieweit die Ehepartner überhaupt schon geübt sind, ein geistiges Leben zu führen. Es gibt solche, die gar nicht wissen, was ich meine, wenn ich „Geist" sage, oder solche, die gleich nach einer speziellen Meditation fragen. Die Spannweite ist riesengroß.

Zuerst muß ich ganz individuell abtasten, welche Möglichkeiten sich bieten. Ein erster Schritt wäre zum Beispiel, daß die beiden Märchen miteinander lesen oder das Buch „Mit Märchen im Gespräch" von Rudolf Geiger (Verlag Urachhaus), wo bereits eine leise Überführung aus dem Bild in das Gedankenelement vorliegt, wo das Geistige aus der Imagination in das Begriffliche hinübergeführt wird.

Wenn die Ehepartner Wissenschaftler sind, rate ich ihnen zum Beispiel, die „Philosophie der Freiheit" von Rudolf Steiner zu lesen bzw. zusammen durchzuarbeiten. Sind es ganz religiöse Menschen, so empfehle ich zum Beispiel Bücher von Emil Bock.

Also es gibt da unzählige Variationen, und immer ist es eine Frage des persönlichen Wahrnehmens, ferner spielt die momentane Intuition dessen, was ich ihnen nahelegen könnte und die Frage nach dem, was den Gesprächspartnern naheliegt, eine große Rolle.

W.W.: Es klang in unserem Gespräch schon einmal an, aber vielleicht stellen Sie noch einmal dar, wie das gemeinsame Miteinander-Lesen der Ehepartner in die Tat umgesetzt werden kann?

W. Gädeke: Erst einmal ist es ganz wichtig, daß die beiden bemerken, daß der andere etwas vorliest, was nicht seine eigenen Gedanken sind, daß er etwas ausspricht, das allein dadurch einen objektiven Charakter hat, weil es von jemand anderem stammt. Es ist also nicht unmittelbare Seelenäußerung des Partners, sondern geht darüber hinaus und führt tendenziell Richtung Geist; ich höre den anderen Ehepartner etwas vorlesen oder über etwas sprechen, was mehr als sein eigener Seeleninhalt ist.

Es gibt Fälle, in denen ich rate, nichts anderes zu tun, als sich gegenseitig vorzulesen. Wenn sie schon etwas weiter sind, rate ich ihnen zum Beispiel: „Lesen Sie sich den Text abwechselnd gegenseitig vor und teilen Sie sich gegenseitig mit, was Sie an diesen Text für Gedanken und Empfindungen anschließen, aber diskutieren Sie nicht darüber, sondern hören Sie sich nur gegenseitig an, was der Text im anderen bewirkt hat. Gehen Sie von dem eigentlich objektiv-geistigen Inhalt dazu über, daß Sie die Widerspiegelung dieses Geistigen in der Seele des anderen entgegennehmen."

W.W.: Also nur kommentarlos anhören, was der andere sagt und keine eigenen Gedanken hinzufügen?

W. Gädeke: Nur wahrnehmen, kein Kommentar abgeben, nicht in die Diskussion kommen! Man kann umschichtig vorlesen, und beide äußern sich zu dem jeweiligen Text. Das muß nicht jeden Tag sein, aber wenn man es ein-, zweimal die Woche macht, ist es schon gut.

Bei noch Fortgeschritteneren kann man dann sagen: „Setzen Sie sich einmal mit dem Standpunkt des anderen auseinander, versuchen Sie, seinen Standpunkt und die Empfindungen, die Sie dabei haben gegenseitig zu beschreiben! Und dann versuchen Sie einmal, Ihren gegenseitigen Seeleninhalt in bezug auf das Problem zu objektivieren, um in eine echte Auseinandersetzung zu kommen." Das ist zwischen Mann und Frau im allgemeinen irrsinnig schwierig, aber es ist ein Weg, wie man wieder zu einer wirklichen geistigen Auseinandersetzung kommen kann.

Ehepflege: Das Anteilnehmen am Seeleninhalt des anderen

W.W.: Der zweite Bereich (S.66) bezieht sich auf die seelischen Erlebnisse. Sicherlich werden viele, die das lesen, denken: „Das tun wir doch, wir gehen in Konzerte, schauen uns gemeinsam einen Sonnenuntergang an usw., aber das bewirkt für unsere Ehe gar nichts." Was liegt hier vor? Fehlt doch noch etwas?

W. Gädeke: Wenn sie in die Natur und ins Konzert gehen, dann können sie mit Recht sagen: „Wir tun es doch!"; denn dann bilden sie eine Seelengemeinschaft. Nur, die Seelengemeinschaft allein reicht natürlich für das Problem Ehe nicht aus, denn sie ist nur ein Baustein, d.h. auch wenn man die Seelengemeinschaft richtig pflegt, so können doch alle weiteren Probleme vorliegen, die wir angsprochen haben.

Der Hauptpunkt ist das Anteilnehmenlassen am eigenen Seeleninhalt und das Anteilnehmen am Seeleninhalt des anderen. Nehmen wir an, es liegt die traditionelle Rollenverteilung vor – der Mann ist im Beruf, die Frau zu Hause bei den Kindern. Wie weit interessiert sich der Mann wirklich für das, was die Frau während des Tages mit den Kindern erlebt hat? Setzen wir voraus, daß die Kinder noch klein sind. Wie weit interessiert sich der Mann wirklich für die Entwicklungsschritte des Kindes, wie weit nimmt er Anteil an der Freude der Frau, wenn das Kind sich zum ersten Mal aufgerichtet hat? Wo sind die Gelegenheiten, in denen an den Sorgen und Kümmernissen Anteil genommen wird? Meinetwegen ist die Mutter der Frau krank! Wie und auf welche Weise sagt sie ihm das? Wie reagiert er darauf? Wie schaffen beide es gemeinsam, am persönlichen Schicksal des Partners teilzunehmen?

Oder umgekehrt: Bei welcher Gelegenheit tauscht man mit Regelmäßigkeit die alltäglichsten Erlebnisse aus? Ein Mann hat dazu im allgemeinen nicht so das große Bedürfnis, eine Frau aber sehr wohl.

W.W.: Bei welcher Gelegenheit sollte dieser Austausch stattfinden? Regelmäßig beim Mittagessen?

W. Gädeke: Das Mittagessen ist nicht die beste Gelegenheit. Man kann es so machen, daß man irgendwann am Nachmittag ein Teestündchen einrichtet, nicht eine ganze Stunde, aber zehn bis fünfzehn Minuten. Man setzt sich zusammen, trinkt Kaffee oder Tee und erzählt sich; oder man ißt abends vor dem Ins-Bett-Gehen noch einen Joghurt miteinander und erzählt sich dabei. Das muß nicht viel und muß nicht lange sein, aber so, daß man am Seeleninahlt des anderen Anteil hat.

W.W.: Und bei diesen Gesprächen sollte man jeweils das erzählen, was einen gerade bewegt?

W. Gädeke: Ja. Allerdings ist es wichtig, daß man unterscheiden lernt zwischen dem, was erzählt werden kann und dem, über das gesprochen werden muß. Letzteres sollte man zu diesen Zeiten nicht, das überfordert die kurze Zeit, sondern man sollte sich einfach kurz über das austauschen, was nicht weltbewegend ist. Das ist ganz wichtig: das Nichtweltbewegende trotzdem zu bewegen!

Ehepflege zwischen Zärtlichkeit und Sexualität

W.W.: Zu Punkt 3 (S.66): Was bedeutet „Zärtlichkeit und Geschlechtlichkeit stärker als Lebensvorgang denn als Seelen- und Leibesvorgang erleben lernen"?

W. Gädeke: Der Umgang mit der Geschlechtlichkeit ist natürlich der entscheidende Punkt. Es hängt damit zusammen, daß das Problem der Geschlechtlichkeit nicht in dem leiblich-ätherischen Vorgang liegt, sondern in der Beimischung der Begierde, des Begehrens. Das Begehren ist eine seelische Kraft, bei der die Antipathie die Sympathie überwiegt (siehe Rudolf Steiner, „Theosophie", Kapitel „Die Seelenwelt"). Wenn man verstanden hat, daß die Begierde etwas ist, das im Grunde die Liebe zerstört, dann entsteht die Frage, wie ich die Begierde aus dem Vorgang des Geschlechtslebens so weit wie möglich herausnehmen kann. Wie gut das gelingt, ist eine andere Frage.

W.W.: Also Sexualität abdämpfen?

W. Gädeke: Nein, das ist gerade das Problem, denn in der Sexualität ist das Körperlich-Lebendige mit dem Seelischen verquickt. Der körperliche Vorgang der Hingabe, des Überströmens, des Sich-Öffnens ist als solcher eine Geste der Liebe, der Wärme, der Hingabe. Das ist eine konkrete Liebesgeste! Aber sie wird fortwährend durch das Besitzen-Wollen torpediert, dadurch, daß man im Grunde doch nur die eigenen Leibeszustände wahrnimmt. Die Bemühung wäre somit, die leibliche Begegnung wieder als Brücke zum anderen Wesen, zur anderen Seele zu gestalten.

W.W.: Können Sie das näher beschreiben?

W. Gädeke: Eine konkrete Möglickeit ist zum Beispiel, daß man in den ganzen Vorgang nicht so viel von dem astralischen Element der Bewegung

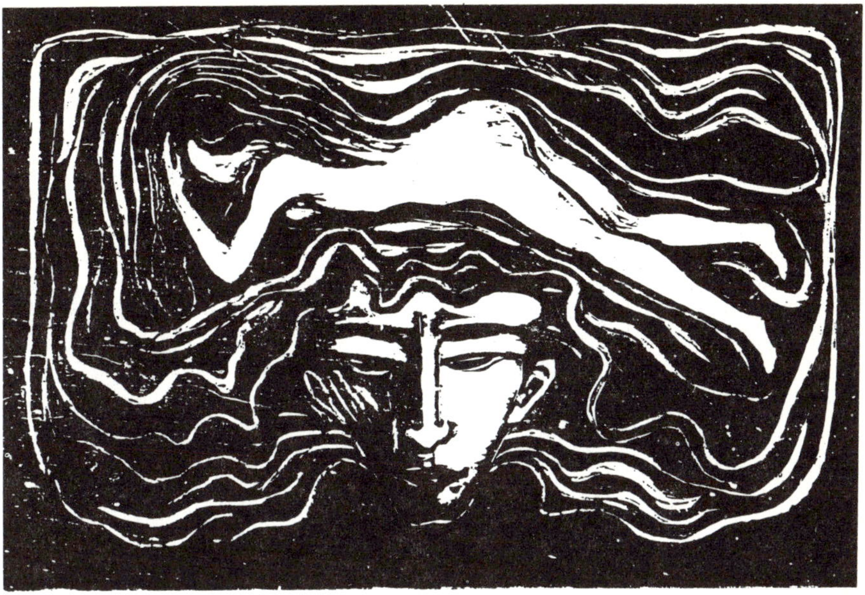

Im männlichen Gehirn
Edvard Munch (1897)
© The Munch Museum, The Munch Ellingsen Group/VG Bild-Kunst, Bonn 1995

mit hineinbringt. Je ruhiger der ganze geschlechtliche Vorgang vor sich geht, desto seelenvoller kann er sein, desto mehr kann es eine menschliche Begegnung werden. Andererseits: Je leidenschaftlicher das Ganze vor sich geht, desto mehr ist man in sich befangen. Daß das heute nur partiell möglich ist, ist ganz klar, aber es besteht die Möglichkeit, sich in dieser Richtung zu bemühen.

Hinzu kommt noch, daß der Tastsinn als solcher schon als Sinn eben nicht zum Wahrnehmen der Außenwelt vorhanden ist, sondern nur für die Veränderungen, die die Außenwelt an unserem Leibe vornimmt. – Das Gehör ist dagegen ein geistiger Sinn, da höre ich tatsächlich die ganze Wesenheit des klingenden Körpers, mit dem Auge sehe ich nur die Oberfläche der Gegenstände, aber nicht mehr in sie hinein, bei Nase und Zunge muß schon etwas von der anderen Substanz in mich hineinverschwinden, d.h. es ist schon eine Antipathiegeste darinnen.

W.W.: Das Hineinnehmen sehen Sie als Antipathiegeste?

W. Gädeke: Das Abschließen ist die Antipathie, daß ich mich von der Welt trenne, denn damit besitze ich etwas, nehme etwas in mich hinein, was der Außenwelt abhanden kommt. Sympathie ist, wenn ich mich mit der Welt verbinde. Indem ich aber etwas, zum Beispiel den Duft der Rose, einziehe, bleibt er in mir und geht der Welt verloren. Ich raube, privatisiere, ich mache es zu meinem Eigentum. Da ist schon eine Antipathiegeste drinnen.

Wenn ich etwas betaste, ist es von der leiblichen Funktion des Sinnes her nur so, daß ich die Wirkung des zu betastenden Körpers auf meinen Körper bemerke. Ich nehme die unterschiedlichen Befindlichkeiten meines eigenen Körpers wahr. Und weil die Sexualität in erster Linie über den Tastsinn läuft, hat sie in sich die Problematik, daß wir uns durch diesen Tastsinn von dem abschließen, was wir eigentlich wahrnehmen wollen: aktiv über die Grenzen, die dieser Sinn selber darstellt, zu dem anderen Wesen hinauszugehen. Das kann ich zum Beispiel in der Zärtlichkeit üben, weil da alles noch sehr viel einfacher ist; deshalb habe ich im letzten Interview unter diesem Punkt auf die Zärtlichkeit hingewiesen.

Religion als wesentlicher Baustein der Ehepflege

W.W.: Das entspricht ja dann auch dem unter Punkt 4 Erwähnten. – Nachzutragen wäre noch (siehe Punkt 3), inwiefern durch die „Pflege eines gemeinsamen religiösen Lebens“ die Lebenskräfte gestärkt und verwandelt werden.

W. Gädeke: Dies in Kürze zu sagen, ist auch relativ schwer. Rudolf Steiner hat zum Beispiel in der „Erziehung des Kindes“ und der „Geheimwissenschaft im Umriß“ dargestellt, daß die religiösen Vorgänge – also Gebet, Andacht, Verehrung usw. – das allerstärkste Mittel zur Vergeistigung, Klärung, Läuterung und Stärkung der Lebenskräfte sind. Deswegen ist die Religion in der Ehe auch ein wesentliches Mittel der Ehepflege, weil sonst in dieses Verwachsen der Lebenskräfte alle persönlichen und allgemeinen Unvollkommenheiten und Schwierigkeiten des Menschseins mit hineinverwachsen. Deswegen muß es ein wesentliches Eheziel sein, an dieser Klärung zu arbeiten. Dafür ist die Religion eines der wirksamsten Mittel überhaupt; Kunst auch, aber das Wichtigste ist die Religion.

W.W.: Es fehlt den Menschen also etwas Entscheidendes, wenn ihnen ein aktives Religionsleben nicht möglich ist?

W. Gädeke: Sicher! Bloß das merken sie nicht jetzt und morgen, sondern erst in 30, 40 Jahren. Ob sie dann noch daran denken, daß es von der mangelnden Religion kommt, ist natürlich die Frage, weil hier Ursache und Wirkung sehr weit auseinanderliegen. Deshalb haben wir ja Freiheit auf diesem Felde, weil wir nicht merken, was wir uns antun, wenn wir keine Religion pflegen.

W.W.: Um die Idee der Ehe wirklich zu fassen, muß man in der Lage sein, von sich abzusehen, man sollte bis zu einem gewissen Grade die Bewußtseinsseele ausgebildet haben und im reinen Gedanken denken können. Wir besprachen im ersten Interview, daß dies dem Mann leichter falle, weil er einen weiblichen Ätherleib besitze. – Die Frau dagegen sei konstitutionell mehr in sich befangen, werde eine Idee also im allgemeinen schwerer fassen können – vielleicht können es einige Frauen sogar überhaupt nicht –, weil sie alles mit dem Eigenwesen in Beziehung setze.

Die Schwierigkeiten von Frau und Mann, die Ehe-Idee zu fassen und zu verlebendigen

Wenn das der Fall ist, wie kann dann die Frau zu einem objektiven Erfassen der Idee kommen? Denn das Fassen der Ehe-Idee ist mit das Wichtigste für die Ehe! Wie also lernt die Frau die Idee zu fassen, wenn sie sie nicht versteht, bzw. was unternimmt der Mann, wenn die Frau die Idee gar nicht fassen kann?

W. Gädeke: Wenn der Mann in der Lage ist, die Ehe-Idee zu fassen, dann kann es ja sein, daß die Frau noch so sehr in ihrer Seelenhaftigkeit befangen ist, daß sie zum Beispiel aus Angst vor der Abstraktion ablehnt, diese ganz persönlichen Fragen in eine Ideenform zu bringen. Wenn sie aber mit dem Inhalt der Idee trotzdem einig sein kann – und das wird sie im allgemeinen können, sogar eher als der Mann, weil sie eher auf Entwicklung zum Geistigen orientiert ist –, wird sie die Ehe-Idee auf anderem Wege erlangen können, und der Mann kann sich bemühen, der Frau diese Ehe-Idee, weil er sie verstanden hat, in bildhafter Weise zu vermitteln.

Wenn das nicht gelingt, sollten die beiden einmal zum Pfarrer gehen; der wird dann schon Mittel und Wege finden, einer Frau die Ehe-Idee nahezubringen: vielleicht durch religiöse Bilder, vielleicht auf andere noch seelischere Art, viellleicht sogar durch den Mythos, so daß die Frau mit ihrer Seelenhaftigkeit versteht, was gemeint ist. Wenn beide guten Willens sind, ist es nur eine Frage, in welcher Form diese Idee erscheint; das kann auch auf künstlerische Weise geschehen.

W.W.: Nun werden aber nicht alle Frauen, die eine Idee nicht in reinen Gedanken fassen können, auf diese von Ihnen geschilderte mehr religiöse oder künstlerische Art Zugang zu der Ehe-Idee bekommen. Schließlich kann sie – und das wird nicht selten der Fall sein, beim Mann natürlich ebenso – sich total dagegen versperren, überhaupt denken zu wollen, daß es für die Menschheitsentwicklung einen Sinn haben könne, daß zwei Menschen miteinander etwas schaffen, zum Beispiel einen neuen androgynen Menschen usw.

W. Gädeke: Dann muß sich der Mann fragen, ob dies eine Frau für ihn ist. Wenn die erwähnten Themen für ihn zentral geworden sind, wenn er sie eingesehen hat, ist es vielleicht richtiger, vorerst nur befreundet zu sein. Warum denn nicht? Es kann doch bei aller Liebe gesagt werden: Ich glaube, wir sind noch nicht reif dazu, einen Eheentschluß zu fassen. Das ist ja nicht ehrenrührig.

W.W.: Wie kommt andererseits der Mann vom objektiven Erfassen der Idee zum menschlich-seelenvollen Ausgestalten der Idee? Er wird zwar die Idee leichter fassen können, aber oft wird sicherlich das Menschliche zu kurz kommen – damit bleibt die Idee im Abstrakten! Was kann der Mann tun, damit die Idee nicht abstrakt bleibt? Wie kann er lernen, sie ins Leben zu bringen?

W. Gädeke: Das ist die Frage nach Ehepflege schlechthin bzw. nach Lebensführung überhaupt. Wie kann man ein Ideal, eine Idee schrittchenweise in die konkrete Lebenssituation überführen? Das ist kein Problem des Mannes allein, sondern es ist ein allgemein-menschliches seelsorgerisches Problem, aber das im einzelnen zu beantworten, würde jetzt zu weit führen.

W.W.: Es gehört dann natürlich auch noch hinzu, daß man der Idee nicht in Knechtschaft, sondern erlebend gegenübersteht, wie es Rudolf Steiner in der „Philosophie der Freiheit" ausspricht.

W. Gädeke: Sich dieser Idee immer wieder erlebend gegenüberzustellen, ist etwas ganz Wesentliches, deshalb muß man immer wieder die Bemühung machen, einzeln und gemeinsam diese Idee lebendig zu fassen, sonst rutscht sie einem zwischen den geistigen Fingern weg.

Zur Ehe-Idee: Zusammenfassung

W.W.: Im ersten Interview hatten wir – um zusammenzufassen, was unter Ehe-Idee zu verstehen ist – folgendes angesprochen: die Einseitigkeiten von Mann und Frau überwinden lernen; den Partner wegen seiner Andersartigkeit zu schätzen, zu lieben und zu versuchen, seine Andersartigkeit auch zu lernen, um seine Einseitigkeit zu durchschauen; die Liebe lernen; die Ehe als Kulturtat; die Schaffung eines neuen androgynen Menschen. Auf die Verbindung mit den höheren Gruppenseelen möchte ich heute noch gesondert eingehen. Fehlt etwas?

W. Gädeke: Vielleicht noch, daß man lernt, die Unvollkommenheiten und Unverwandelbarkeiten des anderen mittragen zu wollen.

Die Wirkung einer Ehe auf die sozialen Zusammenhänge

W.W.: Im Zusammenhang der Ehe-Idee möchte ich nochmals den Aspekt „Ehe als Kulturtat" herausgreifen. Im ersten Interview sprachen Sie darüber, daß man im Kleinen erübt, was die Menschheit im Großen benötigt. Wie wirkt das gelingende Erüben einer Ehe auf die Mitmenschen? Es kann ja nicht genug sein, wenn es zu solchen unschönen Erscheinungen führt, daß man von anderen verlangt, was man selbst nicht zu leisten gewillt ist, daß man zum Beispiel von einem Priester verlangt, daß seine Ehe nicht scheitern dürfe – denn das ist ja ein antisoziales Element! – Meine Frage ist, wie wirkt eine gelungene Ehe – aber auch eine zerrüttete – auf die sozialen Zusammenhänge der Menschheit?

W. Gädeke: Aus diesem Eheideal, demzufolge man die Notwendigkeit der Gemeinschaftsbildung zum individuellen Weg gestaltet, ergibt sich eigentlich schon die Bedeutung der Ehe. Wenn einzelne es schaffen, über den tiefen Abgrund der Geschlechtertrennung hinweg gemeinschaftlich zu leben, sich nicht zu bekämpfen und nicht zu fliehen, so ist das ein wesentlicher Beginn.

In der Menschheit haben wir nicht mehr die Mittel von Kampf und Flucht. Und ob wir am Jahrhundertende am Grabe aller Zivilisation stehen bzw. im Kampf aller gegen alle, also ob es eintritt, daß die antisozialen Triebe total die Oberhand gewinnen, das hängt wesentlich von den Ehen ab, zunächst exemplarisch. Aber daß immer mehr Menschen lernen, in der kleinsten sozialen Einheit ohne Flucht und Kampf zu leben, ist ein Zukunftsideal. Jede gelungene Ehe ist hierfür ein Baustein – die Frage wird natürlich sein, wie viele Bausteine es werden und ob sie ausreichen, damit die Ehen sich ausbreiten können. Die Ehe muß wenigstens im kleinen erübt werden.

Ich sehe gerade da draußen den Rasen, der noch nicht ganz angewachsen ist; das sind tausende von Grassamen. Wenn nur hier und da einer aufgeht, so entsteht vielleicht nie ein Rasen, aber wenn hier ein ganzes Rasenstück und dort ein ganzes Rasenstück entsteht, so können diese später zusammenwachsen. Vielleicht ist das ein Bild!

W.W.: Es bleibt aber noch in dem Bereich „Ehe als Vorbild"!

W. Gädeke: Sicher, aber das Vorbild hat ja die wesentliche Funktion, daß die Überzeugung heranreifen kann, daß es prinzipiell möglich ist; ähnlich wie Franz Alt sein Buch betitelt hat: „Frieden ist möglich!" Allein das Wissen um die Tatsache, daß man in der Ehe keiner Chimäre nachläuft, sondern daß sie prinzipiell möglich ist, gibt dem Vorbild einen Sinn. Denn es ermutigt andere Menschen zu sagen: „Es geht ja!" Friede ist erlernbar! Ehe ist erlernbar! Das macht Hoffnung, das ist das Wichtigste auf diesem Felde, denn wenn wir es in dem kleinen Bereich Ehe nicht schaffen, wie können wir dann hoffen, es im Großen zu erreichen, bei den riesigen Abgründen zwischen Völkern, Verfassungen und Nationen?

Eine bewußt geführte Ehe ruft geistige Wirkungen hervor

W.W.: Können wir aber noch einen Schritt weitergehen? Wie wirkt eine intakte, wie eine zerrüttete Ehe auf die Umwelt, ätherisch und astralisch?

Wie wirkt eine Ehe auf die Kirschbäume im Garten, auf die Äthergeographie, auf die Erde, die Seelenverfassungen anderer Menschen, auf geistige Wesen? Strömen von einer Ehe reale Kräfte in die Welt aus?

W. Gädeke: Das überschaue ich nicht, aber ich bin trotzdem davon überzeugt, daß von einer vorbildlich geführten Ehe gute Kräfte ausströmen. Ich kann nicht beweisen, ob das nun die Kirschbäume besser wachsen läßt, aber ich vermute es! Zunächst einmal wirkt sie in die Menschenwelt, natürlich auch in die Welt der Elementarwesen und Engel. Das ist ganz klar, die interessieren sich einfach mehr für eine gut geführte Ehe. Aber auch die Teufel, denn die wollen es doch gerade verhindern. In dem Moment, in dem ich beginne, meine Ehe bewußter zu führen, gerate ich natürlich von dieser Seite her stärker unter Beschuß. Das ist doch das Selbstverständlichste von der Welt. Also daß ich in der geistigen Welt Bewegung hervorrufe, vielleicht sogar Kampf ...

W.W.: ... wenn eine Ehe gut und bewußt geführt wird?

W. Gädeke: Ja, das glaube ich ganz gewiß. Also wenn ich ein Teufel wäre, würde ich mich besonders gerne auf die stürzen, bei denen es einigermaßen gut geht. Und der Teufel ist klüger als ich, also ist er längst darauf gekommen.

W.W.: Es gibt ja dieses geistige Entwicklungsgesetz, wie es zum Beispiel im Alten Testament steht, daß Sodom und Gomorrha nicht untergegangen wären, wenn sich zehn gläubige Menschen gefunden hätten. Was ist das für ein Gesetz? Kann man das auch heute auf bewußt geführte Ehen übertragen, indem man sagt, daß eine gewisse Anzahl intakter Ehen geführt werden müssen, um geistig etwas hervorzurufen?

W. Gädeke: Ich denke, daß das eine wesentliche Bedeutung hat. Das Rätselvolle ist nur, daß Rudolf Steiner dann immer formuliert: „Eine genügend große Anzahl von Menschen" sei notwendig, damit etwas bestimmtes Positives eintreten könne.

W.W.: Wie groß ist sie?

W. Gädeke: Tja, das möchte man natürlich furchtbar gerne wissen, aber wir sollten unsere Aktivitäten nicht im Ehezählen erschöpfen, sondern alles dafür tun, damit möglichst viele es lernen. Im Zählen ist unsere Zivilisation zwar ziemlich groß, aber das überlassen wir in diesem Falle besser den Engeln, denn die wissen genau, wieviel „eine genügend große Anzahl von Menschen" ist.

Die Verbindung mit fortschrittlichen Engelwesenheiten

W.W.: In GA 54, Dornach 1983, S.192 f. und GA 102, Dornach 1984, S.195 ff. spricht Rudolf Steiner von Menschengemeinschaften, die sich aus Freiheit zu einer Idee erheben können und daß sich mit diesen Menschengemeinschaften höhere Gruppenseelen verbinden. Was sind das für Wesenheiten?

W. Gädeke: So wie Rudolf Steiner sie beschreibt, sind es fortgeschrittene Engelwesen, aber noch keine Erzengel. Es sind Engel, die nun nicht mehr einem einzelnen Menschen als Schutzgeist zugeordnet sind, sondern die schon so weit entwickelt sind, daß sie kleinere Menschengruppen führen können. Allerdings sind dies keine Wesen wie die früheren Gruppenseelen, die durch das Blut gewirkt haben, sondern sie sind auf das freiwillige Zusammenströmen der Gefühle, Empfindungen und Gedanken der Menschen angewiesen. Geschieht dies durch die Menschen in Freiheit, so können sich diese fortgeschrittenen Engelwesen mit den Seelen einer solchen Menschengruppe verbinden und mitwirken, wenn diese Menschen sich versammeln, wenn sie miteinander leben, streben und arbeiten. Das kann auf den verschiedensten Ebenen geschehen, zum Beispiel in einem Waldorfschulkollegium, einem Zweig der Anthroposophischen Gesellschaft oder einer Gemeinde der Christengemeinschaft.

Jede Gemeinde hat nach urchristlicher Überzeugung ihren Engel, der sich sozusagen in dem Bischof – dem Gemeindeleiter – versinnlicht. Diese Vorstellung ist gar nicht so neu, was aber an der Darstellung Steiners neu ist, ist, daß diese Wesen eben nur dort wirken können, wo sich Menschen aus Freiheit verbinden und eine Idee in sich beleben.

W.W.: Gilt selbiges auch für eine Ehe?

W. Gädeke: Ja, früher haben solche Gruppengeister, auch Familiengeister genannt (GA 54, S.192), instinktiv in einer Ehe gewirkt, ohne daß die Menschen etwas Besonderes dafür tun mußten. Heute wird ein Familiengeist nur dadurch herbeigerufen, daß die Menschen freiwillig ihre Gedanken und Empfindungen zusammenklingen lassen. Das bewirkt letztlich – und das ist das Rätsel – eine Beschleunigung der Vergeistigungsprozesse der Erde.

W.W.: Immer dann, wenn eine Menschengruppe, die aus Freiheit zusammenwirkt, die Wesen hereinholt?

W. Gädeke: Ja, und wenn sie nicht hereingeholt werden – das ist allerdings nicht auf dieses Leben beschränkt, sondern gilt bis zum Erdenende –, wenn die Menschen nicht bis zum Erdenende Anschluß an irgendeine dieser freilassenden Gruppenseelen gefunden haben, dann degeneriert der Mensch zu einem Elementarwesen schlimmster Art. Also der Niedergang der Einzelmenschen ist sozusagen vorprogrammiert, wenn er im Laufe der Zukunftsentwicklung nicht Gemeinschaften angehören wird, in denen eine solche neue freilassende Gruppenseele wirksam ist.

W.W.: Der ausschließlich individuelle Weg ist also für den Menschen der Zukunft nicht mehr möglich, sondern nur noch der, aus Gemeinschaften heraus individuell zu wirken?

W. Gädeke: Richtig.

W.W.: Also haben zwei Ehepartner zusätzlich zu ihrem Schutzengel einen höheren Angelos, der sich mit ihnen verbindet? Wie wirken diese drei Engel zusammen? Was vermuten Sie, könnte zusätzlich durch diesen dritten Engel bewirkt werden? Bringt dieser Angelos etwas in die Ehe ein, was durch die Individualität nicht eingebracht werden kann?

W. Gädeke: Er bewirkt Gemeinschaft. Denn wenn ich allein lebe, bin ich zwar auch mit einem Engel verbunden, aber eben nicht mit einem derartigen Gemeinschaftsengel. Diese Gemeinschaftsengel haben offensichtlich die Möglichkeit, noch tiefer in die gesamte Wesensgliedergestaltung des Menschen einzugreifen – denn je höher ein hierarchisches Wesen steht, desto tiefer kann es in den Menschen eingreifen. Aber ich kann es nicht konkretisieren, da ich es nicht überschaue, ob sich Rudolf Steiner genauer dazu geäußert hat, was diese Gruppenseelen konkret im einzelnen bewirken können; aber ganz sicher ist es die soziale Ausstrahlung.

W.W.: Ist die Verbindung mit diesem höheren Angelos als neuartiger Gruppenseele nicht *die* Sinngebung der Ehe schlechthin?

W. Gädeke: Ja, weil es weit über das Eigene hinausgeht und man sich sagen kann, daß man mit an der Weiterentwicklung der Erde und anderer höherer Ziele schafft. Sicher – das ist eine der höchsten Sinngebungen, die man sich denken kann.

Die Schaffung eines neuen androgynen Menschen

W.W.: Wir haben im ersten Interview über die Geschlechtertrennung gesprochen, und nun wäre als Zukunftsziel zu betrachten, was die Überwindung dieser Trennung ist. Wenn Menschen in dem bisher besprochenen bewußten zukunftsorientierten Sinn eine Ehe führen, kann mit Hilfe von geistigen Wesen ein neuer androgyner Mensch geschaffen werden. Was wird da gestaltet? In welchem Wesensbereich lebt die Substanz des androgynen Menschen?

W. Gädeke: Es gibt im Evangelium den Hinweis, daß, wenn unsere gegenwärtige Erde und unser gegenwärtiger Himmel vergangen sein werden und ein neuer Himmel und eine neue Erde entstanden sind, es dann weder Mann noch Frau geben wird. Also da wird auf einen Zukunftszustand des Menschen hingeblickt, in dem die Geschlechtertrennung, die nach der Bibel erst eine sekundäre Schöpfungstat ist, wieder aufgehoben sein wird. Sehr viel mehr gibt es darüber im Neuen Testament nicht. Rudolf Steiner dagegen spricht ausführlich über die Überwindung des Bloß-Männlichen und Bloß-Weiblichen, also über die Überwindung der Geschlechtertrennung. Er spricht auch von dem Ende der gegenwärtigen Art der Fortpflanzung: Schon in einem verhältnismäßig nahen Zeitraum wird sich der Menschenleib so umgebildet haben – mit ihm auch die Natur –, daß alles sich bereits auf dem Wege der Vergeistigung befindet, allerdings nur bei denjenigen Menschen, die sich dann mit dem Christus verbunden haben. Die Auferstehungskraft des Christus beginnt dann bereits verwandelnd und vergeistigend in die Leiblichkeit des Menschen einzugreifen.

W.W.: Wie bereitet sich das hier und jetzt vor? Gibt es im Menschen bereits Bereiche, die diesem neuen androgynen Menschen zuzurechnen wären, zum Beispiel innerhalb einer Ehe bei dem Bemühen der Ehepartner in der Überwindung ihrer Einseitigkeit?

W. Gädeke: Da die Geschlechtertrennung – wie wir im ersten Interview gesehen haben – nicht nur eine körperlich-leibliche Tatsache ist, sondern auch eine, die die Lebens- und Seelenkräfte betrifft, folgt daraus, daß bereits eine Bemühung zur Überwindung des scharfen Gegensatzes von Mann und Frau im Seelischen, später im Ätherischen, die Überwindung der Geschlechtertrennung im Physischen vorbereitet. Diese Überwindung muß sozusagen von oben nach unten, vom Geistigen über das Seelische in die Lebenskräfte und schließlich in die Leibbildung hinein vollzogen werden. Es beginnt immer im Geistigen; dort fängt die Überwindung der Geschlechtertrennung schon heute an, und zwar überall dort, wo sich zum Beispiel Menschen bemühen, ihr Seelenleben über ihre männlich–weiblichen Einseitigkeiten hinaus zu vervollkommnen.

W.W.: Gibt es von Rudolf Steiner Aussagen darüber, ob und wie man die Früchte, die man im Hinblick auf dieses Ziel in diesem Leben entwickelt, in ein nächstes Erdenleben mitnimmt?

W. Gädeke: Alles, was im Sinne einer solchen bewußten Verwandlung der Seelen– und Leibesglieder geschehen kann, vom Ich aus – und hiermit ist ja die Umwandlung gemeint, die man aus Freiheit und Einsicht als einzelner anstrebt, nicht die, die durch die Kulturzusammenhänge erzwungen wird –, alle diese Verwandlungsprodukte unserer Wesensglieder gehen nach dem Tode mit dem Ich. Weil sie eben schon geistiger Natur sind, können sie mitgehen und müssen sich nicht auflösen. Insofern ist das schon etwas Bleibendes im Menschen, was wirklich selbst errungen wird.

W.W.: Und wie wird dieser neue androgyne Mensch beschaffen sein, wenn er eines Tages vorhanden sein wird?

W. Gädeke: Es gibt einige Aussagen Rudolf Steiners, die ein Hammer für unser gegenwärtiges Vorstellungsvermögen sind, wenn er zum Beispiel äußert, daß die Fortpflanzung in Zukunft über die Sprache und den Kehlkopf vonstatten gehen wird, und zwar über den männlichen. Der Kehlkopf entwickelt sich zu einem Fortpflanzungsorgan weiter. Nur verstehe das, wer will! Das ist wirklich schwierig!

Aber er sagt eben auch, daß die heutigen Geschlechtsorgane die am spätesten entstandenen Organe sind und diejenigen, die am frühesten wieder verschwinden, also wohl am ehesten rudimentär werden. Ansätze davon gibt es ja heute schon – in unserer zivilisierten Welt ist die Unfruchtbarkeit eines der wesentlichsten Probleme, die es auf diesem Felde überhaupt gibt.

Ehepaare in größeren Menschengemeinschaften

W.W.: Wie wirkt ein Ehepaar mit intakter Ehe und kraftvoller Ätherhülle in einer größeren Gemeinschaft? Bringt es ein befruchtendes Element mit ein?

W. Gädeke: Das kommt darauf an, wie sich dieses Ehepaar in die Gemeinschaft hineinstellt. So ein Ehepaar kann ein Kristallisationspunkt für eine größere Gemeinschaft sein. Es kann aber auch sein, daß dieses Ehepaar durch seine starke Gemeinschaft in den Lebenskräften, Gewohnheiten usw. ein Stein des Anstoßes für die übrigen Mitglieder einer größeren Gemeinschaft ist. Wenn zum Beispiel in einem kleinen Waldorfkollegium ein Ehepaar besonders kräftig und bestimmend wirkt und sozusagen eine gemeinsame Kraft und Überzeugung darstellt, dann kann es ein energischer Hemmschuh dafür sein, daß andere Menschen in diese Gemeinschaft hineinfinden.

W.W.: Welche Wirkung hat diese Überbetonung? Liegt es an der gemeinsamen Ätherhülle?

W. Gädeke: Ich würde sagen, daß es mehr eine Frage der Konstellation ist. Wenn genügend andere vorhanden sind, die diesem Ehepaar ein Gegengewicht entgegensetzen, muß es sich nicht negativ auswirken. Wenn aber beide einen Führungsanspruch geltend machen, wird dort kaum noch ein anderer ein Bein an Deck bekommen.

So etwas kann natürlich auch in einer Gemeinde der Christengemeinschaft ein Problem sein, wenn dort ein Pfarrerehepaar ist und ansonsten nur ein, zwei weitere Pfarrer.

Aber es muß kein Problem werden. Nur – je kleiner der Kreis ist, der etwas gemeinsam will oder tut, desto schwieriger ist es, wenn dort ein Ehepaar eine Funktion ausübt. Wenn der eine diese, der andere jene Verantwortung trägt, ist es nicht so schwierig, aber bei derselben Verantwortung im selben Beruf kann es schon sehr schwer werden.

W.W.: Hängt es damit zusammen, daß Rudolf Steiner seine zweite Frau, Marie Steiner, in der Öffentlichkeit auf eine höchst merkwürdige Weise angeredet hat?

W. Gädeke: Ich kann mir denken, daß diese Tatsache mitspielt, wenn Rudolf Steiner seine Frau in der Öffentlichkeit immer als „Frau Doktor" betitelt und auch so angesprochen hat, was für uns heute ja wie eine komische Marotte klingen muß. Ich kann mir denken, daß er damit einfach auch als geistig-seelische Tatsache eine gewisse Distanz im gemeinschaftlichen Wirken der beiden geschaffen hat, trotz der intensiven und nahen

Zusammenarbeit beider. Vielleicht hat dies den Umgang mit den beiden überragenden Persönlichkeiten für die Umwelt ein bißchen erleichtert.

Kinder in zerrütteten Ehen

W.W.: Sie erwähnten, daß Kinder kein Sinninhalt einer lebenslangen Einehe sind. Wäre es ratsam, wegen der Kinder eine zerrüttete Ehe weiterzuführen, die ohne Kinder auseinanderbräche?

W. Gädeke: Die Tatsache, daß Kinder da sind, sollte Anlaß sein, sich zu fragen, ob man Ehe führen kann, aber nicht Grund, daß man Ehe führt.

W.W.: Nehmen wir an, die Ehe verlief einigermaßen, Kinder kamen, die Ehe zerbricht bald danach und man würde sich trennen, wären die Kinder nicht da. Sollte man wegen der Kinder trotzdem zusammenbleiben?

W. Gädeke: Man muß sich immer klar sein, daß das für das Schicksal der Kinder eine ungeheure Belastung ist, und deswegen sollte man Wege suchen, mit Hilfe eines Eheberaters die Ehe neu zu begründen. Aber wenn man sich nur daran klammert, wegen der Kinder zusammenzubleiben, dann sind die Kinder auch in ihrer Existenz überfordert, weil sie dann Stütze und Fundament der Ehe sein müssen. Aber die Ehe sollte die Stütze für die Kinder sein. Deswegen ist es immer mißlich, wenn die Kinder der einzige Grund sind, aus dem ein Ehepaar noch zusammenbleibt.

W.W.: Wenn ein Ehepaar sich trennt und die Kinder noch sehr klein sind, ist es dann ratsam, einen radikalen Schnitt zu machen, also die Kinder bis zur Pubertät ausschließlich zu einem der beiden Ehepartner zu geben, oder sollen sie hin- und herpendeln?

W. Gädeke: Ich weiß, daß ich mich da mit meiner Auffassung im Gegensatz zu vielen Psychologen befinde, auch im Gegensatz zur gängigen Rechtsprechung: Ich halte von dem Besuchsrecht, wie es heute gehandhabt wird, gar nichts! Ich habe oft genug erlebt, daß für Kinder, die nach diesem Besuchsrecht zum Beispiel überwiegend bei der Mutter sind, dann während der Ferien bei dem Vater, später wieder bei der Mutter, dieser Wechsel ungeheuer schwierig ist. Und so meine ich, daß die Kinder diese Lebenshülle, die sie mit ihren Eltern gemeinsam haben, wenigstens dann nur mit Vater oder Mutter haben sollten, und zwar ausschließlich.

Ich weiß von einer Psychologin, die Gutachten für die Besuchsregelung abgibt, daß die Kinder – egal wie die Ehe war, und wenn sie noch so brutal und katastrophal gewesen ist – immer sagen: „Wir wollen, daß Vater und Mutter wieder zusammenkommen!" Darüber gibt es gar keinen Zweifel, denn es hängt eben damit zusammen, daß die Kinder diese intakte Ätherhülle brauchen.

Wenn sie nun nicht mehr intakt ist, sollten sie mindestens im ersten Jahrsiebt, meines Erachtens aber auch im zweiten Lebensjahrsiebt, ausschließlich bei einem Elternteil bleiben, und ich bin zusätzlich der Meinung, daß der andere Elternteil bis nach der Konfirmation verschwinden sollte. Dann kommt sowie die Frage nach Vater bzw. Mutter, und es kann sich eine ganz andere, viel freiere Beziehung zu dem anderen Elternteil aufbauen. – Aber wie gesagt, ich weiß, daß ich mit meiner Anschauung ganz eindeutig gegen die Empfindungen von Müttern und Vätern Stellung beziehe und daß sich die Menschen kaum danach richten werden, auch wenn es besser wäre.*

W.W.: Man müßte versuchen, aus der Sicht des Kindes objektiv beurteilen zu können, was für das Kind am besten wäre, und nicht, was die Elternteile sich wünschen.

W. Gädeke: Genau – es hängt meines Erachtens auch damit zusammen, daß man normalerweise nur den seelischen Aspekt im Auge hat. Seelisch ist es natürlich wünschenswert, daß ein Kind Vater und Mutter erlebt, und deswegen sagt man sich natürlich: wenn schon nicht gleichzeitig, dann wenigstens hintereinander, mit Besuchsrecht. – Aber der ätherische Aspekt, der Aspekt der Lebenskräfte, wird bei dieser Betrachtungsweise überhaupt nicht bedacht. Und dieser Aspekt ist in den ersten 14 Jahren der wesentlichere, tiefergreifende.

Das heißt ja nicht, daß sich der Vater – wenn das Kind bei der Mutter ist – nicht um das Kind zu kümmern braucht; er kann eine seelisch-geistige Beziehung zu dem Kind aufnehmen, auch wenn er das Kind nicht sieht. Er kann dem Kind etwas schenken, er kann für sein Kind beten.

W.W.: Aber bedeutet das für die Kinder nicht eine einseitige Entwicklung?

W. Gädeke: Sicher, aber hier zählt die Frage nach dem kleineren Übel. Wenn die Kinder nur bei einem Elternteil sind, so ist dies das geringere Übel. Denn die ganzen Schwierigkeiten, die man heute bei den Scheidungswaisen hat, hat man nicht gehabt, als zum Beispiel die Kriegerwitwen ihre Kinder allein aufgezogen haben; also wenn der Vater ganz fort war. Da ist das Problem nicht so schlimm, als wenn er da ist, aber doch nicht da ist. Denn dann bleibt eine schmerzende Wunde, die immer wieder aufgerissen wird, bis dahin, daß die Kinder bis hinein ins zweite Jahrsiebt Bettnässer bleiben können.

W.W.: Ist es gleich, wer von beiden Elternteilen dieser eine ist?

W. Gädeke: Ich denke, daß es auf jeden Fall für das erste Lebensjahrsiebt nicht egal ist, wenn man hinzunimmt, was Rudolf Steiner sagt, daß

---

*Inzwischen sind mir Erfahrungen und Erkenntnisse von Betroffenen und von Familientherapeuten bekanntgeworden, durch die ich meine hier geäußerte Meinung revidiert habe: Es ist für die Entwicklung der Kinder besser, wenn sie regelmäßigen Kontakt zu dem von ihnen getrennt lebenden Elternteil haben, wenn die Eltern wechselseitig ihre Verschiedenheit (auch in der Erziehung) anerkennen und den ehemaligen Partner den Kindern gegenüber nicht schlechtmachen. Dazu gehört es, die Berichte der Kinder nach den Besuchen ohne Wertung entgegenzunehmen.

Ist diese Voraussetzung nicht gegeben, so sollte auch nach der Trennung eine Familientherapie aufgesucht werden, an der alle Betroffenen teilnehmen. (W. Gädeke)

der Ätherleib der Kinder in dieser Phase noch nicht geboren und noch mit dem der Mutter verbunden ist. Im Regelfall würde ich das Kind in dieser Zeit zur Mutter schicken. Aber auch da kann es Fälle geben, in denen die Mutter vielleicht psychisch krank ist, in denen es dann besser ist, wenn das Kind zum Vater kommt.

Erst im dritten Lebensjahrsiebt spielt der Vater wieder eine Rolle. Oft wollen die Kinder dann sogar von sich aus zum Vater; weil dann die stärkere Willens- und Formkraft des Vaters gesucht wird.

W.W.: Wie ist es karmisch zu beurteilen, wenn man berücksichtigt, daß sich ein Kind im Vorgeburtlichen seine Eltern ausgesucht hat, und wenn diese sich dann zu Lebzeiten des Kindes scheiden?

W. Gädeke: Das ist eine schwere Belastung für die Entwicklung des Kindes – ohne Zweifel! In allen Problemgruppen sind die Scheidungswaisen überrepräsentiert. Hier liegt natürlich eine tiefe Enttäuschung des Kindes vor, die sich auf den Lebenswillen des Kindes auswirkt. Denn das Kind braucht in den beiden ersten Lebensjahrsiebten – wo es noch nicht im eigentlichen Sinne ein Geschlechtswesen ist – beide Menschenmöglichkeiten: das väterliche und das mütterliche Element.

Bei einer Scheidung wird dem Kind somit etwas entzogen, was seine Biographie tiefgreifend prägt. Das heißt natürlich nicht, daß jede Scheidungswaise ein psychisch Kranker werden muß, aber es ist eine schwere Hypothek.

Deswegen ist es schon richtig, wenn Kinder da sind und man in der Ehe in Schwierigkeiten kommt, die Tatsache des Daseins der Kinder zum Anlaß zu nehmen, alles zu unternehmen, um eine Verständigung der beiden Ehepartner möglich zu machen. Wenn es aber nicht möglich ist, so ist es noch immer besser, man geht auseinander, als daß es täglich nur Krieg gibt.

Das Sakrament der Trauung in der Christengemeinschaft

VORTRAG VON WOLFGANG GÄDEKE

Wir haben gestern auf die „moralische Intuition Ehe" hingeschaut; so wie sie denkbar ist. Heute wollen wir es noch einen Schritt weiterführen, und zwar im Hinblick auf die sakramentale Trauung.

Die drei Entschlüsse zur Ehe

Man kann sagen, daß es drei Entschlüsse zur Ehe gibt: Der erste ist der Entschluß zweier Menschen, zusammen zu leben, der in den allermeisten Fällen doch recht unbewußt, das heißt aufgrund seelischer Gefühle und Bedürfnisse zustandekommt. Es erinnert an jene ostfriesische Hochzeitsanzeige, in der zu lesen war: „Wie hebt uns Tüch tosommensmeten!" – Also ein menschlicher Entschluß.

Schon etwas anderes ist es, wenn man sich heute entschließt, vor das Standesamt zu gehen. Dann weiß jeder, der sich ein bißchen umgesehen und umgehört hat, daß das doch erhebliche Konsequenzen hat, und für die Männerwelt ist es oft gar nicht so schön, daß es im Scheidungsfall dann auch gerecht zugehen soll; vor allen Dingen, was das Materielle und Finanzielle betrifft: Versorgungsausgleich, Unterhaltsanspruch, Rentensplitting und was es da so alles gibt. Aber wenn man zum Standesamt geht, so unterschreibt man alles im voraus; man unterschreibt die Kündigungsbedingungen und die Kündigungsverhältnisse vorher. Mehr gibt aber die standesamtliche Trauung eigentlich nicht her.

Ich hatte als Student einen Kommilitonen, der Jurist war und gerade das Ehe- und Familienrecht studierte. Damals hatte ich überhaupt keine Ahnung vom Eherecht und fragte ihn einmal, was es denn da rechtlich zu regeln gäbe. Er sagte damals: „Wenn die Ehe gut geht, braucht man kein Recht, und wenn die Ehe nicht so gut geht, so hilft es auch nichts." Das war seine launige Interpretation. – Recht ist heutzutage weitgehend nur für den Scheidungsfall, für den Fall des Scheiterns vorhanden. Früher war das anders. Da bestimmte das Recht positiv den Inhalt der Ehe; also zum Beispiel, daß sich die Ehegatten Liebe und Treue schuldig und verpflichtet seien, Kinder zu zeugen. Ich weiß nicht, was es noch so alles gab und in anderen Ländern und Verfassungen noch heute gibt, aber in der Bundesrepublik ist eines der freiheitlichsten Eherechte gültig, das man sich denken kann. Denn es wird nicht mehr der Inhalt der Ehe bestimmt, sondern nur in formaler Art der Tatbestand des Zusammenlebens und Zusammenhaushaltens festgestellt.

Frage: Seit wann gibt es dieses Eherecht?

Spätestens seit der Eherechtsreform 1977. Aber es hatte sich schon vorher abgezeichnet, indem man sich sagte, der Staat und das Rechtsleben hätten nicht die Aufgabe, in die Fragen, Ziele und Ideale der einzelnen Menschen einzugreifen; also in die weltanschaulichen Fragen. Eigentlich ist das gar nicht schlecht, denn es ist ein kleiner Schritt in Richtung der Dreigliederung des sozialen Organismus. Schließlich ist es keine Angelegenheit des Rechtslebens, darüber zu befinden, was Inhalt der Ehe sein solle, das müssen die Menschen aus ihrer Intuition, aus ihren Fähigkeiten selber schaffen. Nur sind sie es noch nicht gewohnt; und es ist deswegen so schwierig, weil es Jahrhunderte und Jahrtausende anders gewesen ist.

Jedenfalls ist dieser zweite Entschluß zur Ehe derjenige, mit dem ich mich zu den Rechtsfolgen bekenne. Der erste Entschluß ist eigentlich ein äußerer Schritt, der des Wirtschaftslebens. Es ist ein Schritt zu einer Wirtschaftsgemeinschaft, zum Beispiel mit gemeinsamer Haushaltskasse, und bezieht sich auf die Menschen als Bedürfniswesen. Wenn Sie die Schrift „Soziale Dreigliederung: Der Weg zu einer lernenden Gesellschaft“ von Christof Lindenau kennen, dann wissen Sie, daß da der Mensch nach drei Aspekten angeschaut wird:

– als Bedürfniswesen,
– als mündiges Wesen,
– als Fähigkeitswesen.

Wenn zwei Menschen einfach zusammenziehen, dann geschieht es, weil sie das Bedürfnis dazu haben. Man kann also sagen: Die Lebensgemeinschaft ist zunächst eine Wirtschaftsangelegenheit der Bedürfnisbefriedigung. Es würden dies natürlich Menschen, die so zusammenleben, weit von sich weisen, lediglich eine Wirtschaftsgemeinschaft zur gegenseitigen Bedürfnisbefriedigung darzustellen, aber wenn man genauer hinsieht, ist es meistens doch so. – Wenn man aber vor die Rechtsgemeinschaft hintritt und einen Vertrag unter mündigen gleichberechtigten Partnern schließt – das ist ja jetzt in bezug auf unser Eherecht möglich –, dann gründet man eine kleine Rechtsgemeinschaft.

Nun kann man aber noch einen dritten Schritt vollziehen und sich als geistig-fähige, moralische, selbstbewußte Wesen zusammenschließen, sich den Entschluß zur geistigen Gemeinschaft, zur religiösen Eheschließung vornehmen. Man braucht das nicht. Es ist noch ein freierer Entschluß – hoffentlich – als der vor dem Standesamt. Und wenn er es nicht sein sollte, haben die Pfarrer der Christengemeinschaft die Aufgabe, ihn so frei wie möglich zu machen, dadurch nämlich, daß sie die Menschen erst einmal davon abhalten, sofort zu heiraten. Warum? Damit eben das entstehen kann, was wir gestern besprochen haben – die moralische Intuition der Ehe, die Ehe-Idee, die nun in der Trauung der Christengemeinschaft direkt ausgesprochen wird.

Erdenwirken zu Geisteswirken wandeln

Zunächst einmal steht da ein Tisch mit einem roten Tuch, darauf das Bild des Auferstandenen. Vor dem Bild liegen zwei Stäbe mit einem roten Band. Die beiden Brautleute und die zwei Trauzeugen sitzen vor dem Tisch. – In dem ersten einleitenden Satz, den der Priester spricht, wird gleich das Motto, das Vorzeichen ausgesprochen, unter dem die ganze folgende Handlung überhaupt nur zu denken ist. Es wird nämlich die Christuswesenheit in einer Weise charakterisiert, wie es ganz besonders für die Trauung notwendig ist: daß der Christus durch seine eigene Opfertat Erdenwirken zu Geisteswirken wandelt. Denn das ist genau das, was in einer Ehe eigentlich die Aufgabe ist: Irdisches in Geistiges zu wandeln, heraufzuheben aus dem bloß Irdischen in das Geistige. Darin besteht das Sakramentale, diese Wandlung durch eigene Opfertat herbeizuführen! Zunächst ist dies eine Tat des Christus. Eine Trauung aber heißt eigentlich nichts anderes, als diese Tat nach besten Kräften individuell weiterführen zu wollen: im Angesicht des Wesens, das diese Tat vollbracht hat, weiter vollbringt und darauf hofft, daß Menschen sich dieser Tat aus eigener Kraft anschließen, nämlich Erdenwirken zu Geisteswirken wandeln zu wollen!

Der Entschluß

Im weiteren Verlauf des Traurituals folgen jetzt zwei Worte, die die Frage an die Brautleute einleiten, die unter dem Vorzeichen des bisher Gesprochenen steht. Diese Fragestellung hat eine ganz besondere Färbung: Es heißt nicht mehr „Gedenkst Du mit dem und dem die Ehe einzugehen usw.“, sondern ob man sich in der Lage sieht, in jene Entschlüsse, mit denen man in der Geistwelt wandelt, die Lebensgemeinsamkeit mit dem anderen Partner aufzunehmen.

Also da ist zunächst die Rede von einem Entschluß. Ein Entschluß ist in der Gliederung, die Rudolf Steiner für das Willensleben des Menschen gibt, von denen wir gestern die drei untersten Glieder besprachen – Instinkt, Trieb, Begierde –, in bezug auf die geistigen Glieder des Menschen das Allerhöchste, das Allerbeste, was überhaupt menschenmöglich ist, denn es hängt mit dem neuen Leibe zusammen, mit dem vergeistigten Leibe, den Rudolf Steiner den Geistesmenschen nennt. Das Höchste, was es überhaupt an Willensregungen gibt, wird hier angesprochen und soll ergriffen werden. Die nähere Charakterisierung dieser Entschlüsse ist ja auch damit gegeben, daß es Entschlüsse seien, mit denen man in der Geistwelt wandele.

Es gibt in der Christengemeinschaft die Auffassung – denn wir haben ja Lehrfreiheit –, daß diese Formulierung im Trauritual einen deutlichen Hinweis darauf gebe, daß es sich um einen vorgeburtlichen Entschluß handele. Denn wann wandeln wir schon in der Geistwelt, wenn nicht vor der Geburt. Aber wenn man genauer hinhört, bemerkt man, daß das Verb „wandeln“ nicht im Präteritum steht, sondern im Präsens. Man wandelt also in diesem Fall in der Gegenwart mit seinen Entschlüssen in der Geistwelt, nicht im Vorgeburtlichen.

Gibt es denn das überhaupt, daß wir in der Geistwelt wandeln? Nun könnte man sagen: „Ja, jede Nacht wandeln wir in der Geistwelt.“ Dann wären es aber nächtliche Entschlüsse aus der Geistwelt. – Muß man nicht doch denken, daß mit diesem vollkommen geistigen Willensentschluß eher die Art des Wandelns in der Geistwelt gemeint ist, die unserem heutigen Bewußtsein zunächst möglich ist? Das ist das, was wir gestern besprochen haben: daß man sich zu einer Idee erheben kann. Diese Idee muß keine zwingende sein, sondern eine, die ich frei aus Liebe ergreifen und – wenn ich es will – zum Entschluß bringen kann.

Im Trauritual wird nun das einzelne Individuum der jeweiligen Brautleute angesprochen, ob es gewillt sei, mit einem solchen Entschluß die Lebensgemeinsamkeit mit dem anderen Partner aufzunehmen. Der Mensch muß sich in Anbetracht dieser Forderung schon fragen: „Habe ich überhaupt schon solche Entschlüsse, die so bewußt als Ziele, als Ideen gefaßt sind, daß ich von ihnen behaupten kann, damit in der Geistwelt zu wandeln?“ Denn das heißt ja auch, daß sie in der geistigen Welt Bestand haben, auch wenn ich eingeschlafen oder gestorben bin! Oder sind es gar Entschlüsse, die eben doch nur ihre Bedeutung für das irdische Dasein haben? – Also es wird eine ganz bestimmte Qualität des Entschlusses damit ausgesprochen, wenn man von den Entschlüssen spricht, mit denen das Individuum in der geistigen Welt wandelt. Noch genauer wird es, wenn das Individuum mit dem „Du“ direkt angesprochen wird; nicht mit dem „man“, indem man überhaupt in der Geistwelt wandeln kann, sondern: „Willst Du das selber, ist das *Dein* Entschluß, ist das *Deine* Idee? Willst *Du* damit in der Geistwelt wandeln?“

Die Idee der Ehe zum Ideal erheben

Es geht in der Konsequenz also um die Frage, ob die Ehe-Idee, die zum Ehe-Entschluß bzw. zur Trauung führt, nur etwas Angelesenes, etwas Übergestülptes, etwas nur so Garniertes ist, oder ob sie etwas Eigenes ist, das man selber will. Sich eine Idee zum Ideal machen heißt nämlich, sich mit einer Idee so zu verbinden, daß sie zum Inhalt des eigenen Ich, der eigenen Person wird. Denn das Ich erhält Wesen und Bedeutung durch das, womit es verbunden ist; so Rudolf Steiner in der „Theosophie“. Ist das Ich mit leiblichen Dingen allein verbunden, wird es eben auch gradweise sterben. Ist es mit geistigen Dingen verbunden, wird es gradweise unsterblich. Das heißt aber: Verbindest Du diese Idee der Lebensgemeinsamkeit mit Deinem Ich, so wird sie Bestandteil Deines Ich, und wenn Du diese Idee fallenläßt, so läßt Du eigentlich einen Teil Deines eigenen Ich fallen. Machst Du diese Idee der Lebensgemeinsamkeit mit dem anderen Menschen – dessen Name während des Traurituals genannt wird – im Sinne dieser dreifachen Bedeutung, machst Du diese Idee zum Inhalt Deines Entschlusses, zum Inhalt Deines eigenen Ich, welches Du graduell verlieren würdest, wenn Du diese Idee wieder aufgibst? – Also man sieht natürlich gleich, daß man kaum Entschlüsse faßt, von denen man behaupten könne, mit ihnen in der Geistwelt zu wandeln. Es ist eine ungeheure Arbeit, diese Entschlüsse überhaupt nur anzustreben.

Dann erfolgt das „Ja" der Brautleute. Natürlich kann jeder Mensch leichtfertig „Ja" sagen, und deshalb ist es eine wichtige Aufgabe der Trauungsvorbereitung – vielleicht sogar die Hauptaufgabe –, dahin zu wirken, daß dieses „Ja" ein Reales, ein Wirkliches, ein Wirkendes ist. Das heißt, es sollte ein so klares Bewußtsein wie nur irgend möglich davon vorhanden sein, was ein solcher Entschluß bedeutet, und ob er wirklich vorhanden ist, ob man es wirklich so will. Bis in den Wortlaut hinein sind die Rituale der Christengemeinschaft so gestaltet, daß man deutlich sieht, daß es auf die innere Mitbeteiligung jeder einzelnen Seele ankommt, auf jedes einzelne Bewußtsein. Natürlich besonders auf das Bewußtsein der Seelen, die unmittelbar beteiligt sind.

Das „Ja" wird im zweiten Teil des Traurituals gesprochen. Es ist ein Bewußtseinsvorgang, der nun noch in einem größeren dritten Teil, der an die Trauzeugen gerichtet ist, vertieft wird.

Die Ermahnung der Trauzeugen

Nachdem die Brautleute, die im ganzen Verlauf der Trauung siebenmal mit Namen genannt werden, mit ihrem Ja-Wort ihre Lebensgemeinschaft besiegelt haben, wendet sich nun das mahnende Wort an die Trauzeugen, nicht an das Brautpaar. Es wird davon gesprochen, daß die Ohren gehört und die Augen gesehen haben, wie – und nun kommt eine ganz leichte Unterscheidung – dieses Mannes Geisteswille und dieser Frau Seelengeist sich zur Lebensgemeinsamkeit verbunden haben. In bezug auf die geistige Qualität dieses Entschlusses wird sogar eine erste leichte Differenzierung deutlich, die bei der Formulierung des Entschlusses und beim Ja-Wort noch nicht in Erscheinung tritt. Aber selbst wenn sich Mann und Frau zum Geiste erheben – also in eine Sphäre, die weder männlich noch weiblich ist –, so hat diese Erhebung doch eine Tingierung, eine Färbung, die beim Mann eben mehr einen Willenscharakter und bei der Frau mehr einen Seelencharakter hat. Es wird also noch einmal deutlich darauf hingewiesen, daß zwei Menschen, die Trauzeugen, etwas mit sinnlichen Augen und Ohren in der irdischen Welt erlebt haben, was aber geistigen Charakter hat: daß ein Entschluß wahrgenommen worden ist, von dem man sagen kann, mit ihm stehen die Beteiligten in der geistigen Welt. Das muß doch von einer solchen Bedeutung sein, daß im Irdischen, im Sinnlichen ein solcher Entschluß in Erscheinung tritt, daß das mit diesem nachdrücklichen Wort noch einmal den Trauzeugen mahnend vor die Seele gestellt wird.

Und dann kommt die eigentliche Ermahnung an die Trauzeugen mit einem dreifachen: „Nie darf ...“; also in einer Schärfe, wie es sie so kaum noch in den Sakramenten der Christengemeinschaft gibt. Bei der Priesterweihe kommt etwas ähnliches mit der Formulierung: „Nur wenn ...“ Darin liegt eine Art von Ausschließlichkeit, von Strenge. Nie darf aus den Herzen, aus den Seelen der Menschen, die da Trauzeugen sein wollen, das Bewußtsein dessen verschwinden, was sie gesehen, was sie gehört haben. Das ist die Bedeutung, die man normalerweise dem Worte beimißt, wenn einer ein Zeuge ist: Er hat es gesehen und gehört. Beim Trauritual ist es aber nicht so wie vor dem Standesamt, daß die Zeugen mit einer Unterschrift bekunden, daß alles rechtens sei, sondern sie bezeugen die Qualität des Entschlusses in der sinnlichen Welt, in der irdischen Verkörperung. Auch die Trauzeugen müssen während der Vorbereitung genauso in den Vorgang einbezogen werden, denn sonst könnten sie nur bezeugen, daß zwei Personen „Ja“ oder „Nein“ gesagt haben. Dazu bräuchte man nicht im religiösen Sinne ein Trauzeuge zu sein. Statt dessen sollen sie bezeugen, daß in diesem „Ja“ folgende Qualität mitgesprochen hat: „Das habe ich erlebt, das weiß ich!“ Die Aufgabe der Trauzeugen ist es, in folgendem Sinne das Bewußtsein aufrechtzuerhalten: „Diese zwei Menschen haben einmal einen solchen Entschluß gefaßt, und ich war dabei. Ich habe erlebt, wie er sich in irdische Worte gekleidet hat.“ – Das ist die eine Aufgabe.

Der lebendige Beistand der Trauzeugen

Gleich anschließend kommt die zweite Aufgabe mit der Mahnung, daß der helfende Wille zu lebendigem Beistand niemals in den Trauzeugen verschwinden dürfe, und daß sie das dem Leben der Brautleute vor Gott geloben. Dieses Gelöbnis innerhalb eines Sakramentes ist so deutlich, wie es überhaupt nur sein kann. Die Trauzeugen geloben lebendigen Beistand. Eheleute können vielerlei Beistand gebrauchen. Wenn sie jung sind, ist fast bei jedem Kind ein Umzug fällig, und es ist schön, wenn man Freunde hat, die einem beistehen. Es ist sehr hilfreich für das Leben. Also könnten wir sagen: ein äußerer, irdischer Beistand. Aber das kann ja nicht Inhalt eines religiösen Gelöbnisses sein.

Es gibt noch einen anderen Beistand, den Eheleute auch ganz dringend brauchen. Das ist der seelische, menschlich-freundschaftliche Beistand. Aber auch dazu braucht man kein religiöses Gelöbnis innerhalb eines Sakramentes. Irdisch leiblicher und seelischer Beistand sind eigentlich Mitmenschenpflicht, Christenpflicht. Und wenn die Trauzeugen weit weg sind, können sie nicht beim Umzug helfen. Dann hilft ein anderer lieber Freund.

Aber ein lebendiger Beistand, der dem Leben der Brautleute gelobt wird, was kann man sich darunter vorstellen? Was stellen Sie sich darunter vor? – Es muß etwas Neues sein, nicht nur eine Bewußtseinstatsache, sondern eine Lebenstatsache, lebendiger Beistand. Es ist das Gebet für die Brautleute! Ein Kollege von mir hat einmal etwas überspitzt gesagt: „Wenn die Trauzeugen wirklich für die Brautleute regelmäßig beten würden, dann ginge keine Ehe kaputt." So ganz absolut würde ich das nicht sagen, es kommt auch noch auf andere Dinge an, aber es ist sicher richtig und gut, einmal zu betonen, daß die Aufgabe der Lebensgemeinschaft im Grunde für die zwei Leute zu groß ist. Denn was bewirkt die Fürbitte?

Einsamer nie

Einsamer nie als im August:
Erfüllungsstunde –, im Gelände
die roten und goldenen Brände,
doch wo ist deiner Gärten Lust?

Die Seen hell, die Himmel weich,
die Äcker rein und glänzen leise,
doch wo sind Sieg und Siegsbeweise
aus dem von dir vertretenen Reich?

Wo alles sich durch Glück beweist
und tauscht den Blick und tauscht die Ringe
im Weingeruch, im Rausch der Dinge –:
dienst du dem Gegenglück, dem Geist.

(Gottfried Benn - um 1940)

Wenn wir uns die beiden Brautleute und die Trauzeugen vorstellen, dann bedeutet Fürbitte eigentlich nicht, daß man denen etwas wünscht, sondern daß man seine Liebe, seine Aufmerksamkeit, sein Bewußtsein dem

Engel der beiden Beteiligten und dem Engel der Familie, der Ehe, zuwendet. Und das hat die Folge, daß die Wesen der dritten Hierarchie, die Engelwesen, sowohl die individuellen als auch die Gemeinschaftswesen, in das Leben dieser beteiligten Menschen etwas einfließen lassen können, was vorher noch nicht als Möglichkeit vorhanden war. Neues Schicksal, freies Schicksal kann dadurch gebildet werden, lebendiger Beistand, sozusagen eine Zufuhr aus der geistigen Welt für das Leben dieser beiden Menschen. Trauzeuge zu sein heißt also, daß man eigentlich die Ehe miterzeugt, mithervorbringt, und daß man nicht nur sagt, man habe den Vorgang gesehen, man sei dabei gewesen, man habe es gehört, man behalte es im Bewußtsein. Sondern: Ich mache mich mitverantwortlich in der Hervorbringung der Lebensgemeinschaft dieser beiden Menschen, dafür mache ich mich mitverantwortlich durch mein religiöses Tun, das ich hiermit gelobe.

Der Schluß dieses Abschnittes spricht wieder von dem „Leben" der Ehepartner – also wieder diese Lebenssphäre, diese Lebensschicht, die Biographie – und ihrer Suche nach der Lebensgemeinsamkeit vor den Augen der Trauzeugen. Nicht etwa, daß sie es schon gefunden hätten – daß sie zusammenleben, ist der erste Schritt, das Standesamt der zweite, die Trauung der dritte Schritt –, nicht etwa, daß wir jetzt am Ende sind, sondern jetzt geht das Suchen erst richtig los. Damit geht es überhaupt erst in ein neues Reich hinein, in einen neuen Bereich.

Die Sphäre der Imagination

Damit sind die ersten drei Teile der Trauung abgeschlossen, die im wesentlichen in nüchterner Begriffssprache das Bewußtsein der Beteiligten ansprechen. Nun folgen die drei Teile, die in einer anderen Sphäre zu Hause sind, in denen andere Mittel des Kultus wirken: die Sphäre der Imagination, der Bilder. Drei Bilder treten auf: das Bild des Ringes, das Bild der gekreuzten Stäbe und das Bild des Auferstandenen. Zunächst werden die Ringe der Beteiligten – jeder hat vorher den Ring mit seinem Namen getragen und ihn nun abgenommen – über Kreuz vor dem anderen auf das Tischchen gelegt.

Der Ring, der die Ecken des Lebens rundet

Es wird nun von diesem Ring gesprochen, daß er die Ecken des Lebens runde. Das ist auch etwas, was man einmal bemerken sollte, daß innerhalb des Sakramentes von den Ecken des Lebens gesprochen wird: gerade beim Trausakrament. Das heißt, daß nicht damit gerechnet wird, daß alles ganz glatt und sanft vor sich geht, sondern daß es eben Ecken und Kanten in der

Lebensgemeinsamkeit gibt. Vom Ring wird nun gesprochen, daß in ihm etwas lebe, was sich von dem Einzelnen zum Ganzen zusammenschließe. Man kann nun meinen, daß man als Ehepaar zusammen ein Ganzes bilden wolle. Wenn man aber die Bildhaftigkeit ernst nimmt, sieht man, daß jeder einen Ring bekommt und nicht beide einen Ring zusammen, denn dann wäre man mit seinem Partner zusammengebunden. Jeder bekommt einen Ring, daß heißt, daß jeder dazu berufen ist, innerhalb der Ehe ein Ganzes zu werden.

Dann wird beim Anstecken des Ringes, zuerst zu der Frau, dann zum Mann gesagt, daß der Ring die Kräfte schließe und die Herzen binde.

Das sind nun zwei verschiedene Bereiche: Kräfte schließen ist der Lebensbereich, Herzenbinden ist der Seelenbereich. In dem Bereich, in dem die Frau sowieso zu Hause ist, da ist das Runde, das Einheitliche. – Nachher wird es anders mit den beiden Stäben. Da kommen die beiden Geraden, das Kreuz, die Ecke. – Aber erst einmal wird mit diesen beiden Symbolen darauf hingewiesen, daß da eine Aufgabe des Kräfteschließens, des Herzenbindens besteht, der Gemeinsamkeit im Seelisch-Lebendigen, aber unter dem Vorzeichen des goldenen Ringes, der Einheit, in den der Name eingraviert ist. Jeder bekommt den Ring mit dem Namen des anderen an die Hand, das heißt, er fühlt sich in seinen Taten dem Ich, dem Wesen des anderen verantwortlich, ihm so zu dienen, daß es zur Einheit, zur höheren Einheit, zur goldenen Einheit wird. Man hat nicht mehr seinen eigenen Ring am Finger, sondern den des anderen. Hiermit ist auch in der Bildersprache das ausgedrückt, was mit der Trauung gemeint ist: was wir gestern besprochen haben mit der Idee, für die Entwicklung des anderen Ich zu seiner Vervollkommnung sich aufgerufen zu fühlen, tätig zu sein.

Die Stäbe, die das Getrennte binden

Schließlich folgt der Teil mit den beiden Stäben, den beiden Geraden, die vorher beieinander lagen. Sie werden mit einem Band über Kreuz zusammengebunden und vor den Beteiligten in die Höhe gehalten. Das Trauritual spricht an dieser Stelle davon, daß sich nun das vorher Getrennte binde. Was vorher je eine Individualität für sich war, das erscheint verbunden im Bilde der zwei Stäbe, die nun verknüpft sind. Weiter heißt es, daß Geistgebundenes – das ist die Charakterisierung des Entschlusses – in Seelenreichen zu des Lebensgemeinsamkeit leuchte. Sie sehen, wie das von oben nach unten heruntersteigt. Und die Tatsache, daß dieses Geistgebundene das ganze Menschenleben umfaßt, wird angeschaut, und zwar durch eines Gottes Geist. Dieser Vorgang muß immer weitergeführt und weitergepflegt werden, das Einende muß immer weiter gesucht und gepflegt werden, und zwar aus dem Geistgebundenen im Seelenreich zur Lebensgemeinsamkeit. Es ist dies kein einmaliger Akt, sondern muß immer wieder erneuert, immer wieder fortgesetzt werden.

Deswegen ist die Trauung als Lebensvorgang zu verstehen. Das ist nur ein Anfang. Das, was dem Mann eigentlich zunächst leichter fällt, nämlich sich zu dieser Idee zu erheben, muß aber mit dem Seelischen zusammenkommen. Im ersten Vortrag haben wir über den Unterschied von Mann und Frau gesprochen: Die Einheit der Frau liegt in den Seelen- und Lebenskräften, die Polarität des Mannes besteht zwischen Geist und Körper, und das soll wieder zu einer gleichgewichtigen harmonischen Einheit verbunden werden –, worin man die Überwindung der Geschlechtertrennung sehen kann. Man könnte das neutestamentliche Wort sogar abändern und sagen, was Gott in der Geschlechtertrennung getrennt hat, das sollen wir Menschen wieder vereinigen.

Dieser Prozeß ist so wichtig, daß darauf ein göttliches Wesen sein Auge lenkt, daß ein göttliches Wesen darauf hinschaut, was Menschen in diesem Sinne tun. Voller Erwartung fragen die Götter: Werden die Menschen die Aufgabe ergreifen, die damit gegeben ist, daß die göttlichen Welten den Menschen in Mann und Frau getrennt haben? Werden Menschen vorhanden sein, die diese Aufgabe auf sich nehmen?

Im Lichte des Auferstandenen

Als drittes folgt die Bildhaftigkeit in dem Hinweis auf den Auferstandenen, und zwar mit dieser merkwürdigen, oft mißverstandenen unterschiedlichen Formulierung des Vorangehens des Mannes und dem Nachfolgen der Frau. Zum Mann wird gesagt, daß er der Frau voranleuchten solle mit dem Lichte, daß der Wiedererstandene in seinem Geiste leuchten lasse. Die Frau solle ihm folgen in dem Lichte, das der Wiedererstandene in ihrer Seele leuchten lasse. Das ist nicht die Neuauflage eines alten Chauvinismus und einer Überlegenheit oder einer Entscheidungsbefugnis des Mannes, sondern es handelt sich um ein Sakrament, um einen religiösen Vorgang. Wenn der Mann religiös sein will, dann muß es ihm hier oben im Geiste einleuchten, sonst kann er als moderner Mensch gar keine Beziehung zu dem Wiedererstandenen aufnehmen. Wenn es ihm da nicht einleuchtet, kann er überhaupt keine Beziehung zum Auferstandenen aufnehmen. Das muß nicht gleich eine große Erleuchtung sein, aber wenigstens doch ein kleines Licht des Wiedererstandenen. Dann kann er damit voranleuchten, weil es das Objektivere ist, was aber immer in der Gefahr schwebt, sozusagen abgehoben von der Wirklichkeit und den übrigen Bereichen des Daseins abstrakt zu verschwinden.

Die Frau aber hat die Fähigkeit, ihre Kräfte in das Leben überzuführen, weil sie dort in der Verbindung der Seele mit dem Leibe, in der Verbindung der geistigen Glieder mit den leiblichen Gliedern des Menschen lebt, wo der Mann eine Trennung hat.

Zwischenruf: Es kann ein Licht aufgehen!

Ja, aber das Licht leuchtet anders in der Seele als im Geist. Bei einer Frau ist das gar nicht so nötig, daß das hier oben auch intellektuell, sozusagen geistig, gedanklich und ideell leuchtet. Es kann auch direkt in der Seele leuchten. Deswegen sind ja auch in religiösen und geistigen Zusammenhängen sehr viel mehr Frauen, weil es viel unmittelbarer möglich ist, leichter möglich ist, daß der Wiedererstandene in der Seele der Frau leuchten kann.

Aber es soll darüber hinausgehen, und deswegen heißt es, daß die Frau dem Manne folgen solle. Folgen ist nichts Negatives, Voranleuchten ist nicht einfach etwas Positives, sondern das ist die jeweils dem einzelnen aus seiner gegenwärtigen Erdeninkarnation mögliche Tätigkeit für die Lebensgemeinsamkeit mit dem religiösen Sinn. Außerdem wird bei dem Folgen und dem Voranleuchten jedes Mal der Name als Hinweis darauf genannt, daß es sich um das Ich des anderen handelt, nicht: Folge seinen Willkürlichkeiten und seinen Launen, sondern: folge ihm soweit, als das Licht des Auferstandenen in seinem Geiste leuchte.

Frage: Ist es nicht bei der heutigen Bewußtseinsseelenhaltung für beide gleich möglich und nicht getrennt?

Das ist ja die Aufgabe für die Lebensgemeinsamkeit, und da soll halt jeder erst einbringen, was er kann. Rudolf Steiner sagte einmal, daß man sich einander geben solle, worinnen man tüchtig sei. Die Religion und das Geistige des Mannes können sehr von der Wirklichkeit abgehoben sein, sehr klar und deutlich, trotzdem aber nicht lebensvoll. Das wiederum wäre die Fähigkeit, die die Frau in die Lebensgemeinsamkeit einbringen kann. Allerdings nicht aus dem traumhaft-dumpfen, natürlichen religiösen Empfinden, sondern durch ihr Folgen, indem sie sich an das Geistig-Ideelle anschließt. Darin verstehen wir die Weiterentwicklung. Der Mann ist nun einmal – nicht individuell, sondern weil er Mann ist, als Gattungswesen – in bezug auf diese Art Geistigkeit weiter voran im Leben. Das hat er erkauft mit einem tieferen Sündenfall. Deswegen hat er es auch schwerer, das überhaupt zu erreichen. Über den Sündenfall der Frau in der modernen Zeit könnte man auch noch sprechen, aber das hat jetzt keinen zeitlichen Platz.

Der Segen

Im weiteren wird deutlich darauf hingewiesen, welches geistige Wesen da eigentlich wartet. Es wartet auf das, was vom Menschen ausgeht, was in seinen Händen liegt, was am Anfang schon angesprochen ist und was dann nach einer persönlichen Ansprache, Trauungspredigt, in dem letzten großen Teil, dem Segensteil der Trauung, ausgesprochen ist: daß der Christus hinschaut auf das bindende, segnende Ja-Wort der Brautleute.

Der Segen besteht darin, daß sie beide in diesem Sinne „Ja“ gesagt haben. Sie haben sich selber gefunden. Die Qualität des Entschlusses, die Qualität des Wortes ist ein Segen. Es ist der erste Segen, der überhaupt ausgesprochen wird. Und danach kommt erst ein richtiger Segen, sozusagen ein Segen für die Zukunft des Schicksals der beiden. – Der Segen der dreieinigen Gottheit kommt als zweiter Segen, wenn die Menschen sich gegenseitig durch dieses Ja-Wort in dieser Art gesegnet haben. Schließlich kommt noch einmal ein Rückblick, der von der Erdenbegegnung der Eheleute spricht. Das ist Vergangenheit, auf deren Grundlage der Entschluß überhaupt nur möglich war.

Gegen Ende des Traurituals kommt noch einmal ein dreifacher Segen, der den Seelenkräften der Brautleute gilt, zu ihrem Lebensglück, zu der ganzen Menschheit Heil und Glück. Der Segen ist zum Lebensglück geworden, aber das geschieht nicht von alleine. Damit das Geisteslicht leuchten kann, die Seelen und die Herzensinnigkeit strahlen können, ist es notwendig, daß die Menschen, die das anstreben, sich zu der dreieinigen Gottheit erheben können, das heißt, es ist eine Beziehung zu der Welt notwendig, aus der die Seelenkräfte befruchtet und vergeistigt, aus der die Lebenskräfte, die Ätherleiber der Menschen verwandelt werden können. Dieses muß der Mensch immer neu suchen. Die Ehe ist nicht dadurch gesegnet, daß sie einmal getraut ist, sondern die Trauung ist nur der Ausgangspunkt dafür, daß dieses Aus-eigener Opfertat-handeln, Irdisches-in-Geistiges-wandeln in jeder Menschenweihehandlung wiederholt, neu geübt und fortgesetzt wird.

Denn das Ganze kann nicht gelingen, wenn nicht in diesem Sinne religiöses Leben Bestandteil der Lebensgemeinsamkeit ist. Sonst stoßen die aus der Schöpfung stammenden Unterschiede unserer Lebensleiber aufeinander, so daß es eben zu Kampf und Unterdrückung kommt. Es geht nur, wenn die Verwandlung durch die Zuwendung zur göttlichen Welt einsetzt. Die kann keine einmalige sein, denn dann wirkt es gar nicht bis in diese Tiefen der Lebensgemeinsamkeit, in die Tiefen der Ätherkräfte, sondern dann bleibt es eben an der Oberfläche des Seelischen oder Geistigen hängen.

Dann kann – wenn es doch angestrebt wird in Gemeinsamkeit mit der größeren Menschengemeinschaft, mit der Gemeinde, mit der Sakramentsgemeinschaft, wenn es durch die Fürbitte der Trauzeugen und ein regelmäßiges, gemeinsames religiöses Leben unterstützt wird – diese Lebensgemeinsamkeit gelingen, zu ihrem Lebensglück, zu der ganzen Menschheit Heil und Glück. Das heißt, daß es dann auch seine Auswirkungen auf das soziale Umfeld, auf die Umwelt hat! Man kann es empfinden, wie so eine Lebensgemeinsamkeit ausstrahlen kann, wie sie tragefähig wird für andere Schicksale. Es beginnt Wirklichkeit zu werden, daß der Mensch Mitschöpfer der zweiten Hälfte der Erdenentwicklung wird, daß das, was die Götter im Menschen getrennt haben, wieder vereinigt wird. – Nicht ohne die Götter, aber mit ihrer Hilfe!

Der Abschluß der Trauung ist die dreistufige Segensgebärde und das „So sei es. Amen." – Damit haben wir das Sakrament in seiner Ganzheit vor uns.

Vortrag, gehalten in Söcking im Oktober 1985

Liebe

Hermann Claudius (um 1925)

Daß zwei sich herzlich lieben,
gibt erst der Welt den Sinn,
macht sie erst rund und richtig
bis an die Sterne hin.

Daß zwei sich herzlich lieben,
ist nötiger als Brot,
ist nötiger als Leben
und spottet aller Not.

Daß zwei sich herzlich lieben,
ist aller Welt Beginn,
macht sie erst rund und richtig
bis an die Sterne hin.

Die Liebe

Friedrich Hölderlin (um 1805)

Wenn ihr Freunde vergeßt, wenn ihr die Euern all,
O ihr Dankbaren, sie, euere Dichter schmäht,
Gott vergeb es, doch ehret
Nur die Seele der Liebenden.

Denn o saget, wo lebt menschliches Leben sonst,
Da die knechtische jetzt alles, die Sorge, zwingt?
Darum wandelt der Gott auch
Sorglos über dem Haupt uns längst.

Doch, wie immer das Jahr kalt und gesanglos ist
Zur beschiedenen Zeit, aber aus weißem Feld
Grüne Halme doch sprossen,
Oft ein einsamer Vogel singt,

Wenn sich mählich der Wald dehnet, der Strom sich regt,
Schon die mildere Luft leise von Mittag weht
Zur erlesenen Stunde,
So ein Zeichen der schönern Zeit,

Die wir glauben, erwächst einziggenügsam noch,
Einzig edel und fromm über dem ehernen,
Wilden Boden der Liebe,
Gottes Tochter, von ihm allein.

Sei gesegnet, o sei, himmlische Pflanze, mir
Mit Gesange gepflegt, wenn des ätherischen
Nektars Kräfte dich nähren,
Und der schöpfrische Strahl dich reift.

Wachs und werde zum Wald! Eine beseeltere,
Vollentblühende Welt! Sprache der Liebenden
Sei die Sprache des Landes,
Ihre Seele der Laut des Volks!

Segen des Pfarrers von Grünau an seine Tochter Luise

Gottes Segen mit dir, holdseliges, allerliebstes Töchterchen;
Gottes Segen auf dieser Erd und im Himmel!
Ich bin jung gewesen und alt geworden und vielfach
Hab ich Freude von Gott und vielfach Kummer geschmecket
Im abwechselnden Leben und Gott gedanket für beides!
Gerne will ich nunmehr mein graues Haupt zu den Vätern niederlegen ins Grab:
Denn meine Tochter ist glücklich!
Glücklich, weil sie es weiß, daß unser Gott wie ein Vater seiner Kindelein pflegt,
Durch Freud und Kummer uns segnet!
Wunderbar regt sich mein Herz beim Anblick einer geschmückten jungen Braut,
Wie sie hüpfend, in holder kindlicher Einfalt
An des Bräutigams Hand den Pfad durchs Leben beginnet:
Alles zu tragen gefaßt in Einigkeit, was auch begegnet,
Ihm mitfühlend die Lust zu erhöhn, zu erleichtern die Unlust
Und, will's Gott, von der Stirne den letzten Schweiß ihm zu trocknen!
Eben so wallete mir's von Ahndungen, als nach der Hochzeit
Ich mein jugendlich Weib heimführete. Freudig und ernstvoll
Zeigt ich ihr am Moore die Grenzstein' unseres Feldes.
Jetzo den Kirchturm und die Wohnungen, jetzo das Pfarrhaus,
Wo uns beiden so manches bevorstand, Gutes und Böses!
Du, mein einziges Kind! denn in Wehmut denk ich der andern,
Wann mein Gang zur Kirch an der blumigen Gruft mich vorbeiführt!
Bald, du Einzige! wirst du auf jenem Wege dahinziehn,
Welchen ich kam: bald steht mir des Töchterchens Kammer verödet
Und des Töchterchens Stelle bei Tisch; ich horchte vergebens
Ihrer Stimm in der Fern und ihrem kommenden Fußtritt.
Wenn du mit deinem Mann auf jenem Wege dahinziehst,
Schluchzend werd ich und lange mit heißen Tränen dir nachsehn!
Denn ich bin Mensch und Vater und habe mein Töchterchen herzlich,
Herzlich lieb! Und mich liebt mein Töchterchen ebenso herzlich!
Aber ich werde getrost mein Haupt aufheben zum Himmel,
Trocknen mein Angesicht und, fest die Hände gefaltet,
Mich im Gebete vor Gott demütigen, der wie ein Vater
Seiner Kindelein pflegt, durch Freud und Kummer uns segnet!
Sein ist auch das Gebot, des Liebenden: 'Vater und Mutter
Soll verlassen der Mensch, daß Mann und Weib sich vereinen.'

Geh denn in Frieden, mein Kind; vergiß dein Geschlecht und des Vaters
Wohnungen:
Geh an der Hand des Jünglinges, welcher von nun an
Vater und Mutter dir ist! Sei ihm ein fruchtbarer Weinstock
Um sein Haus; die Kinder um euren Tisch wie des Ölbaums Sprößlinge!
So wird geseget ein Mann, der dem Herrn vertrauet!
Lieblich und schön sein ist nichts; ein gottesfürchtig Ehweib
Bringet Lob und Segen! Denn bauet der Herr das Haus nicht
Dann arbeiten umsonst die Bauenden! ...

(Voss: Luise. Dritte Idylle, zuerst 1784. Aus: Werke in einem Band. Berlin/Weimar 1976, S.145 f.)

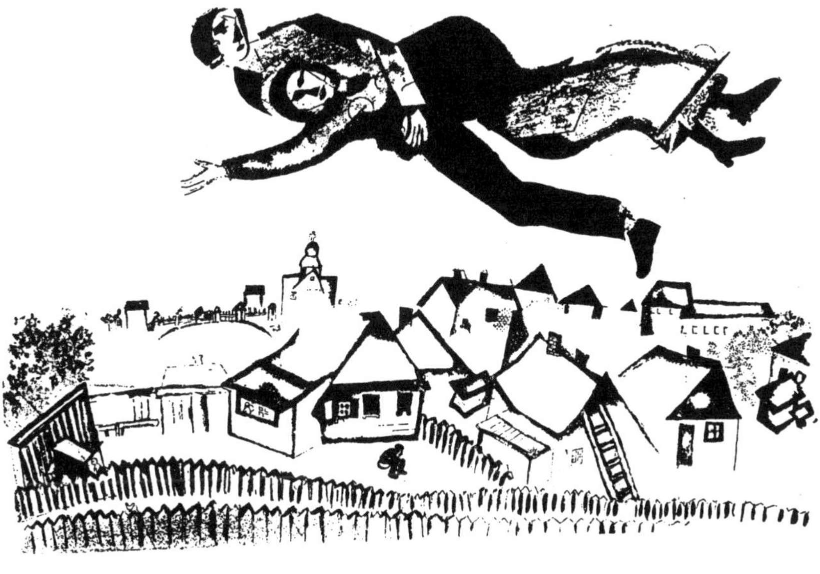

Über der Stadt
Marc Chagall (um 1916)

Verlieb Dich oft, verlob Dich selten, heirate nie!

EIN GESPRÄCH ZWISCHEN KLAUS CHRISTIAN KÖHNKE* UND KLAUS-DIETER NEUMANN

Klaus-Dieter Neumann: Vossens Idylle „Luise“, die Familie Boie und den Bezug zu Flensburg kennt man vielleicht zu wenig, so daß erläutert werden muß, warum dieses Zitat hier voransteht, außer aus thematischen Gründen.

Klaus Christian Köhnke: Ja, thematisch paßt es sehr gut. Aber die Beziehung zu Flensburg ist merkwürdig unbekannt, obwohl das Vorbild des Pfarrers von Grünau kein anderer als Vossens eigener Schwiegervater, der Pastor Boie von St. Nikolai war. Damals spielte die Stadt Flensburg eine gewisse Rolle in der deutschen Geistesgeschichte, als Klopstock hier zu Gast war und seine Anna Caecelia besuchte, der Sohn von Boie zu denen gehörte, die den ersten Musenalmanach herausgaben ...

K.-D.N.: Ich kannte die „Luise“ auch nicht.

K.C. Köhnke: Nein, natürlich nicht. Im Deutschunterricht Flensburgs ist Voss so wenig interessant wie beispielsweise auch Adolf Strodtmann, der Dichter, Journalist, Heine-Herausgeber, Ibsen-Übersetzer etc. – und nicht nur im Deutschunterricht. Auch Georg Waitz, Lorenz von Stein, die beiden Peters' usw. sind ziemlich unbekannt.

K.-D.N.: Das gehört nicht hierher.

K.C. Köhnke: Richtig, aber das gehört nirgends hin. Den Voss und vor allem das folgende Zitat aus einer anderen Schrift von ihm kann man kurioserweise nur in der DDR kaufen. Es geht wieder um Pastor Boie, von dem Voss sagt: „... um den Anfang der Siebziger hatte mein Schwiegervater Joh. Friedr. Boie (mein Vorbild zu dem Pfarrer von Grünau) zuerst als Hauptpastor in Flensburg, dann als Propst, den Bedürfnissen seiner Gemeinde gemäß, ohne Vorfrage, ohne Aufsehen, die Formen des öffentlichen Gottesdienstes veredelt für den Geist und für die Andacht geheiliget.“ Aber ich lese mal weiter, denn Vater Boie war schon lange vor dem Erlaß der neuen Kirchenordnung mit kirchlichen Formen uneins und reformierte praktisch – ohne Aufsehen:

***Dr. phil. Klaus Christian Köhnke,** geb. 1953 in Flensburg, wissenschaftlicher Assistent am Institut für Philosophiegeschichte und Geschichte der Geisteswissenschaften der Freien Universität Berlin.

Veröffentlichungen: Entstehung und Aufstieg des Neukantianismus. Suhrkamp 1986; englisch: The Rise of Neokantianism. Cambridge University Press 1991. Herausgeber von Schriften Georg Simmels; zahlreiche Aufsätze zur Philosophie- und Geistesgeschichte.

„Seine Veränderungen im Kirchengebet, seine kernhaften Formulare bei Taufen und Trauungen, seine reichhaltigen, herzerweckenden Predigten über selbstgewählte Stellen der Bibel, nach Ablesung der vorgeschriebenen, fanden so allgemeinen Beifall, selbst unter den Greisen und Greisinnen, daß seine Kirche gedrängt voll war, daß für die Besucher aus der Nordgemeinde neue Stühle gebaut wurden, daß Landleute und sogar Juden in den Winkeln horchten. Auch in den Mittwochspredigten für den Kinderunterricht war die Kirche gefüllt. Nach einer lehrreichen Homilie im Volkston ging er von der Kanzel zu den 80–100 Kindern, die im Gange gereiht standen, fragte auf und ab gehend und knüpfte daran irgendein Stück des Katechismus, zuerst hochdeutsch, allmählich, wie er mit den Kindern sich erwärmt hatte, in der sassischen Herzenssprache, die er, ein Dithmarscher und Nachkomme von Luthers Freunde Nicolaus Boie, erstem evangelischen Prediger zu Meldorf, in alter Reinheit, nicht zu gemeinem Plattdeutsch entstellt, redete. Dann drängten sich die Alten an den Gang, dann öffneten sich die Stühle, Männer und Weiber traten hervor und antworteten mit den Kindern."

K.-D.N.: Das wird von Voss in der „Luise" aufgegriffen, indem der Pfarrer die Kirche gleich ganz verläßt und seine Tochter in der Wohnstube traut. Auch ein Ausdruck dafür, daß er neue Formen sucht, daß der Pfarrer von Grünau, alias Boie, die tradierten, aber teilweise erstarrten Formen und Zeremonien durch sein Engagement und die Kraft seiner Persönlichkeit zu neuem Leben zu erwecken sucht.

K.C. Köhnke: Zudem zu einer Zeit, von der man die heutigen Schwierigkeiten mit alledem gar nicht erwartet. Heute wiederholt sich rationalistisch-aufklärerische Skepsis und Ablehnung religiöser Formen und Inhalte. Was nur zu verständlich ist. Ich habe das unsägliche „das Weib sei dem Manne untertan" live gehört. Auch in Flensburg.

K.-D.N.: Nicht nur die kirchliche Trauung wird aus solchen und anderen Gründen abgelehnt, auch die standesamtliche ...

K.C. Köhnke: ... damit Ehe überhaupt ...

K.-D.N.: ... die als sogenannte bürgerliche Einrichtung angesehen wird.

K.C. Köhnke: Gemeint ist spießbürgerlich. Orientiert an den Erfahrungen mit Eltern, Verwandten und aus Erzählungen. Jedenfalls nicht aufgrund eigener Erfahrungen.

K.-D.N.: Und wenn, dann als geschiedener Ehepartner – nach gescheiterter Ehe. Positives über die Ehe hört man eigentlich selten, und auch der Voss-Text, den wir voranstellten, muß gerade in dieser Beziehung recht fremd anmuten.

K.C. Köhnke: Ja, die Vorstellung der Ablösung der Generationen, der Vater kann sterben, da seine Tochter heiratet – auch weil sie versorgt ist.

K.-D.N.: Aber nicht nur – gleichzeitiger Verlust der Tochter und Freude mit ihr, denn sie geht ihrem eigenen Leben entgegen, das ihr Vater hinter sich glaubt.

K.C. Köhnke: Trauung respektive Verehelichung bedeutet Abschied. Eine Abschiedsfeier, die den Schmerz des Abschieds durch mehrere Tröstungen auffängt; aber doch endgültig ist.

K.-D.N.: „Vergiß dein Geschlecht" – der Gatte tritt an die Stelle von Vater und Mutter. Das klingt zunächst fremd und müßte heute natürlich für die Frau ebenso wie für den Mann gesagt werden. An die Stelle von Vater und Mutter tritt jetzt ein neuer Familienzusammenhang, der erst noch zu begründen ist. Allerdings mit dem Unterschied, daß man im früheren Zusammenhang eher passiver Teil war, den nun entstehenden aber aktiv gestalten muß.

K.C. Köhnke: Du meinst auch Ehe als eine Art Selbstverwirklichung?

K.-D.N.: Ja, aber gerade dieser Gedanke wird heute wenig verstanden. Abgesehen davon, daß sich heute die Formen ohnehin immer mehr auflösen.

K.C. Köhnke: Das ist mir zu allgemein, laß uns beim Thema Ehe bleiben. Auch die Frage der Trauung ist eine andere. Solange die Institution Ehe als solche in bestimmten Schichten, Altersgruppen und in manchen Berufsgruppen ziemlich verpönt ist ...

K.-D.N.: ... kann man nicht erwarten, daß dieses Thema überhaupt richtig verstanden wird.

K.C. Köhnke: Es wäre auch ein arges Mißverständnis, wenn man meinte, ich oder wir wollten Ehen anbahnen. Aber manche Argumente sind eben doch allzu billig.

K.-D.N.: Sicher. Zum Beispiel die sogenannten materiellen Begründungen, wie etwa die Argumentation, man heirate gewisser wirtschaftlicher Vorteile wegen, deshalb eben auch nur standesamtlich.

Bis zur nächsten Steuerreform

K.C. Köhnke: Immer mit der Tendenz, die Bedeutung der Heirat zugleich herunterzuspielen. Mal abgesehen davon, daß eine Ehe, die vorgeblich wegen eines Steuervorteils o.ä. geschlossen wird, ohnehin nur bis zur nächsten Steuerreform halten dürfte. Vielleicht spricht die gewaltige Scheidungsrate weniger gegen die Ehe an sich als vielmehr gegen diese sogenannten Ehegründe. Also auch dafür, daß Wenigen ihre Motive und Veranlassungen klar sind, so daß die Form nicht als solche, sondern nur die Vorstellungen, die man sich von ihr macht, einer Veränderung bedürften. Ein Anwachsen der Scheidungsrate muß darüber hinaus durchaus nicht ein Argument gegen Eheschließungen sein, sondern kann auch davon zeugen, daß viele faktisch kaputte Ehen endlich auch geschieden worden sind, was auf eine größere ökonomische Unabhängigkeit vieler Frauen, ein größeres Selbstvertrauen u.ä. zurückgeführt werden könnte. Also auf durchaus wohl eher begrüßenswerte Veränderungen.

K.-D.N.: Zum Teil.

K.C. Köhnke: Gewiß. Aber eben doch zum Teil. Ich meine ja nur, daß alles andere kurzschlüssig gedacht ist. Ich würde sogar behaupten: Je größer die Scheidungsrate, desto schwerwiegendere Argumente sprechen für – und nicht gegen – eine Ehe.

K.-D.N.: Wieso? Das erklär mal!

K.C. Köhnke: Ganz einfach: Weil die Ehe auf Lebenszeit idealiter dadurch nicht tangiert wird, daß sie faktisch oft nicht gelingt, sondern umgekehrt, daß so viele Leute Ehen eingehen, deutet darauf hin, daß der Wunsch lebenslanger Verbindung sehr verbreitet und ungeheuer stark ist, obwohl jeder allenthalben sehen kann, wie oft dieser Wunsch enttäuscht wird. Man müßte also an diesem Wunsch etwas ändern, dann würden weniger Ehen eingegangen – und es würde schließlich auch die Scheidungsrate sinken.

K.-D.N.: Hmm.

K.C. Köhnke: Dann spräche übrigens eine ungeheuer geringe Scheidungsrate – vordergründig betrachtet – für das Eingehen von Ehen. – Der genauso verkehrte Umkehrschluß.

Wenn doch ohne, warum mit?

K.-D.N.: Beliebt ist auch die Argumentation: Wenn man doch ohne einen Trauschein wie ein Ehepaar leben kann, warum soll man denn mit einem leben?

K.C. Köhnke: Man soll ja gar nichts. Soll doch jeder wie er will.

K.-D.N.: Natürlich, aber darum geht's jetzt nicht. Die Frage zielt ja auf den Unterschied zwischen fester Zweierbeziehung und Ehe.

K.C. Köhnke: Knifflig! Eignet sich hervorragend für sophistische Klaubereien.

K.-D.N.: Ist aber eine schwierige Sache.

K.C. Köhnke: Scheint schwierig. Ist es nicht. Nur wenn man sich unter Ehe immer die einengende Institution vorstellt und ihr die frei, spontan und jederzeit auflösbare Zweierbeziehung gegenüberstellt, die in diesem – aber eben auch nur in diesem – Vergleich dann zu bevorzugen scheint.

K.-D.N.: Ja, aber eine wirklich positive Begründung für die Ehe – meinetwegen auch gegen das bloße Zusammenleben in einer Zweierbeziehung – ist damit noch nicht möglich.

K.C. Köhnke: Nein, aber die Entscheidung liegt dann nicht da, wo man das eine mit dem anderen vergleicht, sondern ist schon vorher gefallen: Ehe ist einengend, also negativ, Zweierbeziehung nicht in dem Maße, also positiv.

K.-D.N.: Also auf der Ebene der Vorstellung von der Ehe fällt die Entscheidung gegen die Ehe. Jedenfalls in diesem Vergleich.

K.C. Köhnke: Wobei dasjenige, was die Ehe in ihrem negativen Falle ausmachen und sein mag – einengend zu sein –, zu ihrem Wesentlichen erhoben wird, dem dann eine arg positive Sicht der Zweierbeziehung ohne Trauschein gegenübersteht.

K.-D.N.: Also muß man fragen, ob Ehe einengend sein muß, und kann solches Vergleichen ganz lassen.

K.C. Köhnke: Noch mehr: Man muß fragen, ob es die so freien Zweierbeziehungen denn nicht – nicht auch – sind!

K.-D.N.: Das ist also nur eine weitere Variante materialistischer Eheablehnung, daß man sie mit etwas vergleicht, mit dem sie nicht zu vergleichen ist.

K.C. Köhnke: Materielle Begründungen im Sinne von Geld sind – philosophisch betrachtet – keineswegs gleich materialistisch. Materialismus will alle geistigen Phänomene auf natürliche, meist naturwissenschaftlich zu erklärende Ursachen zurückführen. Das hat mit Geld nichts zu tun.

K.-D.N.: Na gut.

K.C. Köhnke: Nicht gut. Denn die Motivierung von Ehen durch Geldgründe ist ein ganz alter Hut. Kirchenvater Johannes Chrysostomus klagt schon um 400:

„... zuerst frägt man nach dem Geld, nach dem Besitzstand, nach dem Vermögen jeglicher Art, gerade als wollte man einen Kauf oder sonst ein Handelsgeschäft abschließen. Oft wird darum die Ehe auch mit dem Namen Vertrag bezeichnet. Wie oft habe ich schon sagen hören: Der ist mit jener den Heiratsvertrag eingegangen; das soll heißen: er hat sich mit ihr vermählt. Man geht Ehen ein, als wäre es ein Kauf oder Verkauf, und versündigt sich so an Gottes Einrichtungen. Dabei werden Schriftstücke von größerer Sicherheit gefordert als bei Handel und Geschäft."

Des Kindes wegen

K.C. Köhnke: Was anderes ist aber, wegen eines Kindes zu heiraten. Ich finde den Gedanken Georg Simmels, daß es der ursprüngliche Zweck der Ehe sei, das Zusammenbleiben der Eltern über die Geburt des Kindes hinaus zu garantieren, sehr plausibel. Sowohl die Arbeitsteilung zwischen Mann und Frau – die in manchem unhintergehbar notwendig ist – wird dadurch institutionell erst möglich als auch die von Simmel behauptete stärkere Position einer Familie, die als Gruppe der Gesellschaft respektive anderen Gruppen gegenübertritt.

K.-D.N.: Stärker als einer Mutter mit Kind allein, meinst Du?

K.C. Köhnke: Ja, auch wenn dies ziemlich umstritten ist. Heiraten eines Kindes wegen ist nicht bloß sehr verbreitet und früher oft Anlaß für Eheschließungen gewesen, sondern es ging bei einigen Völkern sogar so weit, daß eine Ehe erst mit der Geburt eines Kindes gültig wurde. Vorher zählte sie gar nicht.

K.-D.N.: Wieder Simmel?

K.C. Köhnke: Ja. Übrigens steht das alles in dem Band „Georg Simmels Schriften zur Philosophie und Soziologie der Geschlechter", der in diesen Tagen in der Edition Suhrkamp erscheint und den Heinz-Jürgen Dahme und ich herausgegeben haben – wenn ich das mal sehr geschickt einflechten darf.

K.-D.N.: Sehr geschickt. Aber mal im Ernst: So plausibel es ist, letztlich aus Verantwortungsbewußtsein des Kindes wegen zu heiraten, so problematisch ist es auch.

K.C. Köhnke: Warum meinst Du?

K.-D.N.: Weil ein Kind als Basis einer Ehe nicht ausreicht, in dem Sinne nicht einmal etwas zu tun hat mit ihr, weil die Ehe zwischen den beiden Erwachsenen entsteht.

K.C. Köhnke: Gut. Aber sozial und menschlich verständlich bleibt dieses Verhalten doch allemal.

K.-D.N.: Zweifellos, jedoch könnte man eher sagen, daß die Ehe die Grundlage für das Aufziehen eines Kindes ist, als daß man wegen eines Kindes heiraten sollte.

K.C. Köhnke: Meinst Du, weil Du davon ausgehst, daß der Wert einer Ehe sich daran bemißt, inwieweit eine gemeinsame Entwicklung der Eheleute gelingt?

K.-D.N.: Ja.

K.C. Köhnke: Aber diese sogenannten Gemeinsamkeiten sind doch gerade erst das Problem.

Glück und Segen der christlichen Ehe

K.C. Köhnke: Ich komme noch einmal mit einem Kirchenvater, diesmal Tertullian an seine Frau – vor 1800 Jahren.

K.-D.N.: Willst Du mich wieder auf den Leim führen?

K.C. Köhnke: Nein, durchaus nicht: Ich sehe eine Art Analogie zwischen Frühchristentum und Anthroposophie respektive Christengemeinschaft. – Die Anthroposophie ist ja sogar noch jünger als das Christentum es damals war. Tertullian schreibt: „Woher soll ich die Kräfte nehmen, um das Glück einer Ehe zu schildern, die vor der Kirche eingegangen, durch die Darbringung 'des eucharistischen Opfers' bestätigt, mit dem Segen besiegelt ist, welche die Engel ansagen und der himmlische Vater billigt. Es ist ja nicht einmal auf Erden recht und gesetzlich, wenn Kinder ohne Einwilligung der Eltern heiraten. Welch schönes Zweigespann sind ein Paar Gläubige, die eine Hoffnung, ein Ziel ihrer Wünsche, einerlei Lebensweise und dieselbe Art des Dienstes haben! Sie beide sind Geschwister, Mitarbeiter: es ist kein Unterschied zwischen ihnen, weder an Geist noch an Körper. Sie beten zu gleicher Zeit, sie werfen sich zusammen nieder, sie halten zu gleicher Zeit die Fasten, sie belehren, sie ermahnen, sie tragen sich gegenseitig. Sie finden sich in gleicher Weise in der Kirche Gottes und beim Tisch des Herrn ein, so wie sie sich auch in Bedrängnissen, bei Verfolgungen und in guten Tagen in gleicher Weise verhalten. Keines hat vor dem andern Heimlichkeiten, keines meidet das andere, keines wird dem andern zur Last. Gern besucht man die Kranken und kommt den Dürftigen zu Hilfe. Die Almosen werden gereicht ohne lange Quälerei, das Opfer gehalten, ohne Verdruß zu erregen, die tägliche Beobachtung der Religion ist ungehindert. Die Bekreuzigung findet nicht verstohlen statt, die Beglückwünschungen nicht mit Zittern, der Segen wird nicht bloß in Gedanken gesprochen. Aus beider Mund ertönen Psalmen und Hymnen, und sie fordern sich gegenseitig zum Wettstreit heraus, wer am besten dem Herrn lobsingen könne. Dergleichen zu sehen und zu hören ist ein Gegenstand der Freude für Christus. Solchen sendet er seinen Frieden."

K.-D.N.: Das ist sehr schön, aber wo liegt da die Analogie?

K.C. Köhnke: Zuerst einmal darin, daß die gemeinsame Ziel- und Aufgabenstellung der Ehe ihren Wert zu geben scheint. Daß beide Eheleute Christen sind, in einer, wo nicht feindlichen doch ablehnenden Umwelt, die solche Ziel- und Aufgabenstellungen nicht teilt. Wenn man so will, der römische Materialismus parallel dem heutigen, wie ja wohl Anthroposophen meinen. Hier wie dort eine Schar von Leuten mit anderer Wertorientierung – einer, die auch auf eheliche Verbindungen zurückwirkt. Die Ehe hat dabei eine fast untergeordnete Bedeutung, ist nicht Selbstzweck oder Zweckverband zugunsten materieller Sicherheit und Erwerbs, sondern zugunsten geistiger Ziele.

K.-D.N.: Warum untergeordnet? Sie bekommt so erst ihre eigentliche Bedeutung.

K.C. Köhnke: Untergeordnet in dem Sinne, daß die Ziele nicht rein persönlicher Natur sind, sondern vielmehr überindividuelle Bedeutung tragen. Das höchste Ziel ist nicht die gut geführte Ehe zwischen zweien, sondern das gottgefällige Leben – und noch mehr: das gottgefällige Handeln. Dabei hilft das Verheiratetsein. – Übrigens noch eine Analogie: Damals gab es viele gemischte Ehen, wo meist der Mann Heide oder gänzlich unreligiös war und die Frau Christin – die dürften auch bei Anthroposophen auftreten. Wie geht das eigentlich, wenn beispielsweise nur ein Ehepartner Anthroposoph ist? Gibt es das eigentlich?

K.-D.N.: Ja, in allen Schattierungen. Es ist eben immer auch schwer zu sagen, ob und wie weit jemand Anthroposoph ist. Hinzu kommen die Möglichkeiten der konfessionellen Bindungen, der Mitgliedschaft in der Christengemeinschaft usw. Natürlich gibt es da Probleme, aber das kann man so generell nicht beantworten.

K.C. Köhnke: Ja, da kann wohl mancher bestens die Freude Tertullians verstehen. Ich sag mal: eine Gleichgesonnene geheiratet zu haben. Also auch darin eine Analogie. – Aber darauf wollte ich zuerst gar nicht hinaus. Vielmehr auf die überindividuellen Zielsetzungen.

K.-D.N.: Da muß man weiter ausholen.

K.C. Köhnke: Tu's!

Ehe ist unnatürlich

K.-D.N.: Allen historischen und kulturellen Eheformen ist im wesentlichen allein die geschlechtliche Grundlage gemeinsam, die rein sexuelle Beziehung. Alles, was darüber hinausgeht, nimmt je nach Kulturbereich die denkbar verschiedensten Formen an. Will man nun angesichts der mannigfaltigen, kultur-historisch bedingten Eheformen darüber sprechen, was Ehe eigentlich ist oder warum man heiratet, so kommt man zunächst zu dem Paradoxon, daß derjenige Punkt, der alleine allen Eheformen gemeinsam ist, zugleich gerade derjenige ist, über den sie hinausgehen müssen, um eine Ehe zu ergeben.

K.C. Köhnke: Sagt Simmel.

K.-D.N.: Ja, und weiter, daß einem so Allgemeinen erst etwas unvermeidlich Individuelles, in Verschiedenen Verschiedenes hinzugefügt werden muß, um zur Wirklichkeit eines Ehebegriffs zu gelangen. – Man kann sich also von zwei Seiten dem Ehebegriff nähern: vom Natürlichen, über das hinausgegangen werden muß, und vom Kulturellen und Geistigen, das individualisiert, d.h. ergriffen, gelebt und geschaffen werden muß.

K.C. Köhnke: Ehe wird also nur wirklich in einem ständigen Entwicklungsprozeß, der seine Prägung und Ausrichtung von den beiden Individuen erhält.

K.-D.N.: Wobei diese Entwicklung eine besondere Ausrichtung erhält, wenn man den Menschen als ein Wesen begreift, das im Laufe seiner Entwicklung Natur und Geist, Erde und Himmel, wenn man so will, vereinigt, indem es Geistiges in die Natur hineinarbeitet, die Erde und sich umwandelt und so einer größeren Vollkommenheit entgegengeht.

K.C. Köhnke: Nun, was heißt das auf die Ehe bezogen?

K.-D.N.: In der Ehe erfährt der Mensch zunächst eine Ergänzung, die aus der Verschiedenheit des anderen und der angestrebten Vereinigung resultiert. Die eigene Entwicklung und die allerpersönlichste Beziehung werden aus bloßer Willkür entrückt und erhalten die Richtung auf eine objektive Gestaltung und überpersönliche Einheit, die durchaus die Unvollkommenheit jedes ihrer Elemente übersteigen kann. Durch das Erkennen des anderen Menschen, durch das Erleben und Erlernen seiner Andersartigkeit ist es möglich, ein größeres Lebenszentrum entstehen zu lassen, aus dem heraus man handelt. Es kann also ein Drittes, Höheres, eine Mitte entstehen, in die eine Kraft einziehen kann, die gleicher Substanz ist, wie die zwischen den beiden Menschen zu entwickelnde Fähigkeit der Liebe.

K.C. Köhnke: Zunächst ist eine objektive Gestaltung ja einfach dadurch gegeben, daß die Ehe eine geschichtlich-soziale Instanz, eine Institution ist, die den Menschen stärker mit seiner Verantwortung für die sozialen Verhältnisse konfrontiert als dies beim einzelnen oder einer losen Freundschaftsbeziehung der Fall ist. Er kann seine Verantwortung nicht abwälzen oder delegieren, sondern geht eine Bindung ein, die er selbst gestalten und verantworten muß.

K.-D.N.: Eine besondere Bedeutung für ein Überpersönliches, Höheres erhält dies bei zwei Menschen, die heiraten und versuchen, christliche Ideale zu leben und die Kraft einer geistigen Liebe zu entwickeln. Diese beruht nicht nur darauf, daß man den anderen Menschen als ein geistiges Wesen erkennen und lieben lernt, sondern auch darauf, daß man die Verantwortung gegenüber der Welt empfindet, gegenüber einer Schöpfung und Entwicklung, die nicht abgeschlossen sind. Durch die geistige und christliche Liebe wird der Mensch fähig, an der Schöpfung bzw. Gestaltung der Welt entwicklungsgemäß teilzuhaben, indem er selber schaffend wird. „Allah braucht nicht mehr zu schaffen, wir erschaffen seine Welt." Goethe bringt das in seinem Gedicht „Wiederfinden" großartig zum Ausdruck.

K.C. Köhnke: Das ist für mich sozusagen Sonntag, Feiertag. Man kann auch sagen *schwülstig*. Im Alltag, zwischen Tür und Angel, klingt das fast unerträglich. In dieser Beziehung habe ich ohnehin ziemlich Schwierigkeiten mit der – ich sag mal – anthroposophischen Sprache. Obgleich mir analytisch klar ist: Solche Ausdrücke und Redeweisen haben einen so starken Gefühlswert, daß sie eben auch besonderer Abnutzung unterliegen: „Liebe" ist durch Schlager zum Wort des Kitsch-Vokabulars geworden, so daß das Wort zur sachlichen Charakterisierung kaum noch zu taugen scheint.

K.-D.N.: Bezeichnet aber doch einen Sachverhalt völlig zutreffend. Man muß nur den Hintergrund kennen.

K.C. Köhnke: Nein, das meine ich nicht. Daß man den Hintergrund kennenlernen muß, ist klar. Aber die Ausdrucksweise bleibt problematisch, weil diese Wörter abgenutzt sind.

K.-D.N.: Ja, man muß ziemlich viel erklären. Daran mangelt es vielleicht auch oft bei Anthroposophen im Gespräch mit Nicht-Anthroposophen.

K.C. Köhnke: Weshalb ich und andere Nicht-Anthroposophen manches als kitschig oder schwülstig empfinden müssen, weil wir eben diesen Prozeß nicht mitvollzogen haben, einer solchen Ausdrucksweise wieder einen positiven Gefühlswert zu verleihen. Mal abgesehen davon, daß es auch an Wissen fehlt, was beispielsweise der Geistbegriff alles beinhaltet.

K.-D.N.: Deshalb reden wir ja miteinander.

K.C. Köhnke: Genau.

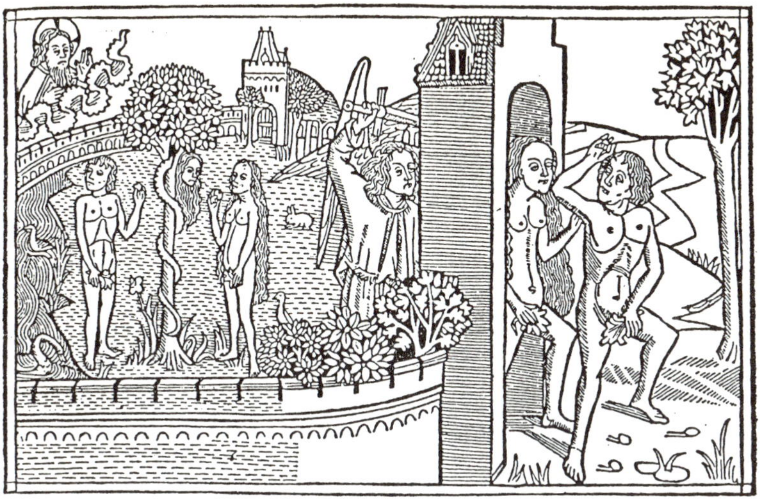

Sündenfall und Austreibung aus dem Paradies
Kölner Bibel (um 1479)

Liebe ist ein wahrhaftes Himmelslicht

Rudolf Steiner

Es gibt vier Sphären menschlicher Tätigkeit, in denen der Mensch sich voll hingibt an den Geist mit Ertötung allen Eigenlebens: die Erkenntnis, die Kunst, die Religion und die liebevolle Hingabe an eine Persönlichkeit im Geiste. Wer nicht wenigstens in einer dieser vier Sphären lebt, lebt überhaupt nicht. *Erkenntnis* ist Hingabe an das Universum in Gedanken, *Kunst* in der Anschauung, *Religion* im Gemüte, *Liebe* mit der Summe aller Geisteskräfte an etwas, was uns als ein für uns schätzenswertes Wesen des Weltganzen erscheint. Erkenntnis ist die geistigste, Liebe die schönste Form selbstloser Hingabe. Denn Liebe ist ein wahrhaftes Himmelslicht in dem Leben der Alltäglichkeit. Fromme, wahrhaft geistige Liebe veredelt unser Sein bis in seine innerste Faser, sie erhöht alles, was in uns lebt. Diese reine fromme Liebe verwandelt das ganze Seelenleben in ein anderes, das zum Weltgeiste Verwandtschaft hat. In diesem höchsten Sinne lieben, heißt den Hauch des Gotteslebens dahin tragen, wo zumeist nur der verabscheuungswürdigste Egoismus und die achtungslose Leidenschaft zu finden ist. Man muß etwas wissen von der Heiligkeit der Liebe, dann erst kann man von Frommsein sprechen.

Aus: Credo – Der Einzelne und das All; um 1888. In: Rudolf Steiner: Wahrspruchworte, GA 40, Dornach 1961, S.274 f.

Adam und Eva im Wandel der Zeiten

STREIFLICHTER AUF KUNST UND DICHTUNG

Bernd Hansen

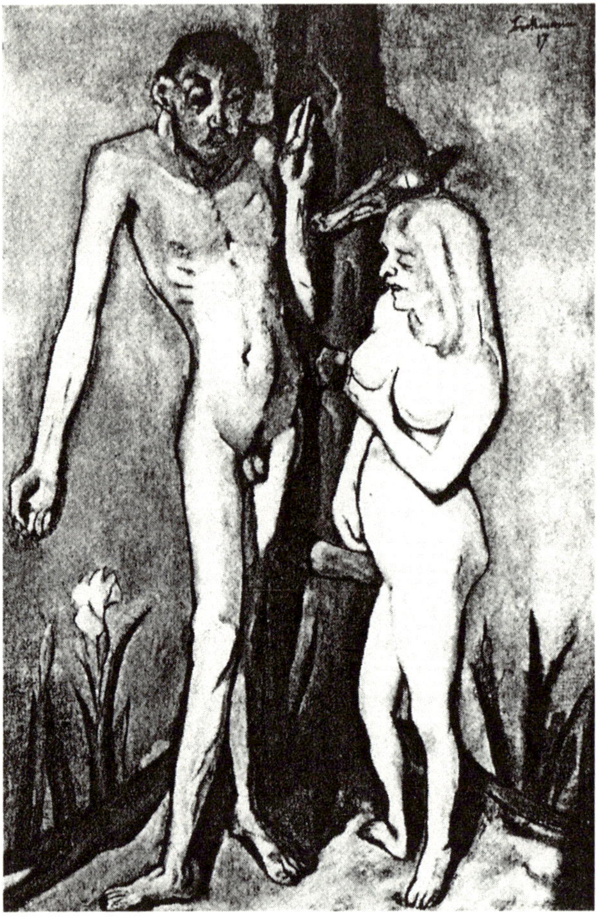

Adam und Eva
Max Beckmann (1987)

Seit der Erschaffung des Menschen und dessen zweigeschlechtlicher Erscheinung auf der Erde ist das Verhältnis der Geschlechter zueinander, mit seiner ganzen Bandbreite an Möglichkeiten von Harmonien und Spannungen – aus lichtesten Höhen bis zu tiefsten Höllensümpfen –, der kontinuierlichste, häufigste Anlaß zu Weltbewegungen, Umwälzungen und künstlerischen Inspirationen gewesen. Im Positiven wie im Negativen. – In der heutigen Zeit hat sich dieses Feld der emotionalen Energien allerdings eher in den Bereich der direkten Auseinandersetzung und des zermürbenden Seelenkrieges zwischen Mann und Frau verlagert. Das „durch die Liebe beflügelt werden“ wich dem Kampf der Geschlechter gegeneinander, synchron mit der Entwicklung des Selbstbewußtseins, welches den Menschen sich selbst immer intensiver in bezug zu allem ihn Umgebenden erleben läßt.

Dieses möchte ich anhand einiger ausgewählter Beispiele aus Kunst und Literatur dokumentieren, die in diesem Heft zum Thema „Partnerschaft und Ehe“ zur Auflockerung verteilt worden sind; sei es zu den jeweiligen Artikeln passend, sei es, um Gegenpole oder Punkte zur Auseinandersetzung und Information zu bieten. Manchmal stellen sie Strömungen des Zeitgeistes dar, ein anderes Mal sind sie extrem eigenwillige Auffassungen, formulierte oder bildhafte Essenzen eines beobachtenden, emfindenden Menschen: einseitig oder umfassend, oberflächlich oder vertiefend, aus Ruhe oder Aufgewühltheit, Liebe oder Verzweiflung entstanden – und sind immer Dokumente menschlicher, menschheitlicher Entwicklung, Erfahrung, Sehnsucht, Enttäuschung. Sie sind wilde Eingebung oder kalte Analyse, teils respektlos, teils rührend, berührend und wärmend.

Die Zeit vor Christi Geburt

Wenn man den Bogen von der Antike bis zur Neuzeit spannt – aus frühesten Zeiten gibt es keine Darstellungen der Beziehungen von Mann und Frau aus individueller Betrachtung –, stößt man auf eine erste ungewöhnliche und herausragende Dokumentation einer Zweierbeziehung und eines Familienlebens: der ägyptische Pharao Amenophis IV., ab 1350 v.Chr. nannte er sich Echnaton, ließ sich und seine Frau Nofretete in einmaliger Art, mit ihren drei Töchtern kosend, darstellen (siehe Abbildung), bedacht von den weisenden, wärmenden, in den Händen endenden Strahlen der Sonne – des Sonnengottes Aton. Echnatons revolutionierende Auffassungen und Änderungen (die Art der darstellenden Kunst, Verlegung des Königssitzes nach Amarna, Einführung der monotheistischen Sonnengottreligion als Wegbereitung für die Christuserscheinung und das Menschlich-Persönliche seines Pharaonentums) wurden unter Tut-ench-Amun wieder zurückgenommen und durch den Glanz und Prunk des äußeren Scheins ersetzt. – Später, in der griechischen und danach in der römischen Zeitepoche, wurden die Weltbewegungen durch das Intrigenspiel zwischen Frau und Mann in der Kunst, besonders durch die Götter-, Helden- und Sagendich-

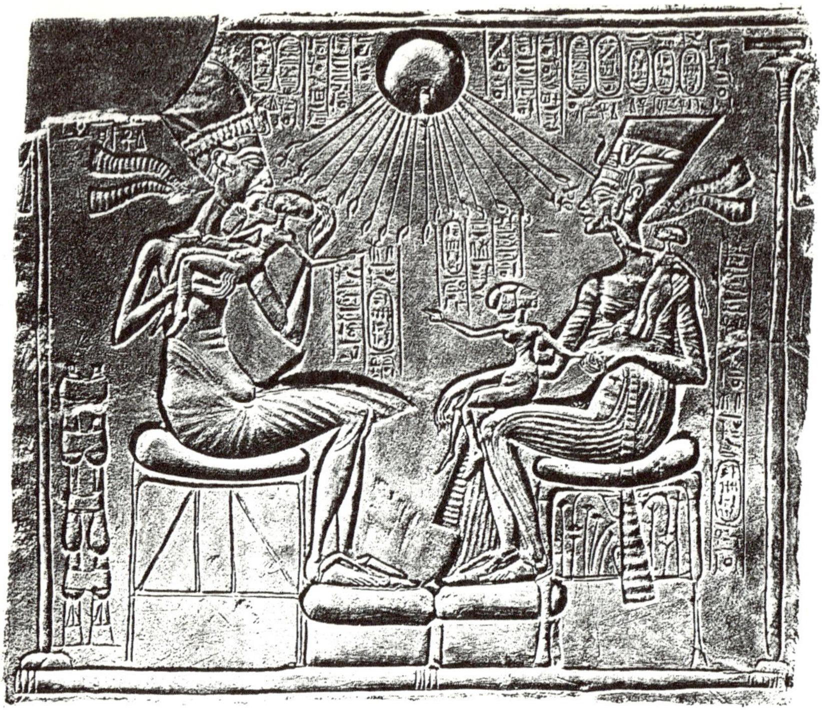

Echnaton, Nofretete und deren drei Töchter
Altarbild (um 1350 v. Chr.)

tung, betont und zu grandiosen Bildern gestaltet: Zeus (Jupiter) mit seinen zahlreichen Eskapaden und Liebessüchten, die er durch List, Gewalt und Zauber zum Ziel brachte und dadurch Verwirrung und Zwist stiftete, verfolgt von seiner zu Recht eifersüchtigen und mächtigen Gattin Hera (Juno); siehe zum Beispiel die Sage von Zeus und Io, die Sage von Europa. – Der trojanische Krieg hatte seinen Anlaß in dem Raub der Helena, König Agamemnon wurde von seiner Frau und deren Geliebten gemeuchelt, unwissend tötete Ödipus seinen Vater und vermählte sich mit seiner Mutter Jokaste (und findet sich unversehens in der heutigen Psychologie wieder). – Doch auch Liebe und Treue im Schönen sind überliefert, wie in den Sagen von Orpheus und Eurydike, Philemon und Baukis oder der Treue Penelopes zu dem Leichtfuß Odysseus (ausführlich in den 24 Gesängen der Odysse von Homer, 8. Jahrhundert v.Chr., vgl. Rudolf Steiner, GA 158).

Die Zeit der Griechen, wie auch später der Römer, endete in Dekadenz, auch in Ausschweifungen sexueller Art. Sichtbar sind diese auf Vasen (hauptsächlich griechisch) und Wandgemälden oder Mosaiken (hauptsächlich römisch) wie in Pompeji, welches 79 n.Chr. unterging; der Sage nach aus diesen Gründen, ähnlich wie das bei Sodom und Gomorrha der Fall war (1. Buch Mose, 19). Parallelen bestehen hier auch zu den asiatischen Kulturen. In Indien sind ausschweifende sexuelle Darstellungen auf vielen Tempeln verewigt, besonders detailliert, grotesk und tabulos auf dem Mahadera-Tempel zu Khajuraho (um 1000 n.Chr. entstanden). In den chinesischen Dynastien waren pornographische Illustrationen ebenfalls genüßliche Tradition. Der Rat Buddhas an seinen Lieblingsschüler Ananda scheint vergessen:

Wie sollen wir uns zu Frauen verhalten, Meister?
– Nicht anschauen, o Ananda.
Wenn wir sie aber doch sehen, Meister, was dann?
– Nicht ansprechen, o Ananda.
Und wenn sie doch einer anspricht, Meister, was dann?
– Auf der Hut sein, Ananda.

Über Ehe und Ehebruch spricht Mose im Alten Testament u.a. in Buch 3, Kap. 18; Buch 4, Kap. 5; Buch 5, Kap. 21 f. und stellt einige Ehegesetze in Kap. 24 auf. Hier waren die Menschen, Mann und Frau, schon so auf der Erde, in ihren Körpern und ihrem Tun, auch wenn das Zeitalter der Bewußtseinsseele erst ab dem 14. Jahrhundert begann und zu stärkerer Differenzierung im Leben, Forschen und Entdecken führte. Vorher dienten die Bilder der Mythen und Sagen den Menschen als Führer und Erzieher. Sie waren eine Verflechtung aus göttlicher Offenbarung und menschlichen Beobachtungen.

4. Mose 5, 11–31

Und der Herr redete mit Mose und sprach: Rede mit den Israeliten und sprich zu ihnen: Wenn ein Eheweib auf Abwege gerät und ihrem Manne untreu wird und ein andrer mit ihr Umgang hat, ohne daß ihr Mann es merkt, und sie bleibt unentdeckt, obschon sie sich verunreinigt hat, es ist auch kein Zeuge wider sie vorhanden, weil sie nicht ertappt worden ist, es kommt dann aber ein Geist der Eifersucht über ihn, so daß er auf sein Weib eifersüchtig wird, weil sie sich verunreinigt hat – oder es kommt ein Geist der Eifersucht über ihn, so daß er auf sein Weib eifersüchtig wird, obschon sie sich nicht verunreinigt hat –, so soll der Mann sein Weib zum Priester führen und das erforderliche Opfer für sie mitbringen: ein Zehntel Epha Gerstenmehl: er soll kein Öl darauf gießen noch Weihrauch darauf tun; denn es ist ein Eifersuchtsopfer, ein Erinnerungsopfer, das Verschuldung <bei Gott> in Erinnerung bringt. Der Priester aber soll sie herkommen und vor den Herrn treten lassen. Dann nehme der Priester heiliges Wasser in ein irdenes Gefäß; auch von der Erde am Boden der <heiligen> Wohnung soll er nehmen und sie in das Wasser tun. Hierauf lasse der Priester das Weib vor den Herrn treten, löse ihr die Haupthaare und lege ihr das Erinnerungsopfer, das Eifersuchtsopfer, auf die Hände, während der Priester selbst das fluchwirkende Wasser des bittern Wehs in der Hand hält. Dann soll der Priester das Weib schwören lassen und zu ihr sagen: Wenn kein Mann mit dir Umgang gehabt hat und du als deinem Manne untergebenes Weib dich nicht vergangen und verunreinigt hast, so sollst du von diesem fluchwirkenden Wasser des bittern Wehs unbeschädigt bleiben; wenn du aber als deinem Manne untergebenes Weib dich vergangen und verunreinigt hast und ein anderer außer deinem Manne mit dir Umgang gehabt hat, so soll der Priester das Weib den Fluch schwören lassen, indem er zu ihr sagt: Der Herr mache deinen Namen zum Fluch- und Schwurwort unter deinem Volke, indem er deine Hüfte schwinden und deinen Leib anschwellen läßt, und dieses fluchwirkende Wasser dringe in deine Eingeweide, daß der Leib anschwelle und die Hüfte schwinde! Und das Weib soll sprechen: So geschehe es! So geschehe es! Dann soll der Priester diese Flüche aufschreiben und die Schrift in das Wasser des bittern Wehs hinein abwaschen. Hernach gebe er dem Weibe das fluchwirkende Wasser des bittern Wehs zu trinken, damit das fluchwirkende Wasser in sie eindringe zu bitterm Weh. Dann nehme der Priester das Eifersuchtsopfer aus der Hand des Weibes, schwinge das Speisopfer vor dem Herrn und bringe es auf den Altar. Er soll eine Handvoll von dem Speisopfer nehmen, den als Duftopfer bestimmten Teil, und dies auf dem Altar verbrennen und danach dem Weibe das Wasser zu trinken geben. Und wenn er ihr das Wasser zu trinken gegeben hat, so wird, falls sie sich verunreinigt hat und ihrem Manne untreu gewesen ist, das fluchwirkende Wasser zu bitterm Weh in sie eindringen, so daß ihr der Leib anschwillt und die Hüfte schwindet, und der Name des Weibes wird unter ihrem Volk ein Fluchwort werden. Wenn aber das Weib sich nicht verunreinigt hat, sondern rein ist, so bleibt sie unbeschädigt und kann schwanger werden. Das ist das Eifersuchtsgesetz: wenn ein Eheweib auf Abwege gerät und sich verunreinigt, oder wenn ein Geist der Eifersucht über einen Mann kommt, so daß er auf sein Weib eifersüchtig wird, so soll er das Weib vor den Herrn treten lassen, und der Priester verfahre mit ihr genau nach diesem Gesetze. Der Mann bleibt frei von Schuld, ein solches Weib aber lädt Schuld auf sich.

Gesetze über Ehe und Sittlichkeit – 5. Mose 22, 13–29

Wenn jemand ein Weib nimmt und mit ihr Umgang hat, und er mag sie dann nicht mehr, also daß er ihr Schändliches zur Last legt und sie in schlechten Ruf bringt, indem er sagt: „Dieses Weib habe ich genommen, aber als ich ihr nahte, fand ich sie nicht als Jungfrau“, so sollen der Vater und die Mutter des Mädchens das Zeichen ihrer Jungfrauschaft nehmen und vor die Ältesten der Stadt an das Tor hinausbringen. Und der Vater des Mädchens soll zu den Ältesten sagen: „Meine Tochter habe ich diesem Manne zum Weib gegeben, und nun, da er sie nicht mehr mag, legt er ihr Schändliches zur Last und sagt: Ich habe deine Tochter nicht als Jungfrau gefunden. Hier aber ist das Zeichen der Jungfrauschaft meiner Tochter.“ Dabei sollen sie das Tuch vor den Ältesten der Stadt ausbreiten. Dann sollen die Ältesten jener Stadt den Mann ergreifen und züchtigen, ihn auch um hundert Lot Silber büßen und sie dem Vater des Mädchens geben, weil er eine israelitische Jungfrau in schlechten Ruf gebracht hat, und er soll sie als Weib behalten, das er sein Leben lang nicht verstoßen darf. Erweist sich aber die Sache als wahr, ist das Mädchen nicht als Jungfrau gefunden worden, so soll man sie vor die Türe ihres väterlichen Hauses hinausführen, und die Männer ihrer Stadt sollen sie zu Tode steinigen, weil sie eine Schandtat in Israel begangen und in ihres Vaters Hause Unzucht getrieben hat. So sollst du das Böse aus deiner Mitte ausrotten.

Wenn ein Mann dabei ertappt wird, daß er bei einem verheirateten Weibe liegt, so sollen alle beide sterben, der bei dem Weibe gelegen und das Weib. So sollst du das Böse aus Israel ausrotten.

Wenn eine Jungfrau einem Manne verlobt ist und es trifft sie ein Mann in der Stadt und liegt bei ihr; so sollt ihr sie beide zum Tore jener Stadt hinausführen und sie zu Tode steinigen: das Mädchen, weil es, obwohl in der Stadt, nicht geschrien hat, und den Mann, weil er das Weib seines Nächsten geschwächt hat. So sollst du das Böse aus deiner Mitte ausrotten. Wenn aber der Mann das verlobte Mädchen auf dem Felde trifft und ihm Gewalt antut und bei ihm liegt, so soll der Mann, der bei ihm gelegen, allein sterben. Dem Mädchen aber sollst du nichts tun; es hat keine Sünde begangen, die den Tod verdiente. Denn es ist gerade so, wie wenn einer seinen Nächsten überfällt und totschlägt. Denn er traf es auf dem Felde, und wenn auch das verlobte Mädchen schrie, so war niemand, der ihm helfen konnte. Wenn ein Mann eine Jungfrau trifft, die noch nicht verlobt ist, und sie ergreift und bei ihr liegt, und er wird ertappt, so soll der Mann, der bei dem Mädchen gelegen, ihren Vater fünfzig Lot Silber geben und sie zum Weibe nehmen dafür, daß er sie geschwächt hat; er darf sie nicht verstoßen sein Leben lang.

Ehegesetze – 5. Mose 24, 1–4

Wenn jemand ein Weib zur Ehe nimmt und sie ihm dann nicht mehr gefällt, weil er etwas Häßliches an ihr findet, und er ihr einen Scheidebrief schreibt und einhändigt und sie so aus seinem Hause verstößt, und wenn sie dann sein Haus verläßt und hingeht und eines anderen <Weib> wird und der zweite Mann sie auch nicht mehr mag und ihr einen Scheidebrief schreibt und einhändigt und sie so aus seinem Hause verstößt, oder wenn der zweite Mann stirbt, der sie sich zum Weibe genommen hat, so darf ihr erster Mann, der sie verstoßen hat, sie nicht wieder zum Weibe nehmen, nachdem sie verunreinigt worden ist; denn das ist ein Greuel vor dem Herrn, und du sollst das Land, das dir der Herr, dein Gott, zu eigen geben will, nicht mit Sünde beladen.

Die Mythen des Nordens

In der nordischen Mythologie und deren Epen sind Ehe, Partnerschaft und Begierde auch vertreten, wenn auch in der Edda eher spärlich (siehe dort: ältere Edda, Sigrdrifumal; 4. Strophe). – In der Dichtung des Nibelungenliedes aus dem 8. Jahrhundert sind dagegen Auf- und Niedergang der (König-)Reiche fast ausschließlich mit Werben und Freien und der Verbindung von Mann und Frau verknüpft (zum Beispiel Nibelungenlied XI: Siegfrieds Hochzeit; Nr. XXII: Kriemhilds und Etzels Hochzeit; dann Kriemhilds Rache. Vgl. Rudolf Steiner, GA 158).

In dem finnischen Epos Kalevala ist die Brautsuche und das Freien der drei Helden (welche wieder bildhaft für menschliche Wesensglieder stehen; vgl. Rudolf Steiner, GA 158), des uralten Zaubersängers Väinämöinen, des schaffenden Zauberschmiedes Ilmarinen und des erobernden, wilden Ränkeschmiedes Lemminkäinen, Hauptsache und Hauptursache von fast allen Abenteuern. In acht von fünfzig Gesängen (19.–26. Gesang) wird in eigener, langwieriger und unsagbar bilderreicher Sprache das Freien Ilmarinens geschildert. Hier behandelt der 23. Gesang die Ratschläge an die Braut, der 24. Gesang die Ratschläge an den Bräutigam. – Das Kalevala-Epos entstand vom 8. bis 17. Jahrhundert, die Strophen wurden zur Kantele gesungen. Aus diesem Kulturzusammenhang stammt das Lied aus den Kanteletar (um 1400 aus Estland; siehe S.164).

Die Zeit des Aufbruchs

Inzwischen breitete sich das Christentum aus, welches sich bereits mit der Götterdämmerung in der Edda ankündigte und in dem letzten Gesang der Kalevala Väinämöinen zur Flucht an den Rand der Welt veranlaßte. – In der darstellenden Kunst kamen anstelle der Götter-, Zauber- und Jagdbilder die Gottes-, Christus- und Heiligenbilder. Die Cäsaren wurden zu Kaisern, und später wurden auch eheliche und weltliche Szenen dargestellt. – In der manessischen Handschrift (ca. 1350) findet sich eines der schönsten Bei-

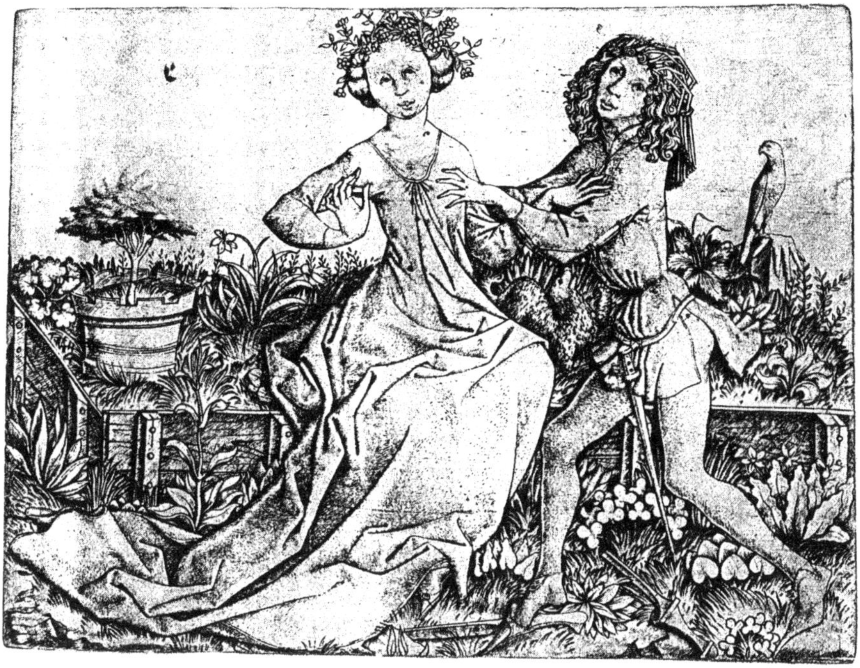

Das Liebespaar auf der Rasenbank
Der Meister E.S. (um 1450)

spiele (siehe Abildung und Gedicht, S.194). Die Zeit des Minnesanges, der höfischen idealisiert-entrückten Standespoesie stellt ein ganz eigenes Kapitel der Kunst und Kultur dar. – Mit Beginn des Mittelalters und dem intellektuellen Erwachen des Menschen löste dieser sich aus der Starrheit der puppenhaften träumerischen Darstellung. Zwar stehen Frau und Mann immer noch fast wie entrückt und ergeben nebeneinander (wunderschön, technisch und farblich raffiniert auf dem Bild Jan van Eycks von 1434: „Das Vermählungsbild" des Giovanni Arnolfini. Steif und künstlich arrangiert wirken die Paare auf: „Allegorie auf die Macht der Liebe", 1490 von Cristofano Robetta) und kindlich-naiv wie auf dem Bild des Meisters E.S. (siehe Abbildung oben, sowie S.163 u. S.29).

Doch auch Massenszenen lebendiger, teilweise nackter Menschen (zum Beispiel „Der Jungbrunnen" von Lucas d.J. Cranach, 1546), erotische Badeszenen und Zynisches werden dargestellt (siehe Abbildung S.154 u. S.90).

Mit dem Beginn der Drucktechnik ab 1440 konnten schwarz-weiße Grafiken verbreitet werden (wie die Abbildung S.195). Und wenn das Gros der Menschen auch nicht lesen konnte und kein Latein verstand – die Bilder waren da, ebenfalls die Märchen, Balladen und Lieder (zum Beispiel die Liebestragödie des „Tannhäuser“ mit dem revolutionären Schluß). – Dann brach der Unruhegeist Luther mit seinen teilweise genialen und überfälligen Kritiken an Staat bzw. Kirche über die geknechteten Menschen Europas herein, die Reformation im Gefolge. Hier ist die Ausführung Luthers zum ehelichen Leben (von ca. 1522) interessant:

„Wiewohl mir grauet und nicht gern vom ehelichen Leben predige, darum, daß ich besorge, wo ich's einmal recht anrühre, wird mir's und

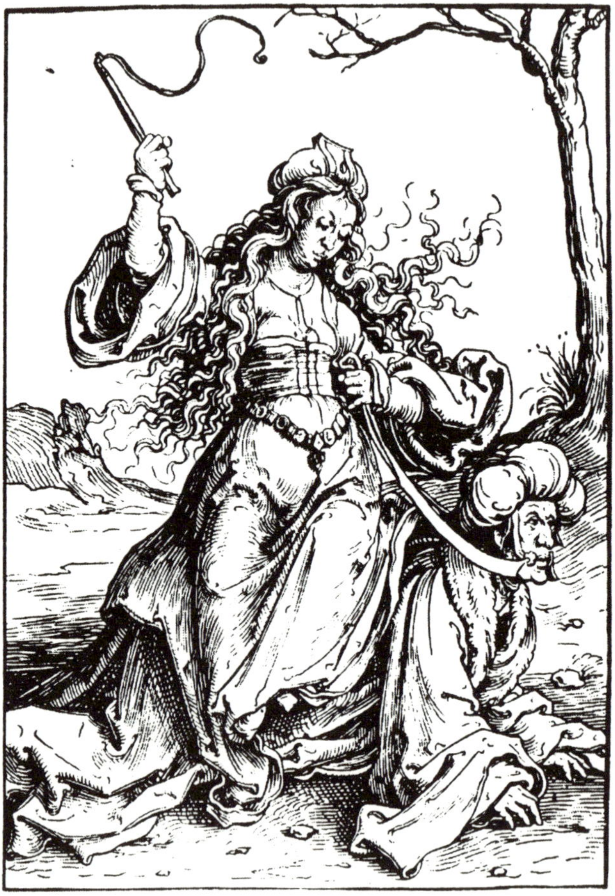

Aristoteles und Phyllis
Lucas van Leyden (1513)

anderen viel zu schaffen geben ... Auf daß wir nicht blind fahren, sondern christlich wandeln, so halt aufs erste fest, daß Mann und Weib Gottes Werk sind: und halte dein Herz und Mund zu, und schilt ihm Sein Werk nicht, und heiß es nicht böse, das er selbst dir gut heißt."

Mit der Entdeckung der Erde und der Naturwissenschaften begann ein Eroberungswettlauf der Höfe und der Kirche; der Renaissancegeist wehte.

Die Kunst in der Zeit nach der Renaissance wurde häufig geschwollen und süßlich (Rubens) und erstickte in barocker Schlafzimmerschwülstigkeit und fürchterlichen biedermeierischen Schäferszenen und -spielen.

Die Zeit der romantischen und realistischen Denker

Bald gab es eigentlich keine epochalen einheitlichen Kunststile und -richtungen mehr; eher ähnliche Auffassungen verschiedener Gruppen von Individualisten. Mit dem Beginn der Industrialisierung und Mechanisierung, der revolutionären Umwälzungen, nahm die Vielzahl völlig verschiedener Gedanken und Seelenhaltungen zu, die bis heute immer vielschichtiger und unüberschaubarer wurden.

Ein früher Goethe dichtete, 19jährig und altklug, 30 Jahr vor seiner schönen Liebes- und Hochzeitsballade „Die Braut von Korinth", und 40 Jahre vor dem „Faust I", das folgende Gedicht (anno 1768).

Mädchenwünsche

O, fände für mich
Ein Bräutigam sich!
Wie schön ist's nicht da!
Man nennt uns Mama;
Da braucht man zum Nähen,
Zur Schul' nicht zu gehen;
Da kann man befehlen,
Hat Mägde, darf schmälen;
Man wählt sich die Kleider,
Nach Gusto den Schneider;
Da läßt man spazieren,
Auf Bälle sich führen
Und fragt nicht erst lange
Papa und Mama.

Friedrich von Hardenberg, genannt Novalis, machte sich um 1795 philosophische Gedanken zur Liebe und Ehe (siehe S.67), und beider Zeitgenossen Friedrich Hölderlin dichtete zu Beginn des 19. Jahrhunderts: „Die Liebe“ (siehe S.133)

Die romantische Auffassung war in der Auflösung begriffen, als Georg Büchner seine scharfsinnige und ironische Charakterisierung eines Menschenpaares mit Hochzeitswillen in seinem Lustspiel Leonce und Lena von 1836 brachte:

„Sehen Sie hier, meine Herren und Damen, zwei Personen beiderlei Geschlechts, ein Männchen und ein Weibchen, einen Herrn und eine Dame! Nichts als Kunst und Mechanismus, nichts als Pappendeckel und Uhrfedern! Jede hat eine feine, feine Feder von Rubin unter dem Nagel der kleinen Zehe am rechten Fuß, man drückt ein klein wenig, und die Mechanik läuft volle fünfzig Jahre. Diese Personen sind so vollkommen gearbeitet, daß man sie von andern Menschen gar nicht unterscheiden könnte, wenn man nicht wüßte, daß sie bloße Pappdeckel sind; man könnte sie eigentlich zu Mitgliedern der menschlichen Gesellschaft machen. Sie sind sehr edel, denn sie sprechen Hochdeutsch. Sie sind sehr moralisch, denn sie stehn auf Glockenschlag auf, essen auf den Glockenschlag zu Mittag und gehn auf den Glockenschlag zu Bett; auch haben sie eine gute Verdauung, was beweist, daß sie ein gutes Gewissen haben. Sie haben ein feines sittliches Gefühl, denn die Dame hat gar kein Wort für den Begriff Beinkleider, und dem Herrn ist es rein unmöglich, hinter einem Frauenzimmer eine Treppe hinauf- oder vor ihm hinunterzugehen. Sie sind sehr gebildet, denn die Dame singt alle neuen Opern, und der Herr trägt Manschetten. Geben Sie acht, meine Herren und Damen, sie sind jetzt in einem interessanten Stadium: Der Mechanismus der Liebe fängt an sich zu äußern, der Herr hat der Dame schon einigemal den Schal getragen, die Dame hat schon einigemal die Augen verdreht und gen Himmel geblickt. Beide haben schon mehrmals geflüstert: Glaube, Liebe, Hoffnung! Beide sehen bereits ganz akkordiert aus, es fehlt nur noch das winzige Wörtchen: Amen.“

In diese Zeit fallen auch die Illustrationen von Daumier und Grandville, S.86 und S.98.

Und Friedrich Hebbel bekannte bald darauf, um 1845: „Heiraten, das Entsetzlichste aller Dinge!“ Er tat es trotzdem, wohl um eine gute Partie zu machen, und äußerte 1861 sehr passend:

„Wer leugnet den Egoismus? Worauf sollen die Radien eines Kreises zurückführen, als auf den Mittelpunkt, der sie bindet, worauf sollen die Bestrebungen eines Individuums, das nur durch den Selbstzweck ein solches ist, abzielen, als auf den Selbstgenuß? Da aber der dauernde Selbstgenuß unwandelbar an die Selbst-Entwicklung und Selbst-Vervollkommnung geknüpft ist und auf jedem anderen Wege in Selbst-Zerstörung umschlägt, so führt dieser Egoismus eben auf die sittliche Grundwurzel der

Welt zurück, und es stellt sich als letztes heraus, daß man der Welt nur insoweit dient, als man sich selbst liebt."

Die Zeit der Uneinheitlichkeit

Unbewußt war dieses Zitat Hebbels wohl das Motto der meisten Menschen und ihres Strebens, und das Verhältnis der Geschlechter wurde immer zynischer, psychologischer, analytischer, bösartiger oder hilfloser aufgezeigt.

Der Spötter Wilhelm Busch, ein ewiger Junggeselle aus etwas verschrobener Welteinstellung, gab 1875 als 43jähriger in einem Brief an eine ihn verehrende frauenbewegte Holländerin ein Statement:

„Mit 17 Jahren ist so ein Mädchen fix und fertig für Bett und Ball und wohlgeübt in allen Künsten des Krieges und des Friedens, während der gute Jüngling dieses Alters mit der Mappe unterm Arm noch ganz bescheidentlich zur Schule wandelt. Kaum daß er mit 25 Jahren ein wenig für voll genommen wird. – Aber das Auge der ewigen Gerechtigkeit da droben blinzelt scharf. – Die eben erwähnte Jungfrau ist nun schon längst, wie man zu sagen pflegt, 'aus dem Schneider heraus'; sie ist ausgemerzt und abgemeiert, und wehe ihr, wenn sie dem Schicksal zu trotzen wagt. Es kommt der frische blühende Nachschub auf den Ball und dann heißt's: So alte Knochen sollten sich doch lieber ausruhen und zu Hause bleiben! – Ein Glück, wenn sie noch Einen erwischt und in den Stand der heiligen Ehe zu

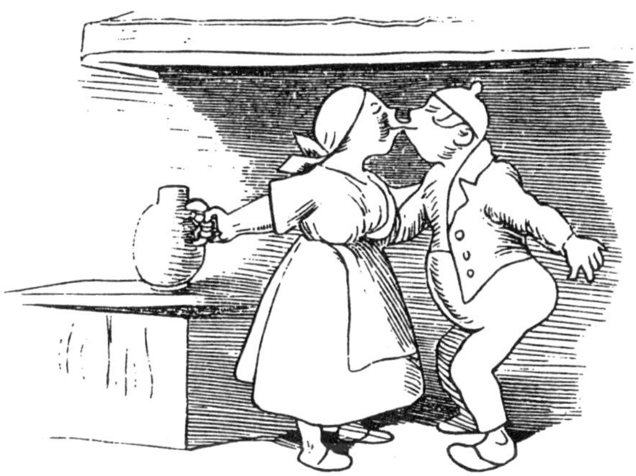

Wilhelm Busch (um 1865)

sich herniederzieht. Mit 50 Jahren kann sie nur noch ausnahmsweise ein Kind kriegen, während der Mann von 50 Jahren nur ausnahmsweise keine Kinder mehr machen kann. – So gleicht sich die Sache recht nüdlich aus."

Mit dem Beginn des 20. Jahrhunderts wird der Künstler ganz individuell und nur aus sich schöpferisch; Gruppen schließen sich nur noch selten und in kleinen Kreisen zusammen (zum Beispiel Dadaisten, „Die Brücke" etc.). – Der hoffnungslose Ehespezialist August Strindberg läßt seine zermürbenden Dramen, destruktiver und einseitiger als Ibsen, als Spiegel seiner Seele in die Welt, darunter den haßtriefenden „Totentanz" (um 1900). Der Gast eines alternden Ehepaares, welches sich mit seinen Fehlern und Ausbrüchen von gegenseitiger Verachtung belauert, eingeschlossen im Turm der Eheeinsamkeit, den Tod des jeweiligen Partners erhoffend, bemerkt:

„Eine Ehe habe ich aus nächster Nähe gesehen (die eigene) ..., und die war grauenvoll; aber diese ist beinahe noch schlimmer ... Was habt ihr hier im Hause vor? Was geschieht hier? Es riecht wie giftige Tapeten, und man wird krank, wenn man nur hereinkommt. Ich ginge am liebsten meines Wegs, wenn ich Alice nicht versprochen hätte, zu bleiben. Es liegt eine Leiche unter dem Fußboden und hier wird so gehaßt, daß man kaum atmen kann."

Strindbergs Pendant als Maler und Grafiker ist Edvard Munch, zwischen beiden bestand eine Wechselbeziehung (Bilder von Munch, S.43, 54, 61, 107, 161, 174, 208).

Eine der einsamsten Mencheninkarnationen, Franz Kafka, schrieb am 14.11.1911 eine Geschichte in sein Tagebuch:

Das Unglück des Junggesellen

„Es scheint so arg, Junggeselle zu bleiben, als alter Mann unter schwerer Wahrung der Würde um Aufnahme zu bitten, wenn man einen Abend mit Menschen verbringen will, krank zu sein und aus dem Winkel des Bettes wochenlang das leere Zimmer anzusehn, immer vor dem Haustor Abschied zu nehmen, niemals neben seiner Frau sich die Treppe hinaufzudrängen, in seinem Zimmer nur Seitentüren zu haben, die in fremde Wohnungen führen, sein Nachtmahl in einer Hand nach Hause zu tragen, fremde Kinder anstaunen zu müssen und nicht immerfort wiederholen zu dürfen: 'Ich habe keine', sich im Aussehn und Benehmen nach ein oder zwei Junggesellen der Jugenderinnerungen auszubilden.

So wird es sein, nur daß man auch in Wirklichkeit heute und später selbst dastehen wird, mit einem Körper und einem wirklichen Kopf, also auch einer Stirn, um mit der Hand an sie zu schlagen."

Das Schöne in der Kunst mit Bildern und Worten hatte sich nun fast zugunsten des Bizarren, Ausdrucksstarken, der Konfliktwiedergabe zurückgezogen. Bizarres ist ohnehin leichter darzustellen als das Schöne, da es krasser, konturierter und definierbarer ist. Wichtig in diesem Zusammenhang sind auch die „Analysen“ und Definitionen von Ehe und den damit zusammenhängenden Dingen in der Psychologie der zwanziger Jahre, wie zum Beispiel von Sigmund Freud in dem Kapitel: „Die kulturelle Sexualmoral und die moderne Nervosität“, dort wird unter anderem die Frage behandelt: „... ob nicht der Sexualverkehr in legitimer Ehe eine vollständige Entschädigung für die Einschränkung vor der Ehe ... bietet.“ – Das Material zur Verneinung erdrückt Freud fast – und andere Töne zu Ehe bzw. Partnerschaft lassen sich hier kaum ausmachen.

Wilhelm Reich redet vom Eheproblem, dem Ehewiderspruch, der Funktion der Ehe, von reaktionärer Zwangsmoral der Eheinstitution: interessant, aber über hunderte von Seiten hinweg in dem Buch „Die sexuelle Revolution“ – fürchterlich!

Der Maler, der als Chronist des Schönen in Liebe und Ehe, des positiven Lebens einer Partnerschaft herausragt, ist Marc Chagall (Grafiken Chagalls, S.135, 166). Er stellte sein Leben in diesen Dienst, verbunden mit Religiosität und Gottessuche. Seine erste Frau Bella unterstützte das in ihren Büchern.

Über das Frauen- und Männerbild, das Ehe- und Familienbild, welches im „Dritten Reich“ in die Welt gestellt wurde, möchte ich hier kein Wort verlieren, da es ausnahmslos krank und entstellt ist sowie zu selbstischen, regimeunterstützenden Zwecken gebraucht und mißbraucht wurde.

Als weitere Meinungen und Illustrationen zu der Ehe und deren Umfeld habe ich Grafiken von Alberto Martini (S.32) von 1904, Frans Masereel (S.209) von 1925, Franz Marc (S.187) von 1912, Pablo Picasso (S.76) von 1904, Max Beckmann (S.146) von 1917 und aktuelle Karikaturen von Caval (S.33) von 1969 und Tomi Ungerer (S.206) von 1974 ausgewählt.

Weitere Texte stammen von Dora Lent („Gott ist Paar“, um 1920, S.209), Hermann Claudius („Liebe“, um 1925, S.132), Kurt Tucholsky („Liebespaar am Fenster“, um 1928, S.193) und Gottfried Benn („Einsamer nie“, um 1940, S.126).

An dieser Stelle möchte ich noch drei Beiträge als Anregungen nebeneinanderstellen.

1. Von Christian Morgenstern, aus „Stufen“, in den Jahren 1908 und 1909 entstanden:

„Mancher sucht sein Leben lang Kameradschaft – aber man muß mit diesem Bedürfnis im Herzen nicht zu Frauen gehen. Sie wollen, eine jede ausschließlich *geliebt* sein, sie wollen aus aller Kraft die Episode der Liebe, aber ohne sie dabei als Episode aufzufassen. Sie wollen ein ganzes Leben in Beschlag nehmen, aber dafür kein Leben der Kameradschaft, sondern ein Leben der Liebe geben. Ein Leben der Liebe aber ist ein Unding, wie ewige Musik oder ewiger Frühling. Die Liebe verdirbt die Seele zur Kameradschaft, sie ist kalt und heiß, eifersüchtig und unberechenbar; die Kameradschaft, die Freundschaft ist allein wahre Seelenliebe, sie ist bis zu jedem möglichen Grade unegoistisch, sie ist der höchste Zustand zwischen Mensch und Mensch. Die Liebe ist das Mittel zum Werden des Kindes, aber die Freundschaft ist das Mittel zum reif und süß Werden deiner selbst.

Das ist die Gefahr von uns Künstlern: Wir empfinden z.B. einen aufgestützten, entblößten Frauenarm von so hinreißender Schönheit, daß wir ganz vergessen, daß er einer bestimmten Frau gehöre. Und wenn wir zu dieser Frau nun in Liebe entlodern, so ist es eigentlich die Schönheit des Weibes, des Menschen überhaupt, die wir anbeten, weniger sie selbst. Und da setzt leicht die Tragödie ein."

2. Von Ricarda Huch, vom Jahre 1914, aus „Christus, der Ganzmacher":

„... Was die Jungfräulichkeit der Maria bedeutet, wird klar durch die Bedeutung des Sündenfalls von Eva. Eva wurde Gott untreu, indem sie den selbstischen Mann liebte und ihm gehorchte. Sie hörte nicht mehr vornehmlich die Stimme Gottes, sondern die des Mannes, sie war nicht mehr ganz von Gott erfüllt. Maria liebte ihren Mann nur, weil Gott ihn ihr gegeben und es ihr befohlen hat, sie liebt ihn in Gott oder weil sie Gott liebt. Joseph wird von den Malern als älterer Mann dargestellt und etwas in den Schatten gerückt; das bedeutet, daß wir die Persönlichkeit des Herrn, die er vom leiblichen Vater empfing, als solche nicht kennenlernen sollen, sondern nur die zur Gottheit erweiterte Persönlichkeit. Wir erfahren, daß Christus vom Teufel versucht wurde und ihn überwand; aber nichts von der Art und vom Verlauf dieser Kämpfe. In bezug auf Maria bedeutet es, daß Joseph von ihr nicht fordert, sie solle in ihm aufgehen, sondern daß sie ihm als Werkzeug Gottes heilig ist. Eva gibt dem Manne nur vorübergehend Befriedigung; denn gerade weil sie sich bis zur Selbstaufgabe hingibt, sich ihm verliert, kann sie ihm keine dauernde Kraftquelle sein."

3. Von Verena Stefan, aus „Häutungen". In Sprache und Orthographie extrem, vielleicht erschreckend, doch sehr bezeichnend für die Seelenhaltung der neueren Frauenbewegung (1975) und sehr eindringlich:

„Die frau, die sich im koitus mit bewegt
kommt von weit her
schaut sie genau an
die frau, auf der ihr liegt!
hinter ihr tun sich wüsten und abgründe auf.
sie hat lange strecken von vergessen zurück
gelegt, herzbrocken im geröll verstreut, felsen
vor frische wunden geschoben
ihre gefühle sind abgemagert.
jahre auf der eisdecke eurer ängste zugebracht
die zacken der gefühlsarmut gerundet so sanft

so samten so weich.
sie trägt ein meer
von angestauten orgasmen in sich, das sie
zu keinen lebzeiten wird ausgießen können
die zeit drängt, die gedanken brennen, sie ist
eine ruferin der wüste, die frau
auf der ihr liegt

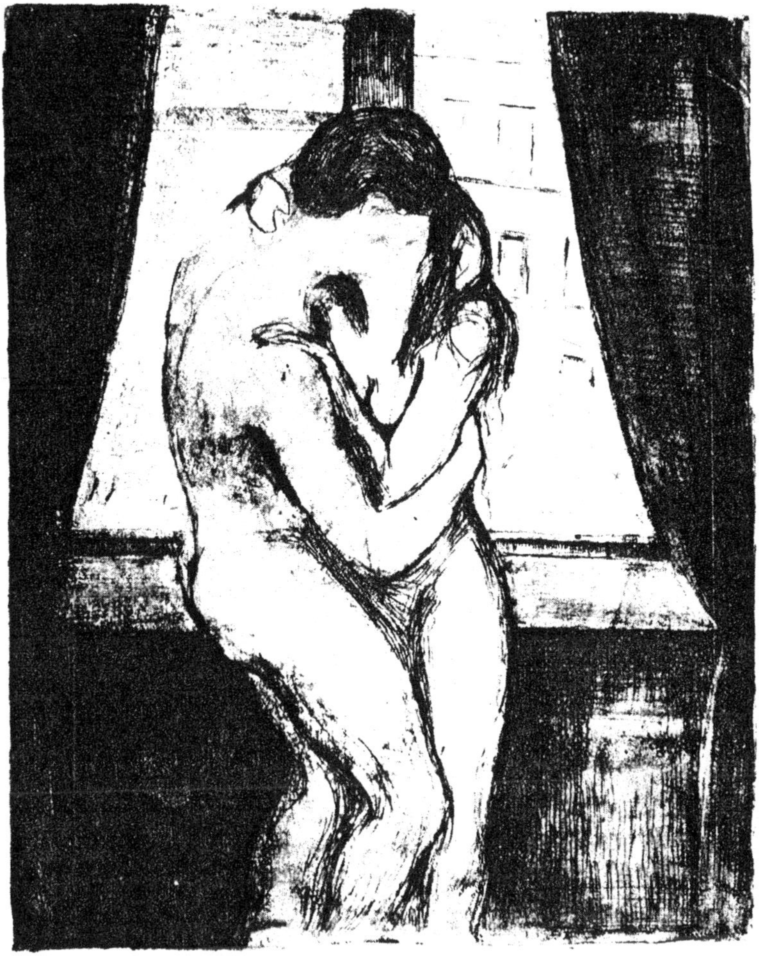

Der Kuß – Edvard Munch (1902)

schaut sie genau an!
nicht dieser warme körper
unter euch
ist wirklichkeit
was ihr für wirklich haltet, ist nur ein augen
blick, ein innehalten zwischen
vielen wirklichkeiten
davor und
danach"

Ausklang

Durch das Medium Film kam eine weitere Möglichkeit zur Darstellung von Partnerschaften und Ehen aus allen Blickwinkeln zur Anwendung, und fast alle Filme leben (oder sterben) irgendwie mit Wechselspiel zwischen Mann und Frau, genutzt von Hollywood bis Ingmar Bergmann, dem neuzeitlichen Strindberg des Films. – Das Jahr 1985 brachte den Supererfolg des Films einer Frau, Doris Dörrie: „Männer", einer schlauen, humor- und liebevollen, ironischen Auseiandersetzung.

Mut zur Partnerschaft und Ehe bekommt heutzutage kaum jemand durch die üblichen, sichtbar gemachten Szenen, Chronologien und Äußerungen. Auch die vorzügliche und bestürmte Ausstellung in Hamburg: „Eva und die Zukunft" (vom 11.07. bis zum 14.09.1986), die zu diesem Thema eine Fülle von Bildern und Demonstrationen aus der Zeit von 1786 bis heute bot, wird nicht dazu beitragen. Dieser Mut entsteht wohl nur durch Selbstbesinnung, der Erkenntnis tiefer Tatsachen und Zusammenhänge, dem Einbeziehen geistiger Tatsachen in die Lebensgestaltung und dem Willen zur Gemeinsamkeit in der Unterschiedlichkeit der Geschlechter. Einiges davon wird in diesem Flensburger Sonderheft zu finden sein.

Dieser Artikel sollte grobe Streiflichter auf schon Dargestelltes, Gedachtes und Gesagtes werfen, auf das Panorama der Entwicklung des getrennten und doch nur durch Verbindung möglichen Lebens von männlichen und weiblichen Menschen.

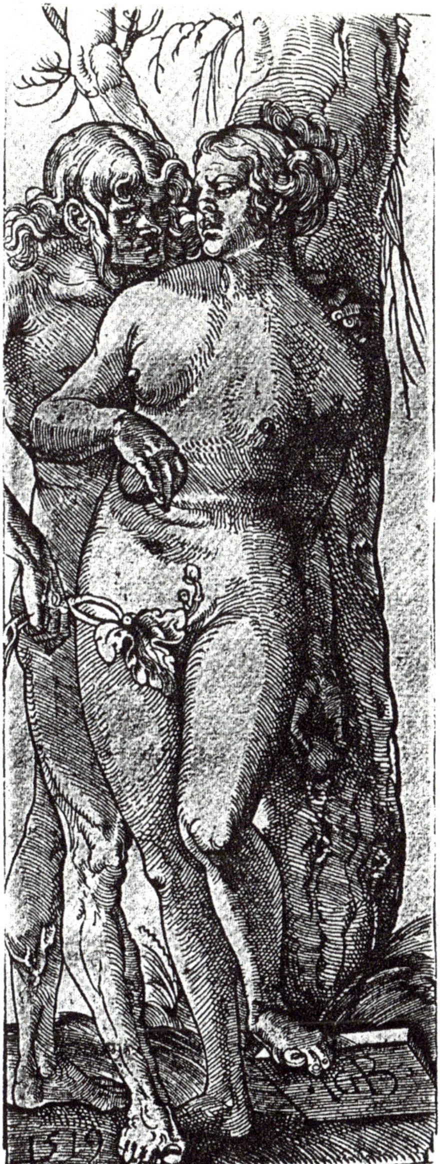

Sündenfall
Hans Baldung Grien (1519)

Der Freier der Suometar

Aus: Kanteletar – entstanden um 1400 in Estland

War einmal ein junges Mädchen,
trieb die Herde aus dem Hofe,
weidete am Moor die Herde,
sah im Moor ein Entlein sitzen,
fand es an des Schilfes Rande,
hob es auf und trug's nach Hause,
gab ihm Trank und gab ihm Speise.

Baute sich ein Nest, das Entlein,
legt' ein Ei hinein aus Golde
brütete es aus und balde
ward daraus ein schönes Mädchen.

Soll man Sorsatar es heissen,
Suometar das Mädchen rufen?
Sorsatar klingt rauh und hässlich,
Suometar klingt schön und lieblich.

Manche Wochen war'n verstrichen,
fünf, sechs Monde hingegangen,
immer schöner ward die Jungfer,
über alles schön das Mädchen.

Kunde ward davon drei Freiern,
zogen aus die drei Gesellen,
Mond und Sonne kam geritten,
kam als dritter auch der Nordstern.

Nahte ihr zuerst der Mondmann,
kam daher in rotem Golde,
klang und klirrte hell vor Silber:
„Willst du meine werden, Mädchen,
folge mir von deinem Hofe
in mein Haus aus hellem Silber,
in die goldenen Gemächer!"

Doch das Mädchen war nicht willig,
sprach und sagte ihm die Worte:
„Nimmer geh ich mit dem Monde,

sonderbar ist doch sein Aussehn,
wechselt ständig sein Gesichte,
bald sind allzu schmal die Wangen,
bald sind sie zu voll gerundet,
nachts treibt sich herum der böse,
und den Tag verliegt er schlafend,
nein, das wird kein rechter Hausstand."

Kam die Sonn', der zweite Freier,
kam daher in rotem Golde,
klang und klirrte hell vor Silber,
„Willst du meine werden, Mädchen,
folge mir von deinem Hofe,
in mein Haus aus hellem Silber,
in die goldenen Gemächer!"

Doch das Mädchen war nicht willig,
sprach und sagte ihm die Worte:
„Nimmer geh ich mit der Sonne,
hat mir allzu arge Launen,
plagt im Sommer uns mit Hitze,
lässt im Winterfrost uns frieren,
in der hellen Zeit der Heumahd
schickt sie Regen über Regen,
harrt auf Nässe dann der Hafer,
trocken Wetter ohne Ende."

Ritt als letzter zu der Nordstern,
nicht in Silber noch in Golde
kam der Freier angeritten:
„Kannst die meine werden, Mädchen,
folge mir von deinem Hofe,
in die goldenen Gemächer,
in mein Haus aus hellem Silber!"

Da erwiderte das Mädchen:
„Ja, dem Nordstern möcht' ich folgen,
dieser Stern hat gute Sitten,
ist im Haus bedacht auf alles,
strahlend steht er auf der Stelle,
an des Siebensternes Seite,
droben an dem Himmelszelte."

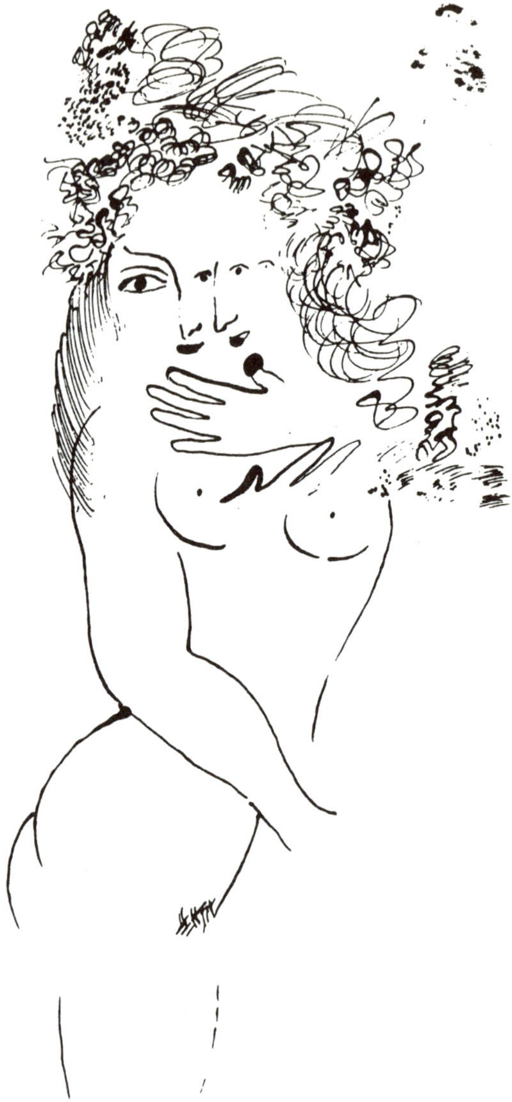

Umarmung
Marc Chagall (um 1920)

Und man nahm sein Ross am Zügel,
zog es in den Stall am Zaune,
warf das Heu ihm in die Krippe,
scheffelvoll den goldnen Hafer,
führte in den Saal den Nordstern,
setzte oben ihn zu Tische,
brachte Bier herbei in Menge,
Met dazu in schweren Humpen:
„Iss und trink, mein lieber Nordstern!"

„Nein, ich will nicht Trank noch Speise,
eh ich meinen Schatz gesehen;
sagt, wo ist sie nur, die meine,
wo ist Suometar, die Schöne?"

Suometar, das schöne Mädchen,
rief da selbst aus ihrer Kammer:
„Ach, mein Bräutigam, ersehnter,
du mein Schatz, mein Auserkor'ner,
lass mir Zeit nur eine Weile,
sieh, ich bin ja eine Waise,
hab' nicht Vater mehr noch Mutter!
Keine Mutter kommt mich kleiden,
keine Mutter mich besorgen,
aus dem Dorf die Frauen helfen,
fremde Frau'n zur Braut mich schmücken.
Kalt das Kleid aus fremden Händen,
blass das Mädchen in dem Kleide."

Die große Frage nach der Ehe

MÖGLICHKEIT – UNMÖGLICHKEIT – NOTWENDIGKEIT?

Vortrag von Klaus Fischer*

Die Frage nach der Ehe ist sicher nicht unzeitgemäß. Niemand wird bezweifeln, daß die Frage nach dieser Einrichtung, die wir Ehe nennen, heute ganz neu und umfassend gestellt werden muß. Daß die Ehe durch die Tatsachen selber in Frage gestellt ist, ist offensichtlich. Wir leben in einer Zeit, in der man sich fragen muß, ob es das, was wir unter Ehe verstehen, überhaupt noch gibt. Ist das, was man mit Ehe eigentlich meint, überhaupt noch faßbar?

„Moral entsteht nur, wenn ein Mensch eine Einsicht hat und beschließt, nach dieser Einsicht zu leben"

Das Zusammenleben der Menschen heutzutage ist in einem Ausmaß in die Freiheit gerückt, wie wir es vor einigen Jahrzehnten nicht geglaubt hätten. In welcher Weise zwei Menschen heute ihr gemeinsames Leben gestalten, ist ihnen freigestellt – notwendigerweise und richtigerweise. Wenn heute zwei junge Menschen eine Lebensgemeinschaft eingehen, ganz frei zusammenleben, Kinder bekommen, dann nimmt kein Mensch Anstoß, wenn er sich nicht als vorgestriger zeigen will. Es ist nicht anders möglich, als den heutigen Zustand der Freiheit vollständig zu bejahen. Wenn wir das nicht fertigbringen, können wir dieses Thema überhaupt nicht behandeln.

Wir benötigen eine Art Tabula rasa, ein freies Feld, wenn wir über die Ehe sprechen wollen. Ohne dieses freie Feld können wir keine neuen Fragen stellen. Auch wenn es seit ca. 60 Jahren eine neue Christengemeinschaft gibt, so wissen wir nicht viel mehr als die anderen Menschen. Es ragen die Schwierigkeiten des Lebens in unsere Reihen selber so weitgehend hinein, daß wir bestimmt die letzten wären, die sich hinstellen könnten, um eine neue Moral der Ehe vor der Welt zu predigen; denn die gibt es nicht. Denn Moral kann nur noch in der Welt entstehen und wirksam werden, wenn ein einzelner Mensch eine Einsicht hat und beschließt, nach dieser Einsicht zu leben und aufgrund der Zusammenschau des Daseins moralische Impulse in sich selber erzeugt. Das ist der einzige Weg, auf dem in der Menschheit fortan Moral wirksam werden darf. Wenn man nur dieses wenige so richtig in seiner Seele wirksam werden läßt, dann kann man schon atemlos werden.

---

*Klaus Fischer ist Pfarrer der Christengemeinschaft i.R. und lebt in Järna. Bis 1982 war er in Flensburg und Kiel tätig.

Was ist Ehe?

Wenn ich Ihnen jetzt allen einen Bogen in die Hand drücken würde und Sie bäte, in kurzen Stichworten zu notieren, was Ehe ist, so käme sicherlich ein sehr interessantes Ergebnis zustande. Was würde man schreiben, wo würde man anfangen? So mancher würde nach einer Viertelstunde noch den Bogen unbeschrieben in der Hand halten, mit gutem Grund. Kaum einem ist heute noch bekannt, was Ehe im eigentlichen Sinne ist.

Mit 18 Jahren, die Papiere in Ordnung, und eine kleine Geldsumme in der Tasche, können zwei Leute heute auf das Standesamt gehen und den Vertrag der Ehe schließen. Ehe ist gewissermaßen bedingungslos. – Wenn ein junger Mensch von 18 Jahren zu einem Dekan der Medizinischen Fakultät ginge und diesen bäte, ihm für 50 DM ein Zertifikat auszustellen, daß er in Zukunft Arzt sei, so wäre dieser Dekan mit Sicherheit sehr erstaunt. Aber die Ehe schließen, das darf man ohne jede Vorbedingung. Ich stelle nur fest!

Was ist eine Ehe? Ehe ist, wenn ...

Wenn man sich das ganze Feld anschaut, mit all dem Entsetzlichen, dem Furchtbaren, dem Grauenvollen, was Ehen und Kinder in den Ehen durch die Vorgänge, die sich heute abspielen, erdulden müssen, dann bekommt man jedoch ein Gefühl, daß hier Verantwortung notwendig ist. Aber wie soll ich etwas verantworten, wenn ich nicht weiß, worum es sich handelt? Ich weiß nicht, ob Sie diese Fragen als zu weit, zu pointiert gestellt empfinden, aber wer nachdenkt, wer zu Ende zu denken versucht, muß an den Punkt kommen, an welchem man feststellt, daß es den meisten Menschen unbekannt ist, was Ehe eigentlich ist.

Wo liegt das Problem? Warum vermeiden immer mehr Menschen die Eheschließung? Es ist interessant, daß die Erfahrungen auf dem Felde der freien Gemeinschaften heute auch schon vorliegen. Sie sind nicht gut. Man sollte hier nicht etwa moralisierend jubeln: „Na seht ihr, es geht eben doch nicht!" Das wäre verkehrt. Sowohl aus den Ehen als auch aus den freien Gemeinschaften tritt man heute heraus und lebt das sogenannte Single-Dasein. 40 % der Haushalte in Hamburg, die 1978 gezählt wurden, waren Single-Haushalte. Man kann ja über diese Zustände entsetzt sein, aber besser ist es, daß man das freie Feld für einen ganz grandiosen Neuanfang betrachtet.

Warum scheitern die Ehen? Warum scheitert auch das freie Zusammenleben? Weil es so schwer ist, zusammenzuleben? Ja, ist das denn ein Argument, nicht zusammenzuleben, weil es *schwer* ist, zusammenzuleben? Ist das wirklich ein Argument? Ist es ein Kriterium, nicht den Beruf eines Lehrers oder Arztes zu ergreifen, weil es so schwer ist, Lehrer oder Arzt zu werden? Auf diesem Feld ist alles ganz selbstverständlich. Es ist schwer, aber es wird gemacht, wird bewältigt. Wenn ich Lehrer oder Arzt geworden bin, so weiß ich, daß ich nur dann ein guter Lehrer oder Arzt werde, wenn ich mich nicht hinter meinen Büchern zur Ruhe setze, sondern wenn ich mich das ganze Leben in meinem Beruf als Lernender und Übender betrachte.

„Vater werden ist nicht schwer, Vater sein dagegen sehr"

Im Laufe der Menschheitsentwicklung ist in der Ehe etwas eingetreten, was wir Menschen offensichtlich nicht vorhergesehen haben, wovon wir in einem gewissen Sinne überrascht worden sind. Die Bewußtseinsentwicklung ist auf diesem Felde gewaltig hinterhergehinkt. Die Einrichtung der Ehe, also die auf Lebenszeit geschlossene Einehe zwischen Mann und Frau, besteht seit ungefähr 400 Jahren. Mit einer gewissen Selbstverständlichkeit ist man diese Ehe immer eingegangen. Solange die Menschen noch mit moralischen Impulsen in sich das Licht der Welt erblickten, ging es. Heute werden keine Menschen mehr geboren, die aus ihrem Erbstrom moralische Impulse oder moralische Instinkte mitbringen. Trotzdem haben die Menschen weiterhin Ehen geschlossen, ohne sich näher mit diesem Gebiet zu beschäftigen. Heute erleben wir auf dem ganzen Felde der Ehe einen Zusammenbruch! Denn es wird in der ganzen zivilisierten Welt keine einzige Ehe geschlossen, bei der die Menschen ein volles Bewußtsein über ihr Tun hätten. Ausnahmen spielen keine Rolle. Das ist ein unglaublicher Tatbestand!

Wir versuchen heute abend einmal, dahinterzukommen, ob es eine Möglichkeit gibt zu erfassen, was Ehe überhaupt ist. Wir haben ja immer ein wenig geschmunzelt, wenn der alte Wilhelm Busch so nett gesagt hat: „Vater werden ist nicht schwer, Vater sein dagegen sehr." Wahrscheinlich schmunzeln heute unendlich viele junge Väter nicht mehr, wenn sie das hören, sondern sie empfinden die wirkliche Schwierigkeit. Sie empfinden die Anforderungen, die an sie gestellt werden. Zu Abrahams Zeiten wäre kaum eine solche Formulierung entstanden, wie sie der gute Wilhelm Busch ausgesprochen hat. Damals war es selbstverständlich: Vater und Mutter sein, das kann man!

Ehe schließen ist nicht schwer – könnte man etwas abgewandelt sagen – Ehe leben aber sehr!

„Weib und Mann reichen an den Himmel an"

Einerseits muß man heute das häufige Scheitern dieser Institution Ehe ganz nüchtern betrachten. Hier muß etwas abgebaut werden, auslaufen, zu Ende gehen, was eben nicht mehr haltbar ist. Andererseits liegen in bezug auf die Ehe Aussagen vor, die diejenigen Menschen, die das Christentum neu ergreifen können, im Neuen Testament als höchst interessante Tatsache finden können. Wenn das Christentum durch die Anthroposophie neu ergriffen, neu erkennbar, durchschaubar und denkbar wird, so werden die Äußerungen des Christus über das, was Ehe ist, höchst aktuell. Denn der Christus ist das Wesen in der Welt, das niemals unmodern werden kann. Es liegt an uns, diesen Äußerungen nachzukommen. Fernerhin gibt es in der Christengemeinschaft die Erneuerung der sieben Sakramente. Unter diesen sieben Sakramenten befindet sich auch die Trauung. Das Sakrament der Trauung ist ganz deutlich so aus der geistigen Welt gegeben, daß es eine Hinzufügung sein soll, eine Segnung einer Menschenverbindung, welche vor der menschlichen Gesellschaft geschlossen wird. Genau wie bei der Taufe – die auch erst dann vollzogen werden kann, wenn das Kind geboren ist – kann eine Ehe erst dann gesegnet werden, wenn sie geschlossen worden ist. So ist das gemeint! Aber was dann noch im Sinne dieser Segnung gesagt wird, ist höchst interessant.

Viele von Ihnen werden Mozarts „Zauberflöte“ kennen. Vielleicht erinnern Sie sich, daß ein Duett – von Papageno und Pamina gesungen, also dem Vogelhändler und der Tochter der Königin der Nacht – am Ende in die Worte ausklingt: „Mann und Weib und Weib und Mann reichen an die Gottheit an.“ Ich weiß nicht, wie es Ihnen geht, aber eigentlich steht man davor und sagt sich: Du meine Güte, was heißt denn nun das? Was ist denn bei diesen beiden Menschen, die noch ihren Lebensgefährten suchen, schon so nahe daran, was ist in ihren Seelen vorgegangen, daß sie so etwas wissen, daß Weib und Mann und Mann und Weib in ihrer Verbindung an die Gottheit heranreichen?

Wir haben manchmal in den Gesprächen der Trauung ins Auge gefaßt, daß dieses neue Sakrament in der Reihe der Sakramente am Ende steht, gewissermaßen das Ziel ist. Das große Ziel aber ist, vollständig seine Seele, seinen Charakter, sein Temperament und seinen Lebenslauf zu beherrschen und am Ende schließlich sogar verantwortlich Beherrscher seines irdischen Leibes zu sein; aus der geistigen Vollmacht des Geistesmenschen.

So schließt sich gewissermaßen an jedes Wesensglied ein Sakrament an: für die physische, leibliche Geburt die Taufe; für den ätherischen Leib, den Lebensleib, das Sakrament der Konfirmation; Sakrament der Seele ist die Menschenweihehandlung; Sakrament des Ich ist die Beichte. Jetzt geht es zu den höheren Wesensgliedern über, die wir durch eigene Arbeit an uns selber schaffen müssen.

Ich, der Herr meiner Seele: Geistselbst. Ich, der Herr meines gesamten Lebens: Lebensgeist. Ich, der Herr meiner ganzen Leibeshüllen: Geistesmensch. – Von dem Augenblick, von dem es über das Sakrament des Ich hinausgeht, fangen wir mit der Zukunft an. Das Sterbesakrament berührt den Teil der Menschenseele, welchen der Mensch nach dem Tode als Frucht seiner Selbsterziehung mitnehmen kann; der unverlierbare Teil der

Seele, das Geistselbst. Und so geht es fort, bis schließlich am Ende der Sakramente nicht die Priesterweihe steht, wie mancher vielleicht meinen könnte, sondern die Trauung. Es ist zunächst unfaßlich! Aber in der „Zauberflöte“ wird es ja gesagt: Mann und Weib und Weib und Mann reichen an die Gottheit an.

Adam war kein Mann

Um dies zu verstehen, spannen wir einmal einen Bogen bis zu den Anfängen der Menschheitsentwicklung. Wer hätte nicht schon einmal gedacht, daß Adam, aus dessen Rippe – bildlich gesprochen – Eva geschaffen wurde, ein Mann gewesen ist? Das ist ja ein Unsinn. Man wirft dann der Bibel vor, der Mann sei zuerst geschaffen worden: Unverschämtheit der Gottheit!

Der Adam-Mensch, der damals erschaffen wurde, ist kein Mann; das muß erst einmal wirklich ins Auge gefaßt werden. Er wird auch in der hebräischen Sprache „männlich-weiblich“ genannt, damit es auch ganz eindeutig ist. Dieses Wesen ist männlich-weiblich, androgyn. Es hat noch kein einzelnes Geschlecht. Erst als aus der mittleren Region dieses Menschen, aus der Herzregion, etwas herausgenommen worden ist, ist daraus die Frau geworden. Wir Übriggebliebenen – hier darf man den Frauen einen Gefallen tun –, das sind wir Männer. Also dort setzt nach den Berichten des Alten Testamentes die Geschlechtertrennung ein. Jetzt ist der Mensch erst in Mann und Frau getrennt.

„Es ist nicht gut, daß der Mensch allein sei“ steht dann dort so rührend übersetzt. Wieso ist er denn allein gewesen? Es war doch nicht ein einzelner Mensch auf dem Erdenplaneten, alles ist ja schon Menschheit. Eigentlich müßte man übersetzen: Es ist nicht gut, daß der Mensch so einheitlich ist, so allein einheitlich, so allein nur Mensch. Er soll sich entwickeln, er soll einmal ein Ich werden und unterscheiden können. Ich will ihm eine Hilfe dafür geben, daß er an einem anderen Menschen, der ganz anders ist als er, zu sich selber als Mensch aufwacht und nicht nur in seiner Wesenseinheit träumend befangen bleibt.

Jetzt wird diese Einheit plötzlich verändert. Der Mensch schwebt in seinem Andersgewordensein und trifft auf Menschen, die nun ihrerseits anders sind, so daß erste leise Momente des Erwachens in bezug auf ihr Menschsein beginnen. Das ist etwas ganz anderes als die Worte des Alten Testamentes: „Ich will ihm eine Gehilfin machen.“ Man sollte den Bibeltext nicht zu einfach sehen, denn sonst wäre es ja nichts weiter als eine kleine freundliche Hausvatergeste der Gottheit.

Gewaltige Dinge gehen bei der Menschwerdung vor. Durch die Geschlechtertrennung ist ein Mensch geschaffen worden, der die großartige

Fähigkeit besessen hat – Entschuldigung –, für die Stimme des Versuchers zugänglich zu werden. Der einheitliche Mensch wäre nicht zugänglich geworden. Denn was hätte es genützt, den Versucher ins Paradies gehen zu lassen, wenn keine zugängliche Menschenseele dagewesen wäre? Wir können diese ganze Betrachtung nämlich nur anstellen, wenn wir das ganze Gebiet der Moral erst einmal weglassen, denn Schuld gibt es überhaupt noch nicht. Solange kein Bewußtsein vorhanden ist, kann von Schuld keine Rede sein. Dazu bedarf es des Selbstbewußtseins.

Jetzt möchte ich aber einen Schritt weiter nach vorne gehen. Das eben Ausgesprochene war nur deswegen dargestellt, damit wir uns klar sind, daß der gottebenbildliche gleichgeschaffene Mensch von der Gottheit selber in zwei unvollkommene Wesen geteilt worden ist. Zuerst, am Anfang der Entwicklung, war der Mensch vollkommen. Dann wird der Mensch geteilt. Einseitig wird er unvollkommen, und nun beginnt die Wanderung.

Blick in ein Traugespräch: schicksalhafte Begegnung und Eheentschluß

Wir wollen einmal einen Mann und eine Frau betrachten, die den Entschluß zu einer Ehe gefaßt haben. Eigentlich müßten wir ein Gespräch darüber führen, wie sich die göttliche Welt die Verwaltung des Trausakramentes vorgestellt hat. – In meinen Traugesprächen höre ich es immer wieder: „Herr Pfarrer, nächsten Monat, am 27., heiraten wir." Oft aber stellt man fest, daß die Kenntnisse über das, was kommen wird, so gut wie Null sind, abgesehen von einem Bewußtsein über gewisse Schwierigkeiten, die es in einer Ehe geben könnte. Aber mehr nicht. Woher sollte man auch wissen, was heute notwendig zu wissen ist? Wer weiß, was der Mensch ist? Wer weiß denn heute, was ein Mann und eine Frau ist? Wer kennt schließlich die Vorbedingungen, um mit einem anderen Menschen zusammenzuleben?

Jetzt wird man in einem solchen Traugespräch einen Anknüpfungspunkt suchen und sagen: „Ja, Ihr zwei seid Euch irgendwann einmal begegnet und habt diese Begegnung doll gefunden, nicht wahr?" – „Ja, ganz toll!" – „Ihr habt sicherlich auch schon über Eure Beziehung nachgedacht? Wahrscheinlich wird Euch Eure Beziehung so vorgekommen sein wie eine Notwendigkeit?" – „Wir mußten uns begegnen, wir waren uns gar nicht fremd. Ich habe das Gefühl", sagt sie, „als kenne ich meinen künftigen Mann schon tausend Jahre."

Hier spüren wir etwas von einer schicksalhaften Begegnung. Was meist aber nicht bemerkt wird – und das ist ganz entscheidend für jeden weiteren Vorgang des Nachdenkens über künftige Eheentschlüsse –, ist, daß in dem Moment, in dem die Begegnung stattgefunden hat, die beiden sich gefun-

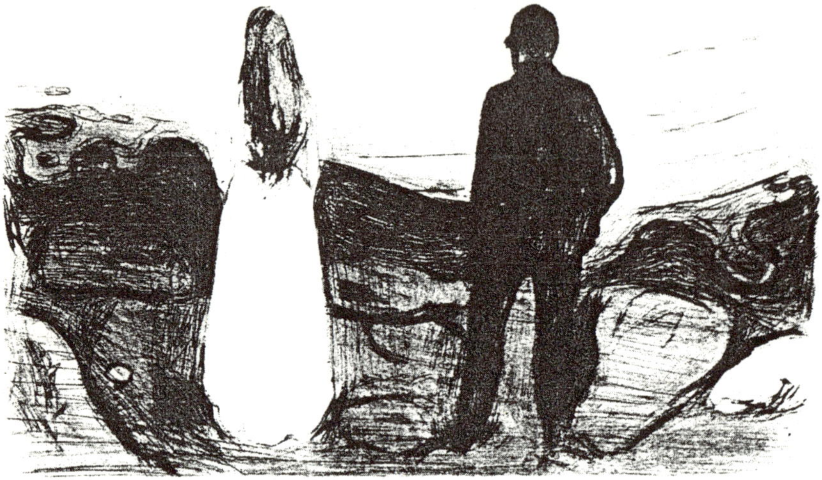

Zwei Menschen (Die Einsamen)
Edvard Munch (1895)

den haben, die Institution der Welt, die wir Schicksal oder Karma nennen, die die Begegnung auf Erden möglich gemacht hat, sich zurückzieht. Alles, was jetzt folgt, ist freier Entschluß. Niemals kann man das Schicksal für die Ehe, die folgen wird, verantwortlich machen. Denn sonst wäre die Ehe kein freier Entschluß. Die Freiheit des Menschen wäre mißachtet, wenn vom Schicksal vorausbestimmt wäre, daß sich zwei Menschen zu verheiraten hätten. Und jedes junge Ehepaar, welches das Gefühl hat, heiraten zu müssen, will damit etwas rührend Liebes, aber es ist gefährlich. Man kann von einem Menschen nichts fordern, das geht nicht. Wir können keinen Menschen zu etwas zwingen. Aber man kann mit Menschen zusammen Gedanken durchdenken.

„Nanu, Ihr möchtet doch diesen Entschluß zu Eurer Ehe frei fassen, als Euren eigenen, freigewählten, durch keinen Zwang beeinflußten Entschluß?" – „Ja!" – Wer möchte das nicht. Das sieht doch jeder Mensch ein, denn er hat ein Sensorium für die Freiheit. „Aber jetzt empfindet Ihr doch, daß Ihr heiraten müßt! Wieso müßt Ihr eigentlich?" „Ja, wir lieben uns doch so sehr!" – „Ja, ist denn die Liebe Zwang?" – „Oh nein, nein!" – „Solltet Ihr nicht vor Eurem Entschluß so intensiv nachdenken, daß Ihr alles noch einmal in Frage stellt und Euch sagt: Nein, eigentlich müssen wir nicht heiraten. Seid Ihr fähig, diesen Zustand noch einmal herzustellen? Könnt Ihr Euren jetzigen Entschluß, vor lauter Liebe und Liebe und Liebe heiraten zu müssen, noch einmal, wenigstens in Gedanken, zurücknehmen, um wirklich ehrlich festzustellen, daß es wahr ist, daß Ihr nicht heiraten müßt? Ihr wolltet aus freien Dingen eine Ehe schließen?" – „Ja." – „Aber wißt Ihr denn, was das ist, eine Ehe? Ihr seht doch, wie es damit in der Welt bestellt ist und müßt doch in diesem Augenblick über die Scheidung nachdenken." – „Ach! Das sagt uns ein Pfarrer! Unmöglich!" – „Meint Ihr nicht, daß ein solcher Entschluß auf Lebenszeit gefaßt ist?" – „Doch, gerade das möchten wir." – „Aber kann man denn das? Könnt Ihr es bewußtseinsmäßig begründen?"

Also wir kommen gar nicht daran vorbei – auch wenn heute im modernen Sinne immer noch auf dem Standesamt Ehen geschlossen werden und wir in der Christengemeinschaft versuchen, durch das Sakrament etwas hinzuzufügen –, wirklich ins Auge zu fassen, was eine Einehe auf Lebenszeit ist.

Kein Argument gegen die lebenslange Einehe!

Wer die Ehe schließt, wird im allgemeinen wissen, daß Kinder kommen können; wird im besonderen vielleicht wünschen, daß Kinder kommen. Damit ergibt sich ganz nüchtern ein Tatbestand, den man nicht dadurch ins Auge faßt, daß man sich freut, daß Kinder kommen. Zwar ist es schön, wenn mehrere Kinder da sind, die sich gegenseitig befruchten und tragen, aber das heißt doch, daß diese Gemeinsamkeit der Familie mit allem, was in ihr möglich ist, mindestens auf eine Zeit von dreißig Jahren intakt bleiben muß.

Hat man aber dreißig Jahre Ehe durchlebt, die Kinder in der rechten Weise in die Welt geschickt, hat man eine solche gemeinsame Arbeit geleistet, was sollte dann eigentlich der Grund sein, sich zu trennen? Es gibt kein Argument, das wirklich dafür spräche, in diesem Moment mit der Ehe aufzuhören. Sondern Sie werden erleben, wenn Sie nachdenken, daß sich eher das Gegenteil aus Ihrem Innern entfaltet. Die bis zu diesem Zeitpunkt geführte fruchtbare Lebensgemeinschaft tritt jetzt in eine Art Metamorphose ein. Sie tritt in eine stille Phase über, in der sich die wunderbarsten Dinge abspielen. Einehe auf Lebenszeit ist etwas, wogegen es in unserer Welt buchstäblich kein Argument gibt. Sie können suchen und forschen soviel Sie wollen, Sie werden lauter Argumente dafür finden.

Die Ehe als Lebensgemeinschaft

Im Sakrament wird die Ehe Lebensgemeinschaft genannt. Sie wird weder Geistes- noch Seelengemeinschaft genannt. Lebensgemeinschaft ist der Schlüssel, wenn auch ein sehr ärgerlicher, sobald man ihn richtig durchschaut. Geistige Gemeinsamkeit ist eine wunderbare Grundvoraussetzung, auch seelischen Zusammenklang kann man sich nur für eine Ehe wünschen. Aber mit jedem Menschen, mit dem ich seelischen Zusammenklang oder geistige Gemeinsamkeit habe, kann ich nicht eine Ehe eingehen.

Was ist das: Lebensgemeinschaft? Was ist denn Leben? Was ist denn Leben im Organismus? Ein Organismus kann von zwei Menschen gebildet werden, die beide unvollkommen und einseitig sind, aber welche zueinander streben. Daraus kann ein Organismus werden, und unser Blick muß auf den Lebensprozeß dieses Organismus fallen, denn der wird Ehe genannt. Geistige und seelische Voraussetzung klammere ich für einen Moment aus.

Die Juristen nannten die Ehe früher die „Gemeinschaft von Tisch und Bett". Manche finden das anrüchig, komisch oder unpassend. Denkt man aber nach, so muß man die Tatsache feststellen, daß, als dieses niedergeschrieben wurde, ein Wissen, das heute verloren ist, über die wahren Tatbestände vorhanden war. Denn die Juristen haben damals gewußt, was sie formuliert haben. Sie haben nämlich nicht von einer Geist- oder Seelengemeinschaft gesprochen, sondern von der Lebensgemeinschaft. Wenn die Familie sich um den Tisch setzte, nahmen sie alle gemeinsam an dem Ernährungsprozeß teil. Lebensgemeinschaft bedeutet auch, daß Mann und Frau zusammen schlafen, nicht getrennt, sondern gemeinsam schlafen, bis hin zu dem, was dann Beischlaf genannt worden ist. Die Bedeutung dieses Wortes kennen wir heute kaum noch. Denn was früher noch im Schlafe geschah, ist heute in das Bewußtsein gerückt; darum ist dieses Wort nicht mehr aktuell. Aber das, was mit diesem Wort bezeichnet wird, ist ein Zeugungsvorgang, ein Lebensprozeß ersten Ranges, der den Fortbestand der Menschheit bedeutet. Das ist die Ehe: das gemeinsame Leben im Ernährungsprozeß, im Fortpflanzungsprozeß und im Schlaf.

Durch die mittelalterliche Bezeichnung „Ehegarten" klingt auch noch ein bißchen der Bereich des Ätherischen, der Lebenskräfte, der Bildekräfte herein; ein Lebensbereich, der einen Zaun vertragen kann. Man beginnt ganz neu zu ahnen, und zwar ohne Moralpredigt von außen, wenn man Phantasie hat und in der Lage ist, den sich bildenden Vorgang anzuschauen, wenn zwei Menschen zusammenleben, daß dann so eine Art Ehegarten entsteht. Es entsteht tatsächlich ein gemeinsamer ätherischer Bereich, der so ist, wenn man ihn anschaut, daß man sofort aus eigenem Impuls einen Zaun zieht. Er bedarf der Unantastbarkeit. Aber, liebe Freunde, das ist zunächst für uns heutige Menschen nur eine Erkenntnis und ein Blick in die Zukunft. Mehr darf man daraus nicht machen. Wir können nicht aufs Neue anfangen zu sagen: Du mußt! Sondern wir können nur sagen: Sieh mal, wie wunderbar, und warten, wann der Mensch es als wunderbar empfindet, daß er den Impuls hat, das Wunderbare zu behüten. Anders können wir nicht verfahren, sonst kommen wir in das gleiche Elend der Moralpredigt wieder hinein.

Wer einen Garten hat, der weiß, daß in einem solchen nicht alles von selber wächst. Ein Garten kann nicht von selbst existieren, wenn er nicht gepflegt wird – er verwildert. Die Natur kann nicht anders, sie kann nur verwildern. So ein wilder Garten ist auch schön, bloß dann wächst nicht das, was ich möchte. Soll es ein Garten sein, so muß er gepflegt werden. Aber wenn ich gelernt habe, ihn einzurichten, wenn ich vielleicht auch weiß, wie ich ihn pflegen soll, habe ich dann auch die Kraft und Ausdauer, es zu tun?

Matthäus 5 – Ehebruch oder das Soziale schaffen?

Entschuldigen Sie jetzt einen Sprung, er ist nur scheinbar. Ehe wir den Faden fortsetzen, will ich noch einmal in das Evangelium blicken, Matthäus 5, in den Anfang der Bergpredigt. Der Christus spricht und weist die Menschen auf das Problem der Ehe hin. Wir kennen die Worte, die dort stehen. Sie sind im Herbst 1980 in die Weltöffentlichkeit gedrungen, als der Heilige Vater, wie er genannt wird, nach Köln kam. Da wurde eine katholische Exegese von Matthäus 5 in der Öffentlichkeit bekannt, und man muß sagen, sehr schnell wieder zurückgezogen; nicht in ihrem Inhalt, sondern aus dem Bewußtsein, man sollte sich gar keine Gedanken darüber machen.

Das ist die bekannte Stelle, die wir alle folgendermaßen im Ohr haben: „Wenn ein verheirateter Mann eine fremde Frau ansieht im Sinne des Begehrens, hat er mit ihr die Ehe gebrochen." Nur, so steht es nicht da. Wir kennen und lernen es aber so. Dies ist gewissermaßen grauenvoll. Wir können es gar nicht so richtig verdauen, was dort steht. In der griechischen Übersetzung, die vorliegt und die nicht angetastet ist, steht allerdings folgendes: „Wer eine Frau anschaut im Sinne des Begehrens, hat mit ihr im Herzen die Ehe schon gebrochen." So steht es da. Da kann man nun sagen: Das ist ja Wahnsinn! Wir können aber nicht annehmen, daß ein Christuswort in der Menschheit überliefert wird, das nicht voll von der Gottheit verantwortet würde. „Wer eine Frau ansieht ...", es steht übrigens nicht da: wer einen Mann ansieht. Darüber könnte man sich auch noch unterhalten. Das aber ist eine Frauenfrage, die eigentlich eine Männerfrage ist. Wer eine Frau ansieht im Sinne des Begehrens ... man braucht es nur fünf- bis sechsmal auszusprechen, dann fängt es an zu leben!

Was heißt eigentlich Begehren? Ich möchte haben! Bitte jetzt nicht moralisieren – ohne Begehren können wir gleich einpacken, die Menschheitsentwicklung wäre am Ende. Aber Begehren ist trotzdem, obwohl es notwendig ist, ein echter egoistischer Akt, wobei ich egoistisch als bloßen Tatbestand meine. Wenn jemand sagt, ich möchte haben, ich will haben, so könnte man das auch einen antisozialen Impuls nennen. Ich bin antisozial, denn ich kümmere mich um mich, damit ich bekomme, was ich haben will.

Aber antisoziale Vorgänge sind in der Menschheit notwendig. Es ist bloße Theorie, wenn man das Antisoziale abschaffen wollte. Man muß das Soziale schaffen, darum geht es! Die Ehe ist ein sozialer Akt. Wenn ich aber in der Ehe einen antisozialen Akt vollziehe, dann breche ich in diesem Augenblick die Sozialität. Wenn man sich das klarmacht, kann man erst einmal ins Rutschen kommen. Was ist denn das? Wir haben uns das immer so schön vorgestellt, wie schön so eine Ehe sein könnte.

Allerdings dürfen wir uns nicht durch ein solches Christuswort schrecken lassen. Es ist den Menschen gewissermaßen in einem therapeutischen Sinne gesagt. Wisse, wer du bist, denn nur dann hast du die Möglichkeit, fortzuschreiten. Solange du die Augen zumachst und in Illusionen lebst, kannst du einen noch so guten Willen haben und alles noch so schön machen wollen, es geht schief! Also da kommt etwas vollständig Neues, ein neuer Aspekt. Können wir nicht folgendes sagen: Ich muß die Sozialität der Ehe so stark machen, daß sie die antisozialen Vorgänge, die darin stattfinden müssen, tragen und immer wieder überwinden kann, daß die dauernden „Ehebrüche" – wenn ich das jetzt einmal so nennen darf – immer wieder ausgeglichen werden. In einer Ehe ist es uns schrecklich, dies zum ersten Mal zu hören und zu durchdenken, aber wir kennen diesen Vorgang ja überall aus dem Leben, wo es sich um Krankheiten handelt. Wir tragen unendlich viele Krankheiten in uns, die wir normalerweise gar nicht als Krankheiten erkennen würden. Dauernd werden wir krank, dauernd füttern wir uns mit Giften und dauernd müssen wir uns entgiften. Wir sind diesen Tatbestand gewöhnt. Es ist das Problem des Menschen-Daseins in der materiellen Verkörperung, daß fortwährend Krankheiten in uns einfließen und wir ständig Heilendes entgegensetzen müssen.

Johannes 8 – Die Ehebrecherin

Dem Worte Christi aus dem Anfang des Matthäusevangeliums, dem Anfang der Bergpredigt, steht das Wort aus dem Johannesevangelium im 8. Kapitel gegenüber. Jahrhunderte galt dieses Kapitel als anstößig. Man hat es in den sogenannten Apparat nach unten gesetzt, unter den griechischen Text, als besondere Quellenschrift, welche nicht unbedingt als notwendig und richtig angeschaut worden ist. Ich meine die Begegnung mit der Ehebrecherin. Man kann es schon verstehen, daß die Kirche über Jahrhunderte dieses Kapitel aus dem Evangelium verbannen wollte, weil die Ehebrecherin nicht verurteilt wird. Vielleicht ist es für manche noch heute ein Problem, für uns im allgemeinen aber nicht mehr.

„Und Jesus ging auf den Ölberg. Als dann aber der nächste Tag heraufdämmerte, war er schon wieder im Tempel, und das Volk strömte zu ihm, und er setzte sich nieder und lehrte sie. Da brachten die Schriftgelehrten und Pharisäer eine Frau herbei, die beim Ehebruch ergriffen worden war, und stellten sie in ihre Mitte. Dann sprachen sie zu ihm: Meister, diese Frau ist auf frischer Tat beim Ehebruch ergriffen worden. Moses hat uns im Gesetz geboten, solche Frauen zu steinigen. Was sagst du dazu? Das sagten sie, um ihn auf die Probe zu stellen und um einen Grund zur Anklage gegen ihn zu finden. Jesus jedoch beugte sich nur nieder und schrieb mit dem Finger in die Erde. Als sie nicht aufhörten, mit Fragen in ihn zu dringen, richtete er sich auf und sprach: Wer von euch von der Sünde frei ist, der werfe als erster den Stein auf sie. Und wieder beugte er sich nieder und schrieb in die Erde. Als sie seine Worte gehört hatten, gingen sie, zuerst die Ältesten, einer nach dem anderen hinaus. Schließlich blieb er ganz allein zurück, und die Frau stand noch in der Mitte. Da richtete sich Jesus auf und sprach zu ihr: Weib, wo sind sie nun? Verurteilt dich keiner? Sie sprach: Keiner, Herr. Da sprach Jesus: Ich verurteile dich auch nicht. Geh, und sündige von jetzt an nicht mehr!" (Joh. 8; Übersetzung von Emil Bock)

Dieses Wort ist die echte Konsequenz des ersten Wortes aus dem Matthäusevangelium.

Treue

Greifen wir noch einmal das Bild des Gartens auf. Wie erreichen wir die nach Möglichkeit zu pflegende Unverletzlichkeit dieses Gartens? Früher wurde das mit dem Wort „Treue" bezeichnet. Offensichtlich reicht es nicht mehr aus. Der alte Treuebegriff funktioniert nicht mehr. Das ist doch einfach ein Tatbestand. Rudolf Steiner hat hier eine Hilfe gegeben.

„Schaffen Sie sich eine neue starkmütige Anschauung von der Treue. Was die Menschen sonst Treue nennen, verweht so schnell. Was aber machen Sie zu Ihrer Treue? An dem anderen Menschen werden sie Augenblicke erleben, schnell dahingehende. Da wird er Ihnen erscheinen wie erfüllt, wie durchleuchtet von dem Urbild seines Geistes."

Die Liebe ist eine Förderin des Aufleuchtenlassens im anderen. Wenn ich einen anderen Menschen zu lieben beginne, so dringe ich zu seinem wahren Wesen durch und bemerke es schließlich. Liebe macht sehend, sofern es die wahre Liebe ist! Dann leuchtet das eigentliche Urbild des Menschen durch. Wenn ich zum höheren Wesen des Menschen durchdringe, muß ich die Feststellung machen, daß es keinen unbedeutenden Menschen gibt. Ich persönlich stelle dies zum Beispiel auch fest, wenn ich die Totenantlitze der Menschen betrachte, sofern sie nicht durch unglückliche äußere Vorgänge in ihrer letzten Ausprägung in den drei Tagen nach dem Tode entstellt worden sind. Der einfachste Mensch hat plötzlich ein Antlitz, über das ich nur staunen kann. Das Vordringen zu der eigentlichen Wesenheit des Menschen – über das Anschauen des Sterbeantlitzes – bringt einen schließlich dazu, zu bemerken, daß es überhaupt keinen unbedeutenden Menschen gibt. Alles, was Menschenantlitz prägt, ist bedeutend, ist ein geistiges Wesen, von dem in Zukunft erwartet wird, ein Gott zu werden. Der Weg dorthin ist unser Menschenschicksal, unsere Auseinandersetzung mit der materiellen Verkörperung und mit den bösen Mächten, die zugelassen sind, uns auf diesem Wege zu stören. Also ich kann den Menschen im Menschen finden. Rudolf Steiner fährt dann in seiner Ansprache über die Treue fort:

„Und dann könnten – ja werden – lange andauernde Zeiten kommen, da verdüstern sich die Menschen. Sie aber sollen lernen, zu solchen Zeiten zu sagen: Der Geist mache mich stark! Ich denke an das Urbild, ich sah es doch! Kein Trug, kein Schein raubt es mir. Ringen Sie immer um dieses Bild, das Sie sahen. Dieses Ringen ist Treue. Und so nach Treue strebend, wird Mensch dem Menschen wie mit Engel-Hüter-Kräften nahe sein.“ (aus einem unveröffentlichten Vortrag von Rudolf Steiner, zit. nach Emil Bock)

Ein ganz wunderbares Wort. Dort müssen wir ansetzen.

Überwindung des grauen Ehealltags

Wir haben anfänglich versucht, den Bereich anzuschauen, in dem Ehe lebt. Da dies der Lebensbereich ist, braucht man sich eigentlich nicht so sehr darüber grämen, wenn man sich manchmal ein bißchen in die Haare gerät oder dergleichen, denn als Menschen sind wir unvollkommen. Selbst wenn man sich eine Weile überhaupt nicht versteht, ist dies überhaupt kein Grund zur Trennung! Denn es wäre nichts als Genußsüchtigkeit, sobald wir vermeinten, wir könnten es nicht mehr aushalten, diesen Garten zu pflegen. Es klingt für heutige moderne Ohren manchmal ganz unakzeptabel, so zu reden. Trotzdem ist es nichts als die sauberste Sachlichkeit.

Betrachten wir jetzt den Bereich der Ehepflege. Wenn man voraussetzt, daß durch das Zusammenleben von Mann und Frau Schwierigkeiten entstehen, sollte eine Eheschließung erst dann fällig und möglich sein, wenn die beiden Partner in dem anderen den eigentlichen Menschen erkannt haben. Sie sollten ihn in seinem ganzen unvollkommenen Zustande kennen und lieben, und zwar mit der eigentlichen Liebe, die das ganze Unvollkommene einschließt und guten Gewissens einschließen kann, denn die Gottheit liebt auch den Verbrecher. Wissen wir denn, was aus ihm in zehntausend Jahren wird? Vielleicht jemand, der uns weit überragt. Also wir sehen, es kommt darauf an, in dem gemeinsamen Leben den Wesenskern des Menschen zu finden und ihn mit bewußtem Willen zu lieben.

Manche meinen vielleicht, daß Liebe spontan sein sollte, daß man Liebe nicht aus dem Gedanken heraus überlegen könne. Doch wir machen die

Erfahrung, daß Spontaneität manchmal gewaltig daneben hauen kann. Alle haben die Erfahrung, daß man sich auf Spontaneität allein überhaupt nicht verlassen kann, so schön sie uns auch manchmal erscheint und wir uns freuen, wenn jemand unbefangen und spontan in der Lage ist, dies und jenes zu tun. Aber dort, wo es darauf ankommt, ist die Spontaneität einfach nicht die Methode, sondern es muß nachgedacht, nachgefühlt und dann gewollt werden.

Wenn ich nur dies täte: Jeden Tag den Menschen, den ich liebe, für eine Minute oder ein paar Sekunden so anzuschauen, daß sein Urbild in mir aufleuchtet. Das ist keine enorme Leistung, aber doch ein ganz wesentlicher Vorgang. Wenn ich dies tue, dann tritt praktisch das ein, daß es zwischen den beiden Menschen in ihrer Beziehung zueinander den sogenannten grauen Ehealltag überhaupt nicht gibt. Er kann gar nicht eintreten. Wenn ich mich in dieser Weise immer und immer wieder bemühe, das Urbild und das Tiefrührende der Unvollkommenheit, das dieses Urbild umgibt, in mir aufleben zu lassen, dann leuchtet der andere Mensch auf, er strahlt mich an, obwohl er es gar nicht bemerkt, was ich getan habe. Dieses Angeleuchtetwerden ruft die erneute Liebe hervor. Es gibt den grauen Ehealltag zwischen zwei Menschen, die ihr Leben derart einrichten, überhaupt nicht, sondern es bewirkt, daß man sich nach zwanzig Jahren sagt, die Liebe sei gewachsen. Gegen diese Methode sei kein Kraut gewachsen. Wenn ich das vollbringe, kann eine Ehe schlechterdings nicht scheitern.

Wenn man am Beginn eines solchen Abends in Betrachtung der heutigen Ehesituation sagen muß, daß es mit der bisherigen Ehe vorbei sei, so muß man am Ende auch aussprechen – wenn auch nach verkürzten und schnellen Schritten –, eine Ehe kann unter gar keinen Umständen zerstört werden! So haben wir am Ende dieser Betrachtung einen ganz hoffnungsvollen Ausblick erarbeitet. Das Ideal ist herstellbar. Wenn wir unser Ideal so anlegen, wie ich es ausgeführt habe, dann ist es unverletzlich. Es kann durch Stürme und Aufruhr gehen, aber im eigentlichen ist es nicht zu zerbrechen, weil im innersten Wesen beide Menschen miteinander leben, weil der eine den anderen trägt, der eine im anderen lebt. Wenn die Götter etwas auf Erden schützen, was denn anderes als gerade dies, wo der Mensch täglich die Gemeinsamkeit, das Überwinden des Trennenden in der Welt übt.

In der Christengemeinschaft bildet die Trauung das Zielsakrament. Zwei Menschen bilden eine Gemeinsamkeit, welche die Einheit des Menschenseins, des in das weibliche und männliche Extrem verfallenen Menschen zusammenführt und zu einem Organismus macht. Dieser Organismus aber lebt nur dann gut, wenn die beiden sich bemühen, und zwar im Hinblick auf den wiederhergestellten Geistesmenschen. Das ist der Sinn dieses Sakramentes. Das ist ein großartiger Impuls, das kann einen begeistern: mit einem anderen Menschen das Menschheitsziel vorherleben zu dürfen. Was wir einmal am Ende sozusagen wieder erreichen, wenn wir weder Mann noch Frau sind, sondern wieder Mensch sind und unseren ganzen Leib in der Herrschaft haben, das ist vorher übbar.

In diesem Sinne war die Betrachtung gemeint: aus dem Chaos der Zeit heraus wiederum Vertrauen zu der Machbarkeit der Ehe als Lebensgemeinschaft zu erlangen. Allerdings muß man gut vorbereitet werden. Es müßten eigentlich Eheschulen oder Eheseminare eingerichtet werden. Aber mit dem Bild der Zukunft vor Augen, mit der Fähigkeit, den eigentlichen Menschen im anderen zu sehen und mit der aus der göttlichen Welt gespeisten Kraft der Liebe, dieses Sehen fortzusetzen, damit kann man Ehen führen.

Vortrag, gehalten in Flensburg am 21.03.1981

Ehealltag

ODER: MEIN SUBJEKTIVER UMGANG MIT ERICH FROMM

Ekkehard Krüger

Immer wenn ich an unsere Ehe denken will, schieben sich Erlebnisse mit unseren Kindern dazwischen. Dies ist eine fast pausenlose Beanspruchung, die sich zum Beispiel so zeigt:

Heute morgen 6.^{00} Uhr: Im Schlafanzug den Kaffee ansetzen und die Katze hinauswerfen, die sich über Nacht im Haus versteckt hatte. Im Radio besingt Reinhard Mey sein Kind als „Silberstreif am Horizont". Davon angeregt, wecke ich meine Frau Helga mit dem gewohnten Kaffee. Helga: „Sei nicht so fröhlich!"

Dann gehe ich zu den Kindern. Beide haben heute in der Schule etwas Besonderes, worauf sie sich freuen. Tim: „... deshalb habe ich die Augen aufgemacht." Trotzdem dauert es und dauert – wie jeden Tag.

Szenenwechsel: Über dem Treppengeländer hängt nasses Bettzeug. Ich schreie: „Wie oft habe ich Euch gesagt, Ihr sollt die Katzen morgens nicht reinlassen!!!" Lene: „Manno! Ich hab doch meine Tür zugemacht!" – aber die Katzen hereingeholt, denke ich. (In den letzten Tagen ist es öfter passiert, daß sich eine Katze morgens in Lenes warmes Bett gekuschelt und dann einen „See" gemacht hat.) Ich weiß genau, wie es weitergehen wird. Es ist immer der gleiche Film: Ich schimpfe, das Kind wehrt sich, beginnt vielleicht zu weinen. Helga wird mich angreifen: „Laß doch das Kind in Ruhe!" Heute schiebt sich die Katzenjagd dazwischen – diesmal vielleicht auch die Einsicht, daß es keinen Sinn hat zu schimpfen.

Szenenwechsel: Ich zu Helga: „Du ziehst lauter schwarze Sachen an? Hast Du eine Beerdigung?" „Das ist immer eine Beerdigung." (gemeint sind die ersten Schultage nach den großen Ferien) Ich sehe eine neue Beschädigung an der Tür. Es fällt mir ein, daß Tim gestern dagegengetreten hat, als er wütend auf mich war. Im Vorbeigehen sag ich's ihm – ärgere mich, ärgere ihn damit, während er davon träumt, daß heute das erste Mal Turnunterricht sein wird.

Inzwischen macht Lene der Mutter Vorwürfe, weil ein bestimmter roter Pulli nicht zu finden ist. „Ich hab Dir doch gesagt, daß ich ihn heute brauche!" usw. Ich denke: „Ich halt das nicht mehr aus!"

Szenenwechsel: Ich habe den Frühstückstisch gedeckt. Tim kommt herein, ist jetzt ein bißchen schmusig. Ich gehe kurz darauf ein, schicke ihn aber dann gleich zum Zähneputzen. Ich gieße den Kindern die gewärmte Milch ein und beginne selbst mit dem Frühstück. (Tim träumt vor'm Spiegel)

Szenenwechsel: Lene und ich am Frühstückstisch. Die Katzen lauern draußen am Fenster herum. Lene will sie wieder hereinlassen. Ich sage: „Nein!“, sie: „Dann sag ich's Helga!“ (Tim putzt immer noch seine Zähne) Helga kommt und läßt auf Lenes Bitten tatsächlich die Katzen herein, obwohl wir uns mal darauf geeinigt hatten, daß sie beim Essen draußenbleiben sollen. Aber die Katzen sind zunächst friedlich.

Wir versuchen zu klären, wann wer aus der Schule kommt. Daneben streiche ich Schulbrote und frage Helga: „Brauchst Du auch eins?“ „Nein.“ Tim kommt – ungekämmt: „Da ist doch die Kapuze drüber.“ Er erklärt, wie er das in der Schule machen wird – hinter der Tür mit den Fingern. Ich sag ihm – zum xten Male –, daß man trotzdem sehen kann, ob sich einer zu Hause gekämmt hat oder nicht. „Na gut.“ Er geht sich kämmen. Das dauert drei bis vier Minuten. „Tim, Du mußt kommen!“ „Ja“, keine weitere Reaktion. „Tim!!!“

Jetzt beginnt der Aufbruch: „Wo ist meine Brotdose?“ „Ich will was Süßes mitnehmen!“ „Kommt nicht in Frage. Ihr wißt, wo es geblieben ist!“ (die Kinder hatten sich schon am Vorabend reichlich damit versorgt und es heimlich aufgegessen) „Willst Du Dir noch einen Apfel abspülen?“ „Deine Tüte!“ „Du hast ja noch keine Schuhe an!“ „Vergiß die Jacke nicht!“ „Ich geh schon das Auto holen.“ „Du mußt Dein Brot im Auto essen, sonst kommen wir zu spät.“ „Deine Tropfen!“ „Trink noch etwas Milch!“ „Mach voran!“ „Deine Jacke!!!“ Ich schiebe das letzte Kind aus der Tür. Kontrollblick: Hat er seinen Ranzen! ... sie ihre Tüte! Na – da kommt das Auto ...

7.20 Uhr: Das Honigbrot liegt auf dem Fußboden im Flur, der Tisch ist ein Chaos – aber mit Blumen und Kerze (!). Eine Katze ist auf das Sofa gekuschelt, eine vor dem Fenster, eine hat die Chance genutzt, ist die Treppe hinauf in die Schlafzimmer ...

Tief Luft holen: Anfangen oder erst einmal hinsetzen? Ich esse das lädierte Honigbrot, trinke die kalte Milch aus – schreibe das alles auf. Alltag!

Nun denke ich an alle die anthroposophisch vorgebildeten Familientheoretiker, denke an manchen Artikel in dem Buch „Familienleben“ (Stuttgart 1985), manches Gespräch mit Lehrern und Erziehern fällt mir ein. Ich höre schon: „Die Erwachsenen sollten möglichst vor den Kindern aufstehen.“ „Abends legt jedes Kind sein Kleidchen für den nächsten Tag bereit, ehe es ...“ Ratschläge, die fast alle auf organisatorische Änderungen hinauslaufen, einseitig einen Schutzraum für die Entwicklung der Kinder bezwecken. Ich kann mir nicht vorstellen, daß solcher Schutzraum – wenn er überhaupt pädagogisch sinnvoll ist – geschaffen werden kann, ohne die Erwachsenen in einer Familie restlos zu überfordern. Diese ständige Überforderung halte ich für noch schädlicher als die hier geschilderte Realität. (Die in Wirklichkeit noch viel komplexer ist – es ist ja nur ein vereinfachter Ausschnitt aus einem Ablauf, der von jedem Beteiligten aus einer anderen Perspektive erlebt wurde.) Befrage ich diese Realität auf die Beziehungsstruktur zwischen Helga und mir, zeigt sich, daß „Ehe“, „mit einem Partner auf allen Gebieten des menschlichen Daseins anregend miteinander zu leben“, das Ideal der deutschen Romantik, das wir auch heute noch verwirklichen möchten, daß also Ehe hier kaum vorkommt. Helga und ich haben kaum° miteinander gesprochen. Ich ahne, wie sie sich heute morgen gefühlt hat – habe aber nur bei den Kindern genauer hingesehen. Wir haben uns in dem Trubel nicht einmal verabschieden können.

Heute mittag werde ich sie wiedersehen – die Kinder im Auto. Mittagessen, anschließend Kaffee: „Nun laßt uns mal allein.“ Da werden wir sitzen, müde, würden lieber schlafen, werden Organisatorisches reden: „Wann fährst Du?“ „Kannst Du heute die Kinder ins Bett bringen?“ „Heute schlafen die aber früher!“ „Ja, aber wie?“

Vielleicht entsteht dann doch ein fruchtbares Gespräch – selten allerdings, ohne unterbrochen zu werden durch: „Mami, der Tim ...“ (oder die Lene), Weinen, Streit und Rechtfertigung, Schimpfen oder Trösten oder beides ... und dann ist die „Pause“ auch schon vorbei. Jeder geht seinen Pflichten nach.

Abends der gleiche „Zirkus“ wie morgens – manchmal unendlich lange und unter Aufbietung aller Kräfte. Da ist kein Trost, daß die Kinder in einem „schwierigen Alter“ sind. Wann sind Kinder das nicht?

Vielleicht bemerke ich von ferne, daß Helga unheimlich lieb mit den Kindern ist, höre ich, wenn ich „dran“ bin, wohl mal: „Hast Du aber Geduld!“ Das heißt: Von ferne oder im Vorübergehen gibt es eine flüchtige Wahrnehmung des anderen, blitzt ein liebevolles Gefühl auf. Danach – später oft (da war kein Raum für: „Abends legt jedes Kind sein Kleidchen ... bereit“) – nach dem Engelspruch und Gute-Nacht-Kuß: „Geschafft!“ – Ein Aufatmen, Kaffee, Ruhe breitet sich aus – und Müdigkeit. Sehnsucht, zu sich selbst zu kommen, wenigstens jetzt einen frei gefaßten Gedanken allein oder gemeinsam zu Ende zu denken.

Aber erst kommen die Unterrichtsvorbereitungen, für die am Tag keine Muße war und die wir beide nur in einer gewissen Ungestörtheit erledigen können. Da hockt nun jeder an seinem Arbeitsplatz und versucht, seine Aufgaben möglichst gut und konzentriert hinter sich zu bringen.

Am späten Abend suchen wir Nähe, sitzen – oft jeder mit sich beschäftigt – in einem Raum zusammen, versuchen, die notwendigen Regelungen für den nächsten Tag zurückzudrängen, uns nicht gegenseitig zu stören. Ein Nebeneinander, oft unausgefüllt; es entspricht nicht unserem Ideal von Ehe und Partnerschaft. Und doch: Wie lange geht das nun schon?

Oft sprechen wir darüber, was uns zusammenhält, was uns trennt. Ist das hier bei uns noch Familie oder der Kampf jedes einzelnen ums Überleben? „Ich halte das nicht aus!“, und doch: wir hocken zusammen.

Es ist unsere Chance, daß wir miteinander sprechen können, uns so viel Zeit dafür nehmen. (Stop! Wir „nehmen" sie uns nicht! Sie entsteht meist unverhofft da, wo Zeit nicht 'verplant' ist. Sicher spielt dabei auch eine Rolle, daß wir in unserem Familienzirkus keine Fernsehgewohnheiten entwickeln konnten.) Dabei hilft uns sehr, daß wir beide beruflich mit Menschen zu tun haben, und daß von daher zum Beispiel aus Arbeitsvorbereitungen oder dem Erzählen von Begebenheiten, die man nicht mit sich allein abtun kann, oft unvorhergesehen ein Gespräch über uns selbst entsteht.

Allerdings kommt es mir dabei nicht selten ganz gut zupaß, wenn ich müde werde oder jemand zur Tür hereinkommt: „Mami (oder Papi), ich kann nicht schlafen." Aus – das Gespräch bricht ab. Es wird vielleicht – Helga ist da hartnäckiger als ich – später einmal wieder aufgenommen werden ...

Was ist das für ein Symptom? Erich Fromm (Die Kunst des Liebens. Frankfurt/Berlin/Wien 1984), auf den im Interview mit Wolfgang Gädeke in diesem FLENSBURGER HEFT hingewiesen wird: „Jede konzentriert ausgeführte Tätigkeit macht einen wach ..., während jede unkonzentrierte Tätigkeit schläfrig macht ... Konzentriert sein heißt, ganz in der Gegenwart, im Hier und Jetzt leben und nicht, während man das eine tut, bereits an das nächste zu denken, das anschließend zu tun ist. Es versteht sich von selbst, daß Konzentration vor allem von Menschen geübt werden muß, die sich lieben. Sie müssen lernen, einander nahe zu sein, ohne gleich irgendwie wieder voneinander wegzulaufen, wie das gewöhnlich geschieht." (S.126)

Neben der Konzentration als bedeutende Voraussetzung für *jede* Kunst nennt Fromm *Disziplin, Geduld* und die Überzeugung, daß die zu erlernende Kunst *wichtig* ist. Bisher schon habe ich oft geäußert: „Ehe (und Familie) ist ein einziges Kunstwerk, an dem man Tag für Tag hart arbeiten muß" und dies mit vielerlei Erfahrungen zu belegen versucht. Jetzt – beim Lesen des Buches von Erich Fromm – erfahre ich, daß ich die dazu vorausgesetzte *Kunstfertigkeit* überhaupt erst lernen muß!

Denn es ist Disziplin, morgens eine Viertelstunde früher aufzustehen, um den anderen mit Kaffee zu wecken! Erfordert Disziplin, den Partner genauer anzuschauen, Interesse an ihm zu zeigen, nett zu sein? Oder ist das dann schon eher die – nach Fromm in unserer Gesellschaft honorierte – „gut geölte Beziehung zwischen zwei Menschen ..., die sich ihr ganzes Leben lang fremdbleiben, die nie zu einer Beziehung von Personmitte zu Personmitte gelangen, sondern sich lediglich höflich behandeln und versuchen, es dem anderen etwas leichter zu machen"? (S.99 f.)

Ist es Geduld, den Kindern hinterher zu sein mit dem, was sie angerichtet haben, und dem, wie sie sich anders verhalten sollen? Aber irgendwie müssen sie doch manches begreifen! „Wiederum weiß jeder, der jemals eine Kunst zu meistern versuchte, daß man Geduld haben muß, wenn man etwas erreichen will. Wenn man auf rasche Erfolge aus ist, lernt man eine Kunst nie. Aber für den modernen Menschen ist es ebenso schwer, Geduld zu haben, wie Disziplin und Konzentration aufzubringen. Unser gesamtes Industriesystem ist genau dem Gegenteil förderlich: der Geschwindigkeit." (S.121)

Vielleicht sollte ich auch in bezug auf die Verhaltensauffälligkeiten der Kinder lernen, es besser „auszuhalten". Aber wo liegt da die Grenze? „Nicht nur andere, auch wir selbst sind 'Objekte' unserer Gefühle und Einstellungen; dabei stehen unsere Einstellungen zu anderen und die zu uns selbst keineswegs miteinander im Widerspruch, sondern hängen eng miteinander zusammen. In bezug auf das hier erörterte Problem bedeutet dies: Die Liebe zu anderen und die Liebe zu uns selbst stellen keine Alternative dar; ganz im Gegenteil wird man bei allen, die fähig sind, andere zu lieben, beobachten können, daß sie auch sich selbst lieben. Liebe ist grundsätzlich

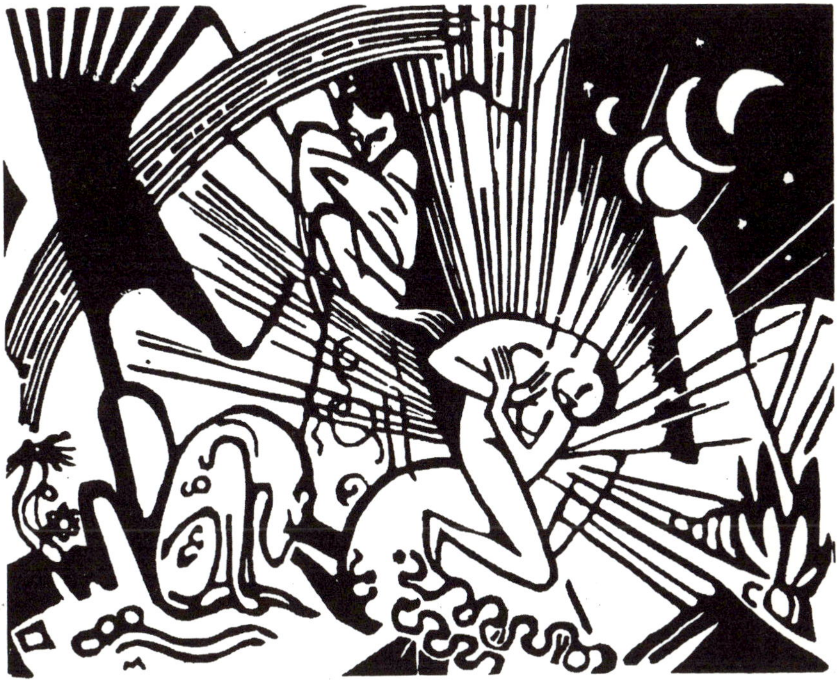

Versöhnung
Franz Marc (um 1912)

unteilbar; man kann die Liebe zu anderen Liebes-'Objekten' nicht von der Liebe zum eigenen Selbst trennen." (S.71)

Was mir bei Fromm nicht deutlich genug ausgesprochen ist, ist die *Aufmerksamkeit.* Nicht die „kleine Aufmerksamkeit", die man (wenn die Ehetraktätchen rechthaben) mitzubringen hat, sondern Aufmerksamkeit auf die Menschen, mit denen ich es zu tun habe: das Hinschauen, Aufmerken, wenn ein solcher (oder jeder?) Mensch in meinen Gesichtskreis tritt. In der oben beschriebenen Morgenstunde entdecke ich, daß mir genau das fehlt. Flüchtig nehme ich wahr, was Helga anzieht, stelle sogar eine Frage, lasse mich aber von der nächsten Wahrnehmung ablenken, weil sie in meine Vorurteile (und bitteren Erfahrungen) buchstäblich einrastet. Konzentration wird so verunmöglicht; der Ansatzpunkt für eine tiefere Wahrnehmung ist vertan.

Helga wirft mir das in bezug auf mein Verhalten gegenüber den Kindern vor, erklärt sich manche unglückliche Reaktion von mir auf diese Weise. Dabei bemerke ich, daß ich durchaus aufmerksam bin – aber wohl mehr im Sinne des Erkennens von Fehlern, Unregelmäßigkeiten und Verhaltensweisen, die „draußen schlechter ankommen"; daß ich aber weniger aufmerksam bin auf das jeweilige Fühlen des anderen Menschen.

Aufmerksamkeit als liebevolles Sich-Zuwenden: Das hat sicher sehr viel mit der Konzentration im Hier und Jetzt zu tun, der Abschottung des „draußen", aber auch der positiven Bewertung dessen, was „drinnen" angemessen ist. Ich merke, wie mir dies gerade in Belastungssituationen schwerfällt.

In diesem Hereinbrechen der Anforderungen von „draußen" zeigt sich, daß ich das erklärte Ziel meiner Jugendzeit, „mich selbst zu finden", um den Gesichtspunkt „Kunst des Liebens" erweitern muß: Wer sich selbst finden will, muß auch andere suchen. Wer sich selbst gefunden hat, wird auch andere finden können. „Wenn es eine Tugend ist, meinen Nächsten als ein menschliches Wesen zu lieben, dann muß es auch eine Tugend ... sein, wenn ich mich selbst liebe, da ja auch ich ein menschliches Wesen bin. Es gibt keinen Begriff vom Menschen, in den ich nicht eingeschlossen wäre ... Die im biblischen Gebot: 'Liebe deinen Nächsten wie dich selbst' ausgedrückte Idee impliziert, daß die Achtung vor der eigenen Integrität und Einzigartigkeit, die Liebe zum eigenen Selbst und das Verständnis dafür nicht von unserer Achtung vor einem anderen Menschen, von unserer Liebe zu ihm und unserem Verständnis für ihn zu trennen sind. Liebe zu meinem Selbst ist untrennbar mit der Liebe zu allen anderen Wesen verbunden." (S.70 f.)

Wie weit man auch in der erotischen Liebe davon entfernt sein kann, drückt Fromm in dem etwas resignativen Satz aus: „Man lernt den 'Geliebten' ebenso genau kennen wie sich selbst; oder vielleicht sollte man besser sagen, ebensowenig wie sich selbst." (S.65)

Da kommt die vierte Voraussetzung ins Spiel: Die Kunst des Liebens muß mir wichtig sein, ich muß *wollen,* sie zu erlernen und zu meistern.

Manchmal überkommt es mich und ich sag zu Helga: „Ich weiß auch nicht, warum ich Dich immer noch liebe." Bei ihr kommt davon an: „Ich sehe eigentlich kaum noch etwas Liebenswertes an Dir." Das ist es aber nicht, sondern eher: „Ich weiß nicht, *woher* mein Lieben aufsteigt, kenne nicht die Tiefe in mir, aus der sich 'Liebe' formuliert."

Fromm schreibt hierzu (wobei vielleicht doch betont werden muß, daß er nur *einen* Begriff von Liebe hat, der Nächstenliebe, Mutter/Vaterliebe, erotische Liebe und Gottesliebe umfaßt): „Die Nächstenliebe gründet sich auf die Erfahrung, daß wir alle eins sind. Die Unterschiede von Begabung, Intelligenz und Wissen sind nebensächlich im Vergleich zur Identität des menschlichen Kerns, der uns allen gemeinsam ist. Um diese Identität zu erleben, muß man von der Oberfläche zum Kern vordringen. Wenn ich bei einem anderen Menschen hauptsächlich das Äußere sehe, dann nehme ich nur die Unterschiede wahr, das, was uns trennt; dringe ich aber bis zum Kern vor, so nehme ich unsere Identität wahr, ich merke dann, daß wir Brüder sind. Die Bezogenheit von einem Kern zum anderen, anstatt von Oberfläche zu Oberfläche, ist eine Bezogenheit aus der Mitte (central relatedness)." (S.59 f.)

Nun mag manche/r Leser/in fragen, warum ich als jemand, der sich um die Anthroposophie bemüht, hier mit dem Buch von Fromm ähnlich umgehe wie mancher Anthroposoph mit Werken von Rudolf Steiner.

Für mein Empfinden erfaßt Erich Fromm die gleiche Wahrheit, auch wenn er zu anderen Begriffen kommt. Das hängt sicher damit zusammen, daß mancher anthroposophische Begriff für den Tiefenpsychologen anders „besetzt" ist, eine andere Bedeutung hat. Mögen wir den „Kern" des allgemein Menschlichen als „Christus in uns" und das „Selbst", den Kern des einzelnen Menschen, als Ich verstehen, so ist in den Frommschen Begriffen doch die wahre Idee gefaßt, daß Liebe zwischen Menschen von Ich zu Ich erfolgt und daß das sichere Empfinden mit eingeschlossen wird, daß alle Menschen zusammengehören.

Wenn es darum geht, Liebe als Kunst zu erüben, dann ist es offenbar gleichgültig, d.h. in gleicher Weise gültig, in bezug auf welche Menschen ich diese Fähigkeit ausbilde. Ehe und Familie bekräftigen dies durch ihre gesellschaftliche Institutionalisierung. Ist es die Ahnung davon, die mir hilft, Alltagssituationen – wie die zu Beginn geschilderten – mit ihrer Beziehungsöde zu ertragen?

Erich Fromm nennt als zentrale Voraussetzung speziell für die Kunst des Liebens, aber nicht als einzige, den *Glauben* an die Unveränderlichkeit des Kerns des Menschlichen im allgemeinen und den Kern des Menschen, den man liebt, im besonderen. Er nennt den hier geforderten Glauben „rational", weil er sich im Gegensatz zum „irrationalen Glauben" keiner irrationalen Autorität unterwirft (S.133). Er „wurzelt in der eigenen Erfahrung, im Vertrauen auf das eigene Denk-, Beobachtungs- und Urteilsvermögen. Während der irrationale Glaube etwas nur deshalb für wahr hinnimmt, weil eine Autorität oder die Mehrheit es sagt, ist der rationale Glaube in einer unabhängigen Überzeugung verwurzelt, die sich auf das eigene produktive Beobachten und Denken – und der Meinung der Mehrheit zum Trotz – gründet." (S.135)

„'An einen anderen glauben' heißt so viel wie sich sicher sein, daß der andere in seiner Grundhaltung, im Kern seiner Persönlichkeit, in seiner Liebe zuverlässig und unwandelbar ist. Damit soll nicht gesagt sein, daß jemand nicht auch einmal seine Meinung ändern dürfte, doch sollte seine Grundhaltung sich gleichbleiben ... Im gleichen Sinn glauben wir an uns selbst. Wir sind uns der Existenz eines Selbst, eines Kerns unserer Persönlichkeit bewußt, der unveränderlich ist und unser ganzes Leben lang fortbesteht, wenn sich auch die äußeren Umstände ändern mögen und wenn auch in unseren Meinungen und Gefühlen gewisse Änderungen eintreten. Dieser Kern ist die Realität hinter dem Wort 'Ich', auf der unsere Überzeugung von unserer Identität beruht. Wenn wir nicht an die Beständigkeit unseres Selbst glauben, gerät unser Identitätsgefühl in Gefahr, und wir werden von anderen Menschen abhängig, deren Zustimmung dann zur Grundlage unseres Identitätsgefühls wird. Nur wer an sich selbst glaubt, kann anderen treu sein, weil nur ein solcher Mensch sicher sein kann, daß er auch in Zukunft noch derselbe sein wird wie heute und daß er deshalb genauso fühlen und handeln wird, wie er das jetzt von sich erwartet. Der Glaube an uns selbst ist eine Voraussetzung dafür, daß wir etwas versprechen können, und da der Mensch – wie F. Nietzsche ... sagt – durch seine Fähigkeit, etwas versprechen zu können, definiert werden kann, ist der Glaube eine der Voraussetzungen der menschlichen Existenz. Worauf es in Liebesbeziehungen ankommt, ist der Glaube an die eigene Liebe, der Glaube an die Fähigkeit der eigenen Liebe, bei anderen Liebe hervorzurufen, und der Glaube an ihre Verläßlichkeit." (S.135 f.)

Da finde ich sie wieder, die Sicherheit, die in den Gesprächen zwischen Helga und mir auftaucht: in Gesprächen über die Frage, ob wir uns gegenseitig von wichtigen Lebenszielen abgehalten haben, vielleicht sogar zerstören; ob eine so problematische Beziehung ein geeigneter Lebensraum für unsere Kinder sein kann ... usw.

Oft fanden wir keine Lösung für das konkret anstehende Problem, aber gemeinsam gewannen wir doch die Sicherheit des Bewußtseins, daß vor dem Partner weglaufen auch bedeuten würde: vor sich selbst weglaufen; daß Schwierigkeiten immer auch mit mir selbst zu tun haben – vielleicht sogar, daß ich sie unbewußt aufgesucht habe, um darin bestimmte Erfahrungen zu sammeln – und daß mit jedem anderen Partner deshalb ähnliche Schwierigkeiten auftreten müßten, weil ich das Problem mit meinem Selbst nicht gelöst, die Kunst des Liebens nicht erübt habe. Noch deutlicher wird die Dimension des rationalen Glaubens für mich in dem Vertrauen, das in die eigenen Kinder zu setzen ich lernen muß: „Eine der wichtigsten Voraussetzungen ist, daß die Bezugsperson im Leben des Kindes an (dessen) Entwicklungsmöglichkeiten glaubt. Ob dieser Glaube vorhanden ist oder nicht, macht den Unterschied aus zwischen Erziehung und Manipulation. Erziehen bedeutet, dem Kinde helfen, seine Möglichkeiten zu realisieren (... etwas herausbringen, was potentiell bereits vorhanden ist). Das Gegenteil von Erziehung ist Manipulation, bei welcher der Erwachsene nicht an die Entwicklungsmöglichkeiten des Kindes glaubt und überzeugt ist, daß das Kind nur dann zu einem ordentlichen Menschen wird, wenn er ihm das, was er für wünschenswert hält, einprägt und alles unterdrückt, was nicht wünschenswert scheint. An einen Roboter braucht man nicht zu glauben, weil in ihm kein Leben ist, das sich entfalten könnte." (S.136 f.)

Da ist es wirklich wichtiger, die beschädigte Tür zu übersehen (oder zu einem geeigneteren Zeitpunkt darauf zurückzukommen), d.h. den Tadel zurückzuhalten, und in dem Streit um den fehlenden Pullover eine Ahnung von der Kraft und Eigenständigkeit des Kindes zu bekommen, die sich darin ausdrückt. Voraussetzung dazu ist, daß eine gewisse Distanz besteht, aus der ich Entwicklungsmöglichkeiten erkennen kann. Da scheint denn doch ein Abbau der morgendlichen Hektik wünschenswert – aber wie?

Wieviel Macht über mich wil ich dem scheinbar Unveränderlichen in unserem Familienleben, in unserer Ehe einräumen? Wo liegt der Schlüssel zur Veränderung?

„Während der irrationale Glaube in der Unterwerfung unter eine Macht, die als überwältigend stark, als allwissend und allmächtig empfunden wird, und im Verzicht auf die eigene Kraft und Stärke wurzelt, gründet sich der rationale Glaube auf die entgegengesetzte Erfahrung. Wir besitzen diese Art von Glauben an eine Idee, weil sie das Ergebnis unserer eigenen Beobachtungen und unseres eigenen Denkens ist. Wir glauben an die Möglichkeiten anderer, unserer selbst und der Menschheit nur deshalb, weil wir das Wachstum unserer eigenen Möglichkeiten, die Realität des Wachsens und die Stärke unserer eigenen Vernunft und Liebesfähigkeit in uns erfahren haben; und wir glauben nur insoweit daran, wie wir diese Erfahrung in uns selbst gemacht haben." (S.137 f.)

Das ist es also! „Die ersten Schritte hierzu sind: darauf zu achten, wo und wann man den Glauben verliert, die Rationalisierungen zu durchschauen, deren man sich bedient, um diesen Glaubensverlust zu verdecken, zu erkennen, wo man sich feige verhält und welche Rationalisierung man hierbei anwendet, zu merken, wie jeder Verrat am Glauben uns schwächt und wie jede neue Schwächung zu einem neuen Verrat führt und daß dies ein Teufelskreis ist. Dann werden wir auch erkennen, daß wir bewußt zwar Angst haben, nicht geliebt zu werden, daß wir uns aber in Wirklichkeit – wenngleich meist unbewußt – davor fürchten zu lieben. Lieben heißt, daß wir uns dem anderen ohne Garantie ausliefern, daß wir uns der geliebten Person ganz hingeben in der Hoffnung, daß unsere Liebe auch in ihr Liebe erwecken wird. Liebe ist ein Akt des Glaubens, und wer nur wenig Glauben hat, der hat auch nur wenig Liebe.“ (S.140 f.)

Liebespaar am Fenster
Kurt Tucholsky (1928)

Dies ist ein Sonntag vormittag:
wir lehnen so zum Spaße
leicht ermüdet zum Fenster hinaus
und sehen auf die Straße.
Die Sonne scheint. Das Leben rinnt,
Ein kleiner Hund, ein dickes Kind ...
Wir haben uns gefunden
für Tage, Wochen, Monate
und für Stunden – für Stunden.

Ich, der Mann, denke mir nichts.
Heut kann ich zu Hause bleiben,
heute geh ich nicht ins Büro –
... an die Steuer muß ich noch schreiben ...
Wieviel Uhr? Ich weiß nicht genau.
Sie ist zu mir wie eine Frau,
ich fühl mich ihr verbunden
für Tage, Wochen, Monate
und für Stunden – für Stunden.

Ich, die Frau, bin gern bei ihm.
Von Heiraten wird nicht gesprochen.
Aber eines Tages will ich ihn mir
ganz und gar unterjochen.
Die Dicke, daneben auf ihrem Balkon,
gibt ihrem Kinde einen Bonbon
und spielt mit ihren Hunden ...
So soll mein Leben auch einmal sein –
und nicht nur für Stunden – für Stunden.

Von Kopf zu Kopf umfließt uns ein Strom;
noch sind wir ein Abenteuer.
Eines Tages trennen wir uns,
eine andere kommt ... ein neuer ...
Oder wir bleiben für immer zusammen:
dann erlöschen die großen Flammen,
Gewohnheit wird, was Liebe war.
Und nur in seltenen Sekunden
blitzt Erinnerung auf an ein schönes Jahr,
und an Stunden – an glückliche Stunden.

Der Falke

Der von Kürenberg (um 1150)

Ich zôch mir einen valken mêre danne ein jâr.
dô ich in gezamete, als ich in wolte hân,
und ich im sîn gevidere mit golde wol bewant,
er huop sich ûf vil hôhe und floug in anderiu lant.

Sît sach ich den valken schône fliegen.
Er fuorte an sînem fuoze sîdîne riemen,
und was im sîn gevidere alrôt guldîn.
got sende si zesamene, die geliebe wellen gerne sîn!

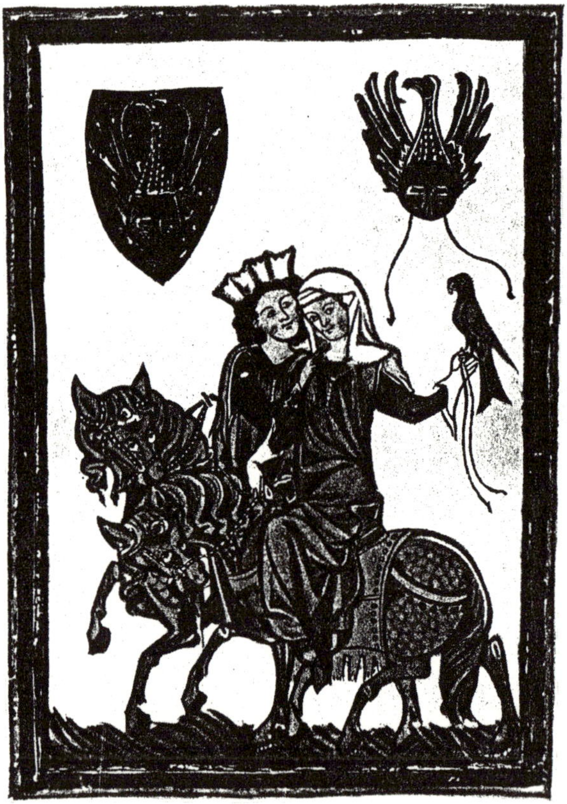

Aus der Mannessischen Handschrift
(um 1350)

Sag niemals nie!

INTERVIEW MIT KLAUS THOMA,
einem verheirateten ehemaligen katholischen Priester
von Rüdiger Lunkeit

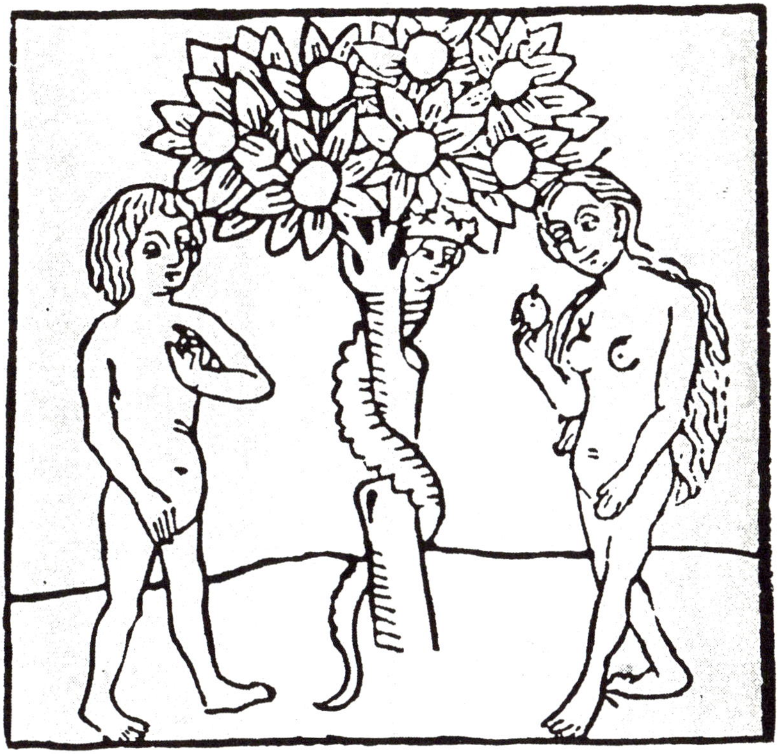

Adam und Eva
Bamberger Biblia pauperum – Armenbibel (1462)

„Manche sind von Geburt an zur Ehe unfähig, manche sind von den Menschen dazu gemacht, und manche haben sich selbst dazu gemacht – um des Himmelreiches willen. Wer das erfassen kann, der erfasse es.“ (Mt. 19, 12, Einheitsübersetzung)

Weithin unbeachtet von der Öffentlichkeit gibt es eine Gruppe von Menschen, die wegen ihres Berufes keine Ehegemeinschaft von Mann und Frau begründen dürfen. Es handelt sich dabei um die Priester der römisch-katholischen Kirche, für die seit 800 Jahren der kirchlich verordnete Zölibat (theologisch: der Zölibat; sonst auch: das Zölibat) absolute Gültigkeit hat. Das Sakrament der Priesterweihe ist nach dem Verständnis der römisch-katholischen Kirche nicht mit dem Sakrament der Trauung vereinbar. Diese aus den biblischen Urkunden heraus nicht begründbare klerikale Verordnung ist Ausgangspunkt vieler menschlicher Tragödien, die die Betroffenen häufig in schwere seelische Konflikte stürzen: Selbstzweifel, Schuldgefühle und der Druck eines unwürdigen Doppelspiels. Tritt ein Priester in den Stand der Ehe, wird er von seinem Amt suspendiert. War es früher so, daß der suspendierte Priester in aller Stille sein Einzelschicksal auf sich nehmend, aus dem Amt schied, konstituierte sich am 25.03.1984 mit der „Vereinigung katholischer Priester und ihrer Frauen" eine kirchenpolitische Gruppe von Menschen, die in der römisch-katholischen Kirche um die Aufhebung des Zölibats ringt. Sie formulierten in der Satzung als wichtigste Ziele u.a.:

- daß die Diskriminierung der verheirateten Priester und ihrer Frauen beseitigt wird;
- daß die Verknüpfung von priesterlichem Amt und Zölibatsverpflichtung, die im Neuen Testament nicht begründet ist, aufgehoben wird und eine Gleichstellung von ehelosen und verheirateten Priestern erfolgt;
- daß verheiratete Priester und ihre Frauen die Möglichkeit haben, ihren Fähigkeiten entsprechend in kirchlichen Aufgabenfeldern uneingeschränkt tätig zu werden; das gilt auch für die Übernahme kirchlicher Ämter.

Unser Interviewpartner, Klaus Thoma, ist seit 1973 mit seiner Frau Christel verheiratet. Bis zu seiner Suspendierung war Herr Thoma 13 Jahre als Kaplan und Religionslehrer in Andernach am Rhein tätig, wo er während der Jugendarbeit seine spätere Frau kennenlernte. Nach seinem Ausscheiden aus dem kirchlichen Dienst studierte er Geschichte, um dann eine Lehramtstätigkeit an einem Gymnasium in Kiel aufzunehmen. Das Ehepaar Thoma lebt mit seinen fünf Kindern in Flintbek bei Kiel und arbeitet unter hohem persönlichen Einsatz für die Ziele der „Vereinigung katholischer Priester und ihrer Frauen". In diesem Interview über die Problematik des Zölibats stehen vier Gesichtspunkte im Vordergrund:

a) Kirche und Zölibat;
b) Priester und Zölibat;
c) das Frauenbild in der römisch-katholischen Kirche; d) Charakteristika von Priesterehen.

Dabei ist zu berücksichtigen, daß die hier geäußerten Aussagen zum Zölibat das Thema nicht erschöpfend abhandeln.

Wer sich um des Himmelreiches willen kastriert

Rüdiger Lunkeit: Das Zölibatsversprechen ist Bedingung zur Erlangung der Priesterweihe in der römisch-katholischen Kirche. Was beinhaltet dieses Versprechen?

Klaus Thoma: Das Zölibatsversprechen beinhaltet den freiwilligen Verzicht auf Ehe und eheähnlichen Verkehr, d.h. den Verzicht auf sexuelle Betätigung.

R.L.: Wie wird der Zölibat aus den biblischen Urkunden begründet?

K. Thoma: Entstanden ist der Zölibat aus der Entwicklung der römisch-katholischen Kirche. Eine dogmatische biblische Notwendigkeit für den Zölibat gibt es nicht.

Darüber hinaus muß gesagt werden, daß es auch in der römisch-katholischen Kirche bis ins 4. Jahrhundert hinein verheiratete Priester, sogar verheiratete Bischöfe gegeben hat. In der orthodoxen Kirche des Ostens gibt es verheiratete Priester, die auch kein Zölibatsversprechen abzugeben brauchen. Auch heute sind in der katholischen Kirche ehemals evangelische Pfarrer, die schon verheiratet waren, als sie zum katholischen Glauben konvertierten, als Priester tätig.

Es werden entfernte Begründungen gebracht, wie das Wort Jesu, es gäbe solche, die sich um des Himmelreiches willen kastrierten. Das müßte dann für jeden Christen gelten, kann also keine Begründung für den Zölibat sein. Ein weiteres Argument, das häufig gebracht wird, lautet, daß die Ehe eine Form menschlichen Reichtums sei, auf den die Zölibatäre aus religiösen Gründen verzichteten. Dieser Verzicht soll die ungeteilte Hingabe an den Christus ermöglichen. Aber ich kann nicht einsehen, daß einem Menschen Liebe zu schenken bedeuten soll, Christus damit diese Liebe zu nehmen. Vielmehr muß man sagen, daß die Liebe zu einem Menschen, zu einer Ehefrau, die Liebe zu Gott spezifiziert.

Priesterehen wurden gewaltsam auseinandergerissen

R.L.: Wenn es keine zwingenden biblischen Gründe für den Zölibat gibt, wo sind seine Ursachen in der Geschichte der römisch-katholischen Kirche zu finden?

K. Thoma: Da sind eine ganze Reihe von Gründen zu nennen. Das Alte Testament nennt für die Priester bestimmte Reinheitsvorschriften, so zum Beispiel den Verzicht auf ehelichen Verkehr vor dem Opferdienst im Tempel. Meiner Auffassung nach handelt es sich dabei um eine Vermischung von hygienischen Vorschriften mit spirituellen Notwendigkeiten. Tatsache ist, daß diese Forderungen des Alten Testamentes, mit denen die Kirche zunächst überhaupt nichts zu tun hatte, weil seit Paulus diese Gesetze durch die Erscheinung des Jesus Christus als überholt gelten, sich immer wieder neu durchsetzen. Da das Abendmahl zunächst nur am Sonntag, später aber fast täglich gefeiert wurde, erhob sich zunehmend die Forderung nach dem Zölibat für die Priester, von denen zu damaliger Zeit sehr viele verheiratet waren. Der nun folgende Streit um den Zölibat zog sich bis ins 12. Jahrhundert hinein.

Ab dem 2. Laterankonzil (1139) wurde der Zölibat für den Klerus bindend. Daraufhin sind furchtbare Dinge geschehen, zum Beispiel daß Priesterehen gewaltsam auseinandergerissen wurden. Ein unglaublicher Vorgang, wenn man bedenkt, daß die Ehe der katholischen Kirche immer heilig, immer ein Sakrament war und ist. Ein wesentlicher Grund für diese Entwicklung ist in der stetig wachsenden Bedeutung des Mönchtums in der römisch-katholischen Kirche seit dem 11. Jahrhundert zu sehen. Die deutschen Kaiser holten die Mönche der Reformorden, um die damaligen dekadenten Verhältnisse im päpstlichen Rom zu ordnen. Daher erhielten die mönchischen Ideale, wie Ehelosigkeit im Klerus, ein ganz anderes Gewicht und wurden dann ja auch durchgesetzt. Eine wichtige Rolle bei der Entwicklung des Mönchtums, wie der gesamten Kirche nach Christus, spielt dabei die eschatologische Naherwartung, daß das Ende der Welt nahe sei und der Herr bald wiederkomme. Diese Auffassung fand dann besonders im asketischen Mönchsideal seinen Ausdruck, und auch für Menschen, die den Zölibat heute leben, steht diese eschatologische Naherwartung immer gegenwärtig im Hintergrund. Die päpstlichen Bischöfe argumentieren auch heute damit, daß der Zölibat Zeichen für eine Welt sein solle, die die jetzige Welt übersteige.

Aber trotz dieser Ideale ist der Zölibat in der römisch-katholischen Kirche nunmehr umstritten gewesen und ist immer wieder diskutiert worden. Das ging sogar so weit, daß anläßlich des 2. Vatikanischen Konzils (1965) weite Kreise der Kirche eine Aufhebung der Bindung von Zölibatsversprechen und Priesterweihe erwarteten, die dann unglücklicherweise nicht zustande kam, weil sich die päpstliche Administration dagegen stemmte.

R.L.: Frau Goldmann-Posch zufolge haben sich mittlerweile 20 % des Weltklerus aus dem Priesteramt in die Ehe verabschiedet. Seit 1983 liegen im Vatikan 10.000 Laisierungsanträge (Versetzung in den Laienstand) auf Eis, die – vermutlich aus Priestermangel und wegen fehlenden Nachwuchses – nicht bearbeitet werden. Wenn unter solchen Umständen die katholische Kirche ihre rigide Haltung beibehält, geschieht das dann nicht unter anderem aus der Befürchtung, daß mit der Aufhebung des Zölibats auch das Sakrament der Ehe in Mitleidenschaft gezogen würde?

K. Thoma: Das ist durchaus richtig gesehen. Diese Befürchtung wird in den offiziellen Stellungnahmen zum Zölibat von den Bischöfen auch genannt. Dabei wird fälschlicherweise die Ehe nicht mit dem Priestertum, sondern mit dem Zölibat gleichgesetzt. In der theologischen Auffassung steht das Bild der Ehe auch für die Beziehung der Kirche zum Christus: Christus als Bräutigam und die Kirche als seine Braut. Die Ehe ist genauso wie die Priesterweihe ein von Gott kommendes unauflösliches Sakrament. Wenn es nun dem Priester ermöglicht wird, sich verhältnismäßig leicht aus dieser von ihm selbst freiwillig übernommenen Ehelosigkeit herauszulösen, könnte die Folge sein, daß Eheleute eine vergleichbar einfache Scheidung ihrer Ehen verlangen könnten. Die Kirche muß auch durchaus mit solchen Reaktionen rechnen, obwohl sie nicht gerechtfertigt wären. Denn hier wird die natürliche und von Gott gewollte Bindung in der Ehe mit einem von Menschen geschaffenen und folglich wieder aufhebbaren Gesetz gleichgesetzt. Die Kirche ist sich durchaus darüber im klaren, daß hier ein von Menschen geschaffenes Gesetz durchgehalten werden soll.

R.L.: Die strikte Hierarchie in der katholischen Kirche läßt sich aus den biblischen Urkunden nicht begründen. Kann man sagen, daß mit der Aufhebung des Zölibats ein weiteres von der Kirche geschaffenes, von der Kirche durchzuhaltendes Gesetz in Frage gestellt würde?

K. Thoma: Wenn Sie damit meinen, daß der apostolische Dienst nicht begründbar ist, würde ich Ihnen widersprechen. Meinen Sie aber die ausgebaute Machtstruktur in der römisch-katholischen Kirche, die sich auch darin ausdrückt, daß man für Priester die Ehe verleidet, dann würde die Aufhebung des Zölibats auch diese Machtstruktur in Frage stellen.

Der Zölibat unterstreicht die abgehobene Stellung des Priesters

R.L.: Welche Auswirkungen hätte die Aufhebung des Zölibats auf die Stellung des Priesters in der Gesellschaft?

K. Thoma: Nach dem heutigen Verständnis ist der Priester für den sakramentalen Bereich zuständig. Würde der Priester das Sakrament der Ehe erhalten und eine Familie begründen können, stände er damit, gefordert wie jeder andere Mensch auch, mitten im weltlichen Leben. Das käme aber keinesfalls einer Minderung seiner priesterlichen und seelsorgerischen Amtsausübung gleich. Im Gegenteil, in den Fragen des täglichen Lebens hätten die Aussagen des Priesters eine ganz andere Relevanz, etwa in den Bereichen Familie, Eheprobleme u.a., in denen die Aussagen der Kirche ständig an Gewicht verlieren. Durch die Aufrechterhaltung des Zölibats wird die vom weltlichen Leben abgehobene Stellung des Priesters unterstrichen.

R.L.: Mit dem Aufrechterhalten des Zölibats sind also durchaus existentielle Grundlagen der Kirche verbunden?

K. Thoma: Das würde ich so sehen. Die Bischöfe sehen in der Zölibatsdiskussion eine immer wiederkehrende Modeerscheinung, die kommt und auch wieder geht. Man sagt sich, die Kirche ist alt und hat schon ganz anderes erlebt, da kommt sie auch durch diese Zölibatsdiskussion durch. Neu sind indes zwei Faktoren: 1. das wachsende Selbstbewußtsein der Frau; 2. Priester, die aus dem Dienst gehen, solidarisieren sich in der Kirche und proklamieren, daß die Kirche eine Entwicklung durchmachen muß, um alte schlimme Fehler zu überwinden.

Es ist im Interesse der Kirche – und in diesem Sinne wirkt auch eine gewisse Konditionierung in der Seminarausbildung, ohne daß ich dazu hier einen bösen Willen unterstelle –, daß der Priester ohne Aufsehen sein Amt verläßt und sich nicht weiter bemerkbar macht. Durch unsere Vereinigung der verheirateten katholischen Priester und Frauen sind wir eine kirchenpolitische Gruppe geworden, die mit allen Mitteln alter Kirchendiplomatie bekämpft werden muß.

R.L.: Solange einzelne Priester suspendiert werden, steht die Kirchenordnung nicht zur Disposition. Ihre Vereinigung aber stellt in der Frage des Zölibats den Weg der Kirche in Frage?

K. Thoma: Das ist innere Kirchenpolitik, und da haben die Bischöfe eine klare Linie und vermeiden nach Möglichkeit jeden Kontakt mit uns. Aber die Kirche kann an uns auch nicht vorbeigehen. So war bei unserem letzten Treffen auch ein Weihbischof anwesend, der mit uns zwei Stunden diskutierte.

R.L.: Ihre Vereingiung ist international. Wieviele Mitglieder zählt sie?

K. Thoma: Der deutschen Vereinigung gehören etwa 1.200 Männer und Frauen an. Die Zahl der Mitglieder erhöht sich jede Woche.

R.L.: An wen wenden Sie sich?

K. Thoma: Wir hatten mehrfach den Versuch unternommen, in München und Aachen auf dem offiziellen Katholikentag mit einem Stand vertreten zu sein. Das ist uns verwehrt worden mit der Begründung, das sei nicht opportun und nicht der richtige Weg. Demgegenüber sind wir auf dem Katholikentag „von unten“ vertreten. Wir haben tausende von Flugblättern verteilt und sind mit vielen Menschen ins Gespräch gekommen. Darüber hinaus versuchen wir, mit der Verbreitung unseres Anliegens über Publikationsorgane Menschen zu bewegen, dieses Thema zu durchleuchten.

R.L.: Wie ist die Resonanz auf Ihr Anliegen?

K. Thoma: Man kann sagen, daß wir offene Türen einrennen. Wir haben auf dem Katholikentag „von unten“ und in weiten Priesterkreisen Zustimmung gefunden. Die Gegenstimmen lassen sich an den Fingern einer Hand abzählen.

R.L.: Aus einer unlängst erhobenen Umfrage unter 1.500 Priestern im Erzbistum Köln geht hervor, daß 76 % der Befragten davon ausgehen, daß viele Geistliche ohnehin mit einer Frau zusammenleben. Das erweckt den Eindruck, daß in der Haltung weiter Priesterkreise zum Zölibat ein Dissens zur Kirchenführung besteht.

K. Thoma: Es sollte mich wundern, wenn das auf Dauer haltbar wäre. Früher hatte der Katholik, der sich seiner Kirche verbunden fühlte, keinen Zweifel an der päpstlichen Autorität. Große Zweifel sind vor allem an der Frage der Empfängnisverhütung entstanden. Nach meiner Meinung ist das eine der größten Fehlentscheidungen, die zudem dem damaligen Mehrheitsvotum widersprochen hat. Die Art und Weise der päpstlichen Argumentation konnte von der Mehrheit der bewußten Katholiken nicht akzeptiert werden. Die starre Haltung des Vatikans in dieser und auch anderen Fragen kann auf Dauer die päpstliche Autorität untergraben.

R.L.: Ist man sich in ihrer Vereinigung der möglicherweise weitreichenden Folgen für die katholische Kirche, die mit der Aufhebung des Zölibats verbunden sind, bewußt?

K. Thoma: Das wird ganz deutlich gesehen. Der Dimension dieser Problematik ist man sich schon bewußt. Aber man muß deutlich sehen, daß unsere Vereinigung etwas völlig Neues ist. Wir sind vor zweieinhalb Jahren das erste Mal sozusagen aus den Löchern gekommen. Die Mitglieder sind in der ganzen BRD verstreut. Wir treffen uns in kleinen Zirkeln wie hier in Kiel und anderswo, um unsere großen Zusammenkünfte an zentralgelegenen Orten vorzubereiten. Bundesweit haben wir uns bis jetzt dreimal getroffen. Alles, was wir tun, muß neben der beruflichen Arbeit geschehen. Von daher sind natürlich die Bischöfe uns gegenüber weit im Vorteil, weil zum Beispiel das Befassen mit diesen Fragen zu ihrem Beruf gehört. Es ist alles im Aufbruch, aber unser Arbeitsfeld kann nur das sein, jedenfalls im Moment, was unmittelbar mit dem Zölibat als solchem zu tun hat.

Das Zölibatsversprechen

R.L.: Wann und vor wem gibt der Priesteramtsanwärter sein Zölibatsversprechen?

K. Thoma: Im Durchschnitt ist der Priesteramtsanwärter 23 Jahre alt, wenn er anläßlich der Weihe zum Subdiakon, etwa zwei Jahre vor der Priesterweihe, einen symbolischen Schritt nach vorne tut, um dadurch seine Bereitschaft zum Weg des Priestertums auszudrücken. Der Zölibat ist damit eingeschlossen.

R.L.: Wie wird der junge Priesteramtsanwärter auf den Zölibat vorbereitet?

K. Thoma: Uns wurde vor 27 Jahren klargemacht, daß wir nicht heiraten dürfen. Das war für uns eine Selbstverständlichkeit. Die Faszination der Aufgabe, in der Kirche den Menschen mit dem Wort Gottes zu dienen, überblendete alles andere.

R.L.: Auf die möglichen psychischen Probleme, die mit dem Leben des Zölibats einhergehen können, erfolgt keine Vorbereitung?

K. Thoma: Nein, die psychologische Seite dieser Entscheidung wurde völlig ausgeklammert. Das ist heute etwas anderes. Heute sind an manchen Priesterseminaren auch Psychologen angestellt, die helfen sollen, den persönlichen Grenzbereich abzuklären.

R.L.: Handelt es sich bei dem Zölibatsversprechen nicht um eine nur förmlich-freiwillige Entscheidung, da der junge Priesteramtsanwärter die Folgen dieser für ihn irreversiblen Entscheidung gar nicht absehen kann?

K. Thoma: Nein, das Zölibatsversprechen wird nicht nur förmlich freiwillig gegeben, sondern es handelt sich dabei ganz klar um eine ehrliche, ahnungslose Entscheidung. Ich bin damals, wir lebten in Trier, von der Schulbank weg ins Priesterseminar gekommen, wo ich auch wohnte. Wir hatten zweimal in der Woche Ausgang, und zwar montags von Mittag bis 16.00 Uhr und donnerstags von Mittag bis zum Abendessen. Wir konnten nicht, wann wir wollten, ins Theater, Kino usw. gehen. Die Erlaubnis dazu wurde nur sehr spärlich gegeben. Da ist man heute großzügiger. Im Rahmen unserer sechsjährigen Ausbildung studierten wir auch ein Jahr an einer Universität. Wir wohnten frei und hatten Gelegenheit gehabt, die Damenwelt kennenzulernen, aber wir waren viel zu fixiert. Die Frage nach Sexualität und Partnerschaft hat sich uns überhaupt nicht gestellt. So war die Entscheidung, auf Ehe zu verzichten, rein theoretisch. Aber obwohl die Folgen dieser Entscheidung nicht absehbar waren – wann ist das im Leben jemals der Fall! –, wurde sie zu diesem Zeitpunkt frei und ehrlich getroffen, eingenommen von dem Dienst, den man gern und freiwillig tun wollte.

R.L.: Aber es ist eine irreversible Entscheidung, die den Priester im konkreten Fall vor die Alternative stellt, entweder den Beruf oder die Beziehung zur Frau aufzugeben, weil nach Auffassung der römisch-katholischen Kirche das Sakrament der Ehe den Priester nicht heilige.

K. Thoma: Das ist eben genau der Punkt, wo unsere Vereinigung sagt: So geht es nicht! Diese Alternative darf sich auf diese Weise nicht stellen. Wenn jemand um des Himmelreiches willen den Zölibat lebt, ist das eine völlig akzeptable Entscheidung. Aber diese Frage betrifft nicht nur den Priester, sondern jeden Christen. Umgekehrt aber darf der Priester nicht per Kirchengesetz vom Sakrament der Ehe ausgeschlossen werden. Wenn man so will, war Petrus – der erste Papst der Kirche – auch ein verheirateter Papst. Hier wird von Menschen gemachtes Gesetz als für alle Zeiten unumstößlich erklärt und aus bereits erwähnten Gründen getragen.

R.L.: Das Lexikon für Theologie und Kirche stellt fest, daß unter den Priesteramtsanwärtern gelegentlich auch solche „pathologischen Berufswahlmotive“ wie latente Homosexualität, Pädophilie u.a. eine Rolle spielten. Inwieweit kann man im Zusammenhang mit dem Zölibat von einer Negativauslese der Priesteramtsanwärter sprechen?

K. Thoma: Sicher, das kommt schon vor. Aber man muß doch deutlich sagen, daß die Palette der Motivationen zum Priesterberuf viel zu weit gefaßt ist, als daß man pauschal von einer Negativauslese sprechen könnte. Sehen Sie, in den sechziger und Anfang der siebziger Jahre gab es Anlaß zur Hoffnung, daß es im Zusammenhang mit dem 2. Vatikanischen Konzil in der Frage des Zölibats eine Entwicklung geben würde. In dieser Zuversicht heirateten sogar halbe Semester von Priesteramtsanwärtern. Von daher ist die Hypothese der Negativauslese wohl nicht ganz durchzuhalten.

Früher wurde der verheiratete Priester exkommuniziert

R.L.: Wie wird in der Kirche ein Verstoß gegen den Zölibat geahndet, wenn zum Beispiel der Bischof einer Diözese vom Verhältnis eines Priesters mit einer Frau erfährt?

K. Thoma: Das hängt davon ab, ob dieses Vergehen öffentlich bekannt ist oder nicht. Solche Dinge werden in der katholischen Kirche nicht an die große Glocke gehängt. In der Regel wird der Bischof den Priester zu einem Gespräch bitten, ihm ins Gewissen reden und ihn gegebenenfalls versetzen.

R.L.: Er wird also nicht vom Amt suspendiert?

K. Thoma: Nein, das nicht. Wissen Sie, diese Dinge werden, was ja auch richtig ist, unter Ausschluß der Öffentlichkeit behandelt, und da sieht jeder konkrete Einzelfall anders aus und wird entsprechend beurteilt.

R.L.: Wenn der Priester aus seiner Beziehung zu einer Frau, aus der ja schließlich auch Kinder entstehen können, eine Ehe begründen möchte, verliert er dann sein Amt?

K. Thoma: Mit dem Gang zum Standesamt wird er eo ipso vom Amt suspendiert. Bis vor drei Jahren, ehe das neue Kirchenrecht kam, wurde er auch exkommuniziert, d.h. er wurde aus der Kirche ausgeschlossen. Das wird er heute nicht mehr.

R.L.: Also kann er jetzt das Sakrament der Ehe empfangen und sich kirchlich trauen lassen?

K. Thoma: Nein, das kann er nicht. Es sei denn, der Papst würde ihm, und das kann nur der Papst, eine ausdrückliche Dispens zur kirchlichen Heirat geben. In der Praxis sieht das so aus, daß er einen Dispensantrag bei seinem Bischof stellt, der ihn an die Glaubenskongregation weiterleitet. Der Präfekt der Glaubenskongregation legt dem Papst den Dispensantrag vor, der dann darüber entscheidet.

R.L.: Die Laisierung, d.h. die Versetzung in den Laienstand, ermöglicht noch nicht die kirchliche Trauung. Dazu bedarf es einer Dispens des Papstes ...?

K. Thoma: Ja. Der Begriff der Laisierung ist im übrigen ein sehr problematischer. Nach dem Sakramentsverständnis der katholischen Kirche kann einem Mann, der die Priesterweihe erhalten hat, diese nicht wieder genommen werden. Einer, der zum Priester geweiht wurde, bleibt Priester, genauso wie einer, der getauft ist, auch getauft bleibt – auch dann, wenn der Betreffende das selbst ablehnt. Der laisierte Priester hat zum Beispiel noch das Recht, ja die Pflicht, zum Beispiel einem Sterbenden, wenn dieser es verlangt, in der Beichte Sünden abzunehmen und ihn freizusprechen.

R.L.: Gibt es neben der Unmöglichkeit, ohne Dispens des Papstes das Sakrament der Ehe erhalten zu können, weitere Einschränkungen für den Priester? Gilt zum Beispiel die Beziehung des Priesters und seiner Frau als schwere Sünde, und können beide in der Beichte von ihren Sünden freigesprochen werden?

K. Thoma: Das ist eine schwierige Frage. Bis vor drei Jahren, ehe das neue Kirchengesetz kam, war die Sache ganz klar: Heiratete ein Priester ohne Dispens des Papstes, wurde er exkommuniziert, d.h. er konnte an der Kommunion nicht teilnehmen und in der Beichte nicht von seinen Sünden freigesprochen werden, es sei denn, er trennte sich von der Frau. Da die Exkommunikation aufgehoben wurde, kann man nicht sagen, daß der suspendierte Priester von Kommunion und Beichte ausgeschlossen ist. Aber zwei wesentliche Gesichtspunkte gehören noch in diesen Zusammenhang. Der eine ist die Kluft zwischen der Kirchenpraxis weiter Priesterschichten und offizieller Kirchenmeinung, die etwa in der Frage der Empfängnisverhütung ganz deutlich geworden ist. Viele Priester haben auch exkommunizierte Priester zur Kommunion zugelassen, weil sie hinsichtlich der Beurteilung des einzelnen Falles zu einer anderen Auffassung als die Kirchenleitung gekommen sind. Der zweite Gesichtspunkt ist, daß die standesamtliche Ehe eines Priesters, der eine Ehe versucht, wie es im Kirchenrecht heißt, von der Kirche gar nicht anerkannt ist. Würden die beiden sich scheiden lassen, gälte die Frau dem Kirchenrecht nach als nie verheiratet, selbst wenn aus dieser Beziehung Kinder hervorgegangen sein sollten.

R.L.: Der nächstliegende Ausweg für den Priester scheint im Konkubinat zu liegen – mit allen daraus folgenden Nachteilen für die Frau?!

K. Thoma: Das kann man so sehen, aber es ist für beide eine schlimme Situation, sich nicht in der Öffentlichkeit zueinander bekennen zu dürfen, ja ihre Beziehung sogar verheimlichen zu müssen.

Zwischen Frau und Priester sollte sich immer ein Möbelstück befinden

R.L.: In einer bundesdeutschen Diözese wurde 1984 jungen Priesteramtsanwärtern in einem Priesterseminar geraten, sich in einem Pastoralgespräch gerade mit jungen Frauen vorsichtig zu verhalten und stets darauf zu achten, daß sich zwischen ihnen und der Frau immer ein Möbelstück befinde. Wodurch ist das Frauenbild in der römisch-katholischen Kirche geprägt?

K. Thoma: Geprägt ist dieses Bild auf der einen Seite von der Jungfrau Maria und auf der anderen Seite, gerade im Hinblick auf den Priester, von Eva, der Sünderin, mit der das Unheil seinen Anfang genommen habe. Aber zunächst einmal geht es hier gar nicht um ein bestimmtes Frauenbild. Es ist die Angst vor der eigenen Sexualität, die nach außen auf die Frau projiziert wird, um sich die eigenen Neigungen verschleiern zu können. Diese ganze Verführungsgeschichte von der Frau, die des Mannes Seelenheil nimmt, gehört in den Mülleimer. Die vielen Gespräche, die wir mit Priesterpaaren geführt haben, zeigen, daß es im Gegenteil der Priester war, der seinen Partner aktiv suchte und entdeckte. Daß die Kirche die Frau vor allem als Sünderin und Verführerin aufgefaßt hat, läßt sich historisch an vielen Beispielen belegen. Daran hat sich bis heute nichts Wesentliches geändert.

R.L.: Worin sieht die katholische Kirche den Sinn der Ehe?

K. Thoma: Aus der Moraltheologie gibt es drei Gründe, die eigentlich immer benannt werden: 1. Zeugung der Nachkommenschaft, 2. Befriedigung der Konkupiszenz; 3. Partnerschaft von Mann und Frau.

Die Ehe ist als ein von Gott kommendes Sakrament heilig. Aus einer im christlichen Sinne geführten Ehe erwächst die Kraft, daß das Wort Gottes auch im alltäglichen Leben aufersteht. Das alles ist für den Priester eben nicht vorgesehen.

R.L.: Werden durch ein solches Frauenbild nicht auch patriarchalische Strukturen in unserer Gesellschaft gestützt?

K. Thoma: Das ist richtig, aber bei der Frage nach dem Patriarchat muß dessen Entstehung mitberücksichtigt werden. In früheren Zeiten war der Mann verantwortlich für die Ernährung und den Schutz der Frauen, die sich um die Kinder sorgten. Aus dieser Dominanz des Mannes heraus entwickelte sich das Patriarchat, was aber nicht die Unterdrückung der Frau bedeutete. Heute ist das Patriarchat zur Unterdrückung degradiert, weil die alten Argumente zu seiner Rechtfertigung keine Gültigkeit mehr haben. Aus einer früheren Notwendigkeit ist etwas Veraltetes geworden, das unserer Zeit nicht mehr gemäß ist. Es ist ein Fehler der Kirche, veraltete Auffassungen durch unsere Zeit durchtragen zu wollen. Es ist heute die Herausforderung an die katholische Kirche, welchen Platz sie der Frau einzuräumen bereit ist.

R.L.: Das betrifft natürlich auch die Frage, warum es in der römisch-katholischen Kirche kein weibliches Priestertum gibt.

K. Thoma: An dieser Stelle möchte ich einen Satz dazwischenschieben. Wir führen hier ein theologisches Gespräch, wobei ich Ihnen gern meine persönlichen Meinungen und Überlegungen, die einen unterschiedlichen Grad der Durchdachtheit und Reflexion wiedergeben, darlege. Aber ich kann nicht sprechen im Sinne unserer Vereinigung der Priester, die einen Kampf führen, wenn ich so sagen soll, gegen den Zölibat und seine Begleiterscheinungen. Ich kann Ihnen sagen, daß sich unser Kreis dieser und anderer Fragen bewußt ist. Das ist schon klar, daß, wenn ein Stein versetzt wird, kein Stein auf dem alten Platz bleibt. Aber wir führen, wenigstens bis zur Stunde, keine theologische Diskussion etwa um das Priestertum der Frau.

Dafür, daß es in der katholischen Kirche bis heute nicht zu einem Priestertum der Frau gekommen ist, gibt es aus meiner Sicht gleichfalls nur traditionelle Begründungen. Als offizielle Begründung wird zum Beispiel immer wieder genannt, daß Jesus Christus angeblich keine weiblichen Apostel hatte. Das müßte erst noch erhärtet werden angesichts der Tatsache, daß Maria Magdalena das Mittelalter hindurch immer als Apostolin gefeiert wurde, um nur einen Namen zu nennen. Es stellt sich doch sehr die Frage, ob nicht schon sehr früh antike Gesellschaftsstrukturen in die Kirche übernommen wurden und sich damit nicht das hat entwickeln können, was sich dann heute oder morgen entwickeln muß.

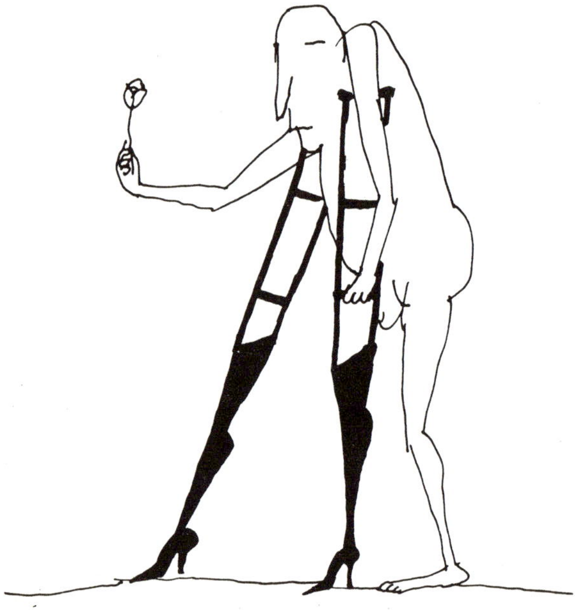

Tomi Ungerer (1974)
Aus: Cartoon Classics

„Der Heiratsantrag meines Mannes kam wie ein Schlag"

R.L.: Gibt es etwas für die Entstehung von Priesterehen Charakteristisches?

Frau Thoma: Mein späterer Mann und ich waren gemeinsam in der Gemeindearbeit tätig. Ich komme aus einem katholischen Elternhaus, und von daher war ich mir über die Situation des Priesters völlig im klaren. Wäre das jemand gewesen, den man hätte heiraten können, wäre man mit ganz anderen Gefühlen auf ihn zugegangen. Man versucht gar nicht erst zu gefallen, sondern man verhält sich viel normaler und unbefangener. Es wäre mir auch gar nicht in den Sinn gekommen, daß das mal mein späterer Ehepartner werden würde. Es war ein von jeglichen Wunschvorstellungen freies Miteinanderarbeiten und ein menschliches Begegnen. Das Miteinander-Zusammenwachsende, die intensive Beziehung zueinander vollzog sich wie von allein im Unbewußten. Von daher kam der Antrag meines Mannes wie ein Schlag. Das war so weit entfernt und auf einmal so plötzlich für mich und trotzdem irgendwie auch selbstverständlich. Diese Erfahrungen bestätigen sich auch im Bekanntenkreis, von denen sehr viele vor ihrer Ehe gemeinsam in der Gemeindearbeit tätig waren.

R.L.: Was war das für ein Gefühl, mit einem Priester eine Ehe begründen zu wollen, der doch eigentlich für alle Menschen da sein sollte, ohne sich dabei an einen bestimmten Menschen zu binden?

Frau Thoma: Das hat mir keine Probleme bereitet. Ich hatte keine Schuldgefühle und glücklicherweise akzeptierte auch meine Familie diese Beziehung, als sie merkte, daß wir unsere Entscheidung gefällt hatten. Ich wußte wie selbstverständlich, daß es so sein mußte.

R.L.: Sind Sie wegen der Beziehung zu Ihrem späteren Mann angefeindet worden?

Frau Thoma: Also direkt darauf angesprochen wurde ich nicht. Einmal gab es um Mitternacht einen Anruf, in dem ich als Hexe beschimpft wurde.

R.L.: Herr Thoma, Sie hatten sich seinerzeit völlig mit der kirchlichen Auffassung des Priesterberufs identifiziert und sind auch jahrelang als Priester tätig gewesen. Welche inneren Entwicklungsprozesse vollzogen sich durch die Beziehung zu Ihrer späteren Frau?

K. Thoma: Da war zunächst eine Betroffenheit zu dieser Frau, die so überzeugend war, daß ich dachte, das müßte eigentlich eine Lebensgemeinschaft werden. Es folgte eine schmerzhafte Zeit, in der ich mir sagte: „Dann mußt Du Deinen Beruf aufgeben." Innerlich spürte ich den Nachsatz: „Das muß so sein." Dann gab es fast krankhafte Situationen, in denen ich mich fragte: „Sollst Du Schluß machen? Man kann sich ja doch einmal im Jahr sehen. Du kannst doch die Leute nicht enttäuschen, die halten doch was auf Dich." Aber es erschien immer der Nachsatz: „Das muß so sein!" Es ist jetzt 13 Jahre her, daß wir heirateten, und ich kann von Jahr zu Jahr aus immer tieferer Überzeugung sagen, daß es so richtig war. Dann gibt es Momente, in denen so etwas aufsteigt wie: „Du hast da was gemacht, von dem Bischöfe und Papst sagen, daß es nicht sein darf."

Frau Thoma: Diese Momente sind sehr selten geworden.

K. Thoma: Das gemeinsame Ehe-Erleben trägt seine Überzeugungskraft in sich.

R.L.: Worin sehen Sie in einer Zeit, in der die Frage nach dem Sinn der Ehe immer lauter wird, die Perspektiven für die Ehegemeinschaft von Mann und Frau?

K. Thoma: Bevor ich heiraten wollte, hatte ich keine Vorstellung davon, was durch die Gemeinschaft von Mann und Frau ausgelöst wird, daß damit ein ungeheures menschliches Potential in Gesellschaft und Kirche eingeht. Diese Möglichkeiten verbaut sich die Kirche seit Jahrhunderten. Dafür hat sie sich Ordnung, Macht und Organisation eingehandelt, aber das hat nichts mit menschlicher Entfaltung zu tun. Durch die Ehegemeinschaft treffen sich Mann und Frau auf einer höheren Ebene. Es kommt etwas Höheres zustande, was Mann und Frau allein nicht schaffen könnten, was auch nicht am gemeinsamen Konferenztisch entsteht, sondern nur durch das Miteinanderleben möglich wird. Es gehört in unsere Zeit hinein, daß sich in der Gesellschaft darüber ein Bewußtsein bildet. Wir müssen Worte finden für diese Inhalte. Automatisch geht das nicht, es muß ins Bewußtsein gehoben werden.

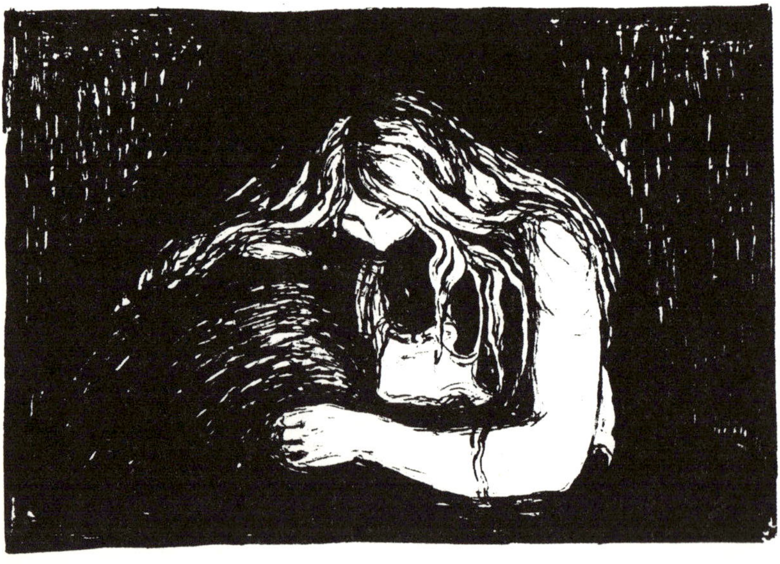

Der Vampir – Edvard Munch (1895)

Gott ist Paar

Dora Lent (um 1920)

Hat denn der Geist
das Wort erdacht,
das Licht entfacht?
Hat denn die Liebe
die Gestalt verdichtet
und ans Licht gebracht?

Ja – und auch nein!
Jedes allein
für sich ist unfruchtbar.
Schöpfung geschieht
nur in Begegnung, –
Gott ist Paar.

Wie ist es möglich,
daß niemand zweifelt,
ob heute ausreicht
der Name „Herr"?

Schneidet er doch
mitten durchs Ganze,
ruft nur den Geist auf,
die Manneshälfte.

Verschweigt er doch
das Frau-Sein Gottes,
gleich ewig, nicht erst
durch Himmelfahrt.

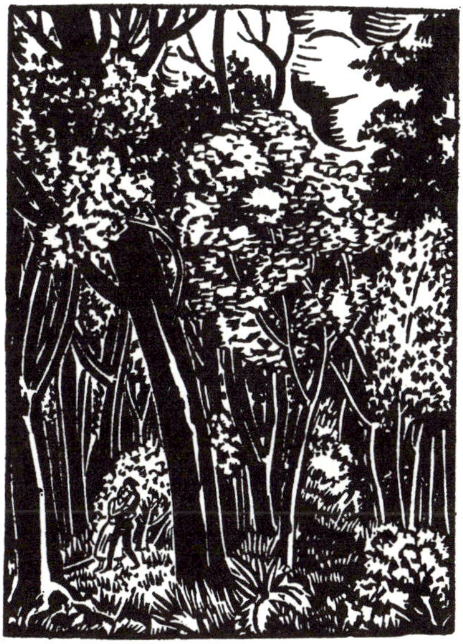

Stimmung
Frans Masereel (um1925)

Johannes Rogalla von Bieberstein
Die These von der Verschwörung 1776–1945
Philosophen, Freimaurer, Juden, Liberale und Sozialisten als Verschwörer gegen die Sozialordnung
216 S., kt. DM 33,00
ISBN 3-926841-36-2

Carola Cutomo
Medialität, Besessenheit, Wahnsinn
188 S., kt. DM 19,80
ISBN 3-926841-19-2

Klaus Engels
Destruktive Kulte im Spannungsfeld von Kirche und Gesellschaft
212 S., kt. DM 28,00
ISBN 3-926841-46-X

Hans-Diedrich Fuhlendorf
Rückkehr zum Paradies oder Erbauen des Neuen Jerusalem?
Geschichtsbetrachtungen in apokalyptischer Zeit
352 S., kt. DM 39,00
ISBN 3-926841-37-0

Wolfgang Gädeke
Anthroposophie und die Fortbildung der Religion
448 S., Leinen, DM 48,00
ISBN 3-926841-23-0
kt. DM 36,00
ISBN 3-926841-24-9

Dieter Hornemann
Geheimnisvolles Afrika
Anthroposophische Arbeit im Urwald
102 S., 32 farb. Abb., kt. DM 26,00
ISBN 3-926841-60-5

Johannes Kiersch
Fragen an die Waldorfschule
148 S., kt. DM 19,80
ISBN 3-926841-33-8

Peter Krause
Das Judasproblem
Von den spirituellen Hintergründen der Gewalt
128 S., kt. DM 19,80
ISBN 3-926841-38-9

Peter Krause
Feuer in Tschernobyl
Die Ukraine nach dem SuperGAU
168 S., 37 farb. Abb., kt. DM 28,00
ISBN 3-926841-58-3

Anschrift, Abo- und Bezugsbedingungen siehe Impressum, 2. Umschlagseite.
Alle Titel auch im Buchhandel erhältlich.
Preisänderungen vorbehalten.

Peter Krause, Faustus Falkenhahn (Hg.)
Einsam – gemeinsam
Jugend im Gespräch
192 S., kt. DM 22,80
ISBN 3-926841-43-5

Ernst-Martin Krauss
Holzwege, Steinwege ...
Erlebnisse mit Elementarwesen
92 S., Großformat, 13 farb. Abb., geb. DM 56,00
ISBN 3-926841-35-4

Jukka Kuoppamäki
Einsam – gemeinsam
Jugendliche singen Lieder mit Jukka Kuoppamäki
Musikkassette, DM 22,00

Andreas Meyer (Hg.)
Seele und Geist
Ansätze zu einer spirituellen Seelentherapie
160 S., kt. DM 26,00
ISBN 3-926841-47-8

Heinz Schimmel (Hg.)
Tanz der Seelen
Der Tod als Verwandler der Seele. Die Totentanzdichtung von Joachim Fernau und ihre eurythmische Darstellung
108 S., 14 farb. Abb., kt. DM 25,00
ISBN 3-926841-53-2

FH 11
Über Tod und Sterben
3. Aufl., 264 S., kt. DM 24,80
ISBN 3-926841-11-7

FH 13
Hexen, New Age, Okkultismus
3. Aufl., 196 S., kt. DM 19,80
ISBN 3-926841-08-7

FH 14
Erneuerung der Religion
Die Christengemeinschaft, Sakramente, Kirche und Kultus
4. Aufl., 184 S., kt. DM 16,80
ISBN 3-926841-07-9

FH 15
Waldorfschule und Anthroposophie
3. Aufl., 132 S., kt. DM 9,80
ISBN 3-926841-00-1

FH 16
Kulturvergiftung: Rauschgift, Sucht und Therapie
2. Aufl., 228 S., kt. DM 16,80
ISBN 3-926841-21-4

FH 17
Kulturvergiftung: Alkohol
2. Aufl., 160 S., kt. DM 16,80
ISBN 3-926841-34-6

FH 18
Biologisch-dynamische Landwirtschaft, Ökologie, Ernährung
2. Aufl., 184 S., kt. DM 19,80
ISBN 3-926841-03-6

FH 19
Musik
2. Aufl., 184 S., kt. DM 16,80
ISBN 3-926841-06-0

FH 20
Sexualität, Aids, Prostitution
2. Aufl., 170 S., kt. DM 14,80
ISBN 3-926841-09-5

FH 21
Aids
164 S., kt. DM 14,80
ISBN 3-926841-10-9

FH 22
Erkenntnis und Religion
Zum Verhältnis von Anthroposophischer Gesellschaft und Christengemeinschaft
132 S., kt. DM 14,80
ISBN 3-926841-13-3

FH 23
Engel
2. Aufl., 172 S., 9 farb. Abb., kt. DM 19,80
ISBN 3-926841-15-X

FH 24
Direkte Demokratie / 1789–1989
240 S., kt. DM 14,80
ISBN 3-926841-16-8

FH 25
Rechtsleben und soziale Zukunftsimpulse
Von der Dreigliederungsidee Rudolf Steiners zur Volksgesetzgebung
244 S., kt. DM 16,80
ISBN 3-926841-17-6

FH 26
Michael
Januskopf Bundesrepublik
184 S., 8 farb. Abb., kt. DM 16,80
ISBN 3-926841-22-2

FH 27
Strafprozeß, Strafvollzug, Resozialisierung
224 S., kt. DM 16,80
ISBN 3-926841-20-6

FH 28
Naturwissenschaft und Ethik
204 S., kt. DM 16,80
ISBN 3-926841-25-7

FH 29
Freie Schule
248 S., kt. DM 19,80
ISBN 3-926841-28-1